30⁹/1

L'HYSTÉRECTOMIE VAGINALE

CONTRE

LE CANCER DE L'UTÉRUS & LES AFFECTIONS NON CANCÉREUSES

PAR

L. GUSTAVE RICHELOT

PROFESSEUR AGRÉGÉ A LA FACULTÉ DE MÉDECINE DE PARIS
CHIRURGIEN DE L'HÔPITAL SAINT-LOUIS

PARIS
OCTAVE DOIN, ÉDITEUR
8, PLACE DE L'ODÉON, 8

—

1894

L'HYSTÉRECTOMIE VAGINALE

CONTRE

LE CANCER DE L'UTÉRUS ET LES AFFECTIONS NON CANCÉREUSES

L'HYSTÉRECTOMIE
VAGINALE

CONTRE

LE CANCER DE L'UTÉRUS & LES AFFECTIONS NON CANCÉREUSES

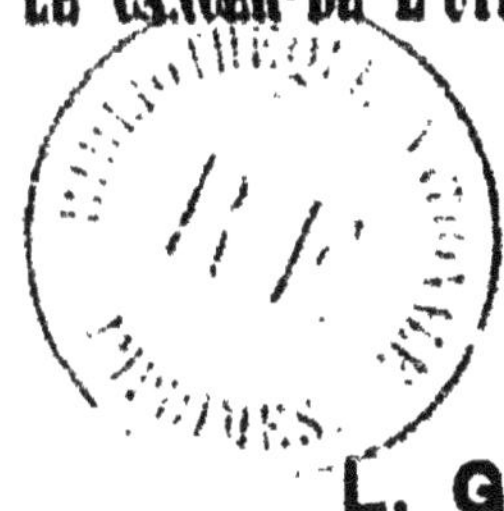

PAR

L. GUSTAVE RICHELOT

PROFESSEUR AGRÉGÉ A LA FACULTÉ DE MÉDECINE DE PARIS
CHIRURGIEN DE L'HÔPITAL SAINT-LOUIS

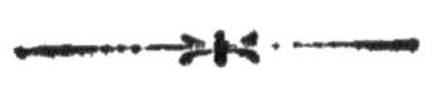

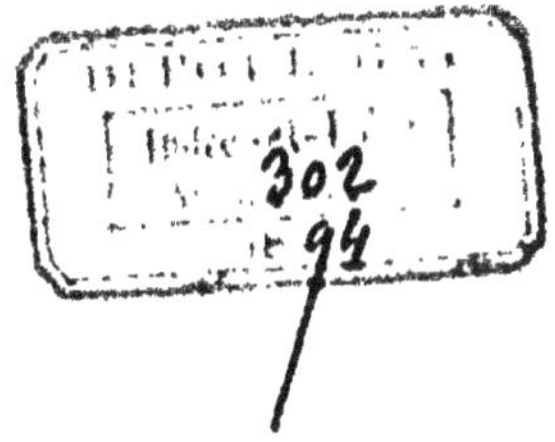

PARIS
OCTAVE DOIN, ÉDITEUR
8, PLACE DE L'ODÉON, 8

1894

INTRODUCTION

Ce livre n'est pas un traité écrit dans la forme classique, une histoire complète de l'hystérectomie vaginale, de ses procédés multiples, des opinions d'auteurs et des controverses qu'elle a provoquées. Il ne contient ni recherches bibliographiques ni compilations studieuses. C'est l'exposé pur et simple de ma pratique pendant cinq années (1889-93).

Ma première opération remonte au 8 août 1885. Mais pendant quatre ans, l'hystérectomie vaginale est faite à bâtons rompus, essayée timidement contre le cancer, exécutée sans règles précises; elle se traîne au milieu des tâtonnements et des critiques. Tout change à partir de l'année 1889; le manuel opératoire est fixé, les indications s'étendent, la méthode lutte, soutient les assauts et finit par être acceptée.

J'ai, pour ma part, deux séries de faits bien nettement séparées, correspondant à ces deux périodes. La première, qui s'arrête à la discussion de la Société de chirurgie en octobre 1888, est peu nombreuse et médiocrement satisfaisante ; je la rappelle en termes précis, je ne dissimule rien de ses défauts, et je passe en revue les causes de mes premiers échecs. La seconde est beaucoup plus intéressante ; elle contient des chiffres importants et fait voir l'opération sous son vrai jour, dégagée des entraves que lui créait notre inexpérience. Elle comprend 274 cas d'hystérectomie vaginale, dont 44 pour le cancer utérin et 230 pour les affections non cancéreuses, avec une mortalité de 5 pour cent. Étant données les difficultés extrêmes de certains cas, la situation désespérée de quelques malades, enfin l'habitude que j'ai d'accepter les responsabilités les plus graves pourvu qu'elles soient raisonnables, j'ai bien le droit d'affirmer que cette nouvelle série est heureuse et répond victorieusement aux attaques pressantes par lesquelles on a cherché, depuis dix ans, à nous détourner du but que nous voulions atteindre. Je puis dire aussi qu'elle met en lumière les résultats normaux de l'hystérectomie vaginale, et que, pour montrer l'opération telle qu'elle est, je devais négliger les obscures tentatives de la période initiale et faire porter mon étude sur les cinq dernières années.

Chaque semaine apportant de nouveaux faits, j'aurais pu continuer longtemps avant de rien conclure. Comme il fallait bien en finir, mon relevé s'arrête au 31 décembre 1893; les opérations de cette année le porteraient dès aujourd'hui à 325 cas.

Je date ce livre du 28 février 1894, parce que j'ai écrit à ce moment les chiffres qui correspondent aux dernières nouvelles reçues de mes opérées. Cette précision est de rigueur, surtout lorsqu'il s'agit de la survie des cancéreuses. Mais, tandis que je mets la dernière main à mon travail, le temps marche et trois mois déjà doivent être ajoutés aux chiffres susdits (p. 39). Un seul des résultats que j'annonce doit être modifié: l'avant-dernière de mes cancéreuses (n° 248) est en pleine récidive.

J'ai attendu longtemps avant d'écrire, sur mes hystérectomies vaginales, un travail d'ensemble. Il y a des chirurgiens qui, après deux ou trois opérations de même espèce, nouveaux initiés tout fiers d'avoir réussi, prennent la plume, rassemblent des arguments et jugent des faits qu'ils ont à peine entrevus ; il y en a d'autres qui, par nécessité ou par goût, n'opèrent qu'à de rares intervalles, et au bout de quelques mois possèdent ou croient posséder toute l'expérience qu'ils pourront jamais acquérir. Les uns et les autres ne peuvent avoir qu'une vue étroite et une conduite mal assurée. Si, au contraire, on attend que les faits s'accumulent, bientôt la question paraît sous un autre angle, elle se complique et s'élargit. C'est quand on a beaucoup vu qu'on apprécie tout ce qu'il faut encore apprendre. Ceux qui aiment à parler de ce qu'ils savent et à conclure avec précision, doivent se résigner à moins écrire, à occuper moins souvent la tribune des sociétés savantes.

Je dirai maintenant comment j'ai conçu la rédaction de ce travail. Je n'ai pas cherché à faire un gros volume, et j'ai pris le temps nécessaire pour être court. Je connais des livres de six ou huit cents pages que je me ferais fort de réduire de moitié sans en ôter une phrase, une idée, une nuance ayant quelque valeur. Mais cette besogne est ardue, et l'auteur qui la fait en écrivant montre par là du courage, de la patience, l'amour d'élaguer les mots inutiles pour faire saillir les points principaux et les présenter clairement.

J'ai voulu, non pas conduire le lecteur à travers

des citations nombreuses, des renvois et des textes, mais le faire assister à ma pratique personnelle, voir ce que je fais et comment je le fais. Je n'ai aucune prétention à faire comme personne ; j'ai recherché tous les enseignements et subi toutes les influences ; mais j'ai dû faire un choix, et, pour enseigner aux autres ce que je crois savoir, c'est une bonne méthode, à mon avis, de leur épargner ce travail de sélection et de les mener tout droit au but que j'ai atteint moi-même. Nul n'est forcé de me suivre avec docilité ; mais la voie que je propose aboutit à une connaissance plus intime que la lecture d'une compilation désintéressée.

Pour obtenir ce résultat, je donne un soin particulier à la narration des faits. Jamais, depuis longues années, je ne publie d'observations en petits caractères, ces notes écrites dans un style banal, impersonnel, peu soucieux des problèmes qui se posent à l'esprit. Toutes les fois qu'une histoire clinique me paraît digne d'être développée, je la raconte chemin faisant et je place le lecteur en face de ma malade, l'obligeant à la suivre avec moi, à pénétrer les motifs et les conséquences de mes actes, et lui épargnant, d'autre part, les détails fastidieux, les températures prises matin et soir, tout l'encombrement des observations classiques. Cette manière de faire est plus utile et plus vivante; mais elle demande une peine et des heures de travail dont ne peuvent se faire une idée ceux qui prennent des mains de leurs élèves ces notes vaguement rédigées, y ajoutent quelques virgules et les envoyent telles quelles à l'imprimeur.

J'ai mis en vedette et rapporté *in extenso* tous les cas de mort. Chacun sait qu'ils contiennent les meilleurs enseignements; et puis, je n'ai pas voulu être accusé de glisser rapidement sur des erreurs ou des fautes commises. Je tenais, d'ailleurs, par une analyse très exacte, à faire la part du chirurgien, celle de la méthode employée, celle du hasard qui nous donne d'ingrates besognes et met en échec méthodes et chirurgiens, quoi qu'ils fassent. On pourra discuter mes interprétations, mais je n'encourrai pas le ridicule de certains auteurs qui, sur un nombre considérable d'opérations, ne prennent pour eux qu'un insuccès, tout au plus, et attribuent les autres à l'influenza ou à la syphilis viscérale.

Les pages consacrées au cancer de l'utérus sont naturellement les plus courtes. Il s'agit de déterminer le cas où la tumeur, bien circonscrite, peut s'enlever tout entière et permet d'espérer un succès thérapeutique, c'est-à-dire une survie plus ou moins longue *sans récidive*. Je tiens beaucoup à cette formule, qui fait durer le bénéfice de l'opération jusqu'à la récidive exclusivement, et réduit à leur juste valeur les « moyennes de survie » constatées sur des moribondes. Je montre, en éloignant tous les faits douteux, que les promesses de l'ablation totale ne sont pas mensongères, puisque j'ai des malades non seulement vivantes, mais en parfait état, depuis trois, quatre, six et sept ans passés.

Les affections non cancéreuses soulèvent des problèmes autrement compliqués. L'exposé analytique des faits comprend les morts, les accidents opératoires, les guérisons, les suites éloignées. J'ai classé les maladies dans un ordre simple, sans me dissimuler ce que mes divisions peuvent avoir d'arbitraire; mais j'ai craint d'être obscur et confus si je prenais pour guide sévère l'anatomie pathologique.

Après l'analyse vient la synthèse, après l'exposé des faits, la discussion serrée, qui doit mettre en relief la valeur comparée de l'hystérectomie vaginale. Ici encore, j'ai été sobre de citations et de bibliographie et j'ai dit simplement ce que j'avais à dire, non sans lutter franchement contre les opinions qui ne sont pas les miennes, mais sans passion et sans plaintes contre personne.

Dans plusieurs passages, et notamment dans les chapitres consacrés aux névralgies pelviennes, j'ai montré une tendance qui ne me semble pas en faveur dans la gynécologie actuelle. Les merveilles réalisées par le traitement local absorbent l'attention et compromettent le jugement ; l'esprit médical disparaît. Entre l'impuissance de nos pères, qui soignaient l'utérus avec leur imagination, et la simplicité de nos contemporains, qui n'y voient qu'une cavité malpropre à nettoyer, je pense qu'on doit tenir un juste milieu, et puiser les indications à la fois dans la connaissance des infections locales et dans celle des tempéraments morbides.

J'ai apporté, dans l'étude du manuel opératoire, le même esprit que dans les observations. Je conduis mon lecteur par la main, je lui signale tout ce qui peut arriver, tout ce qu'il doit faire ou prescrire à ses aides, je lui montre un à un les organes qui se présentent et les pièges qui lui sont tendus. Je m'efforce de lui donner, au lieu d'un schéma plus ou moins banal de l'opération divisée en temps successifs, un tableau fidèle et pratique, une description vivante.

Les observations résumées à la fin du livre constituent les documents authentiques, réunis par ordre chronologique, dont les plus importants sont développés au cours de l'ouvrage et désignés par des numéros d'ordre qui permettent d'en vérifier les dates. Le mot « guérison » placé dans le titre de chacune d'elles indique le succès opératoire ; mais c'est dans l'observation elle-même qu'il faut chercher le résultat thérapeutique.

Ma statistique n'a subi aucun de ces artifices de groupements, de désignations que j'ai surpris quelquefois et sur lesquels j'aime mieux ne pas insister. Ses défauts, qui ne se cachent derrière aucun « truc », seront pardonnés, j'espère, à un chirurgien qui compte parmi les premiers défenseurs de l'hystérectomie vaginale, et qui s'est attaché depuis dix ans, non à la revendiquer comme son invention et sa chose, mais à l'étudier patiemment, à perfectionner son manuel opératoire, à la rendre utile et bienfaisante.

L. Gustave RICHELOT.

Paris, 28 février 1894.

TABLE DES MATIÈRES

L'HYSTÉRECTOMIE VAGINALE CONTRE LE CANCER

PREMIÈRE PÉRIODE

DISCUSSION DE LA SOCIÉTÉ DE CHIRURGIE EN OCTOBRE 1888

L'hystérectomie vaginale en France, remise en honneur par les deux opérations de Péan et Demons (1882), et surtout par celles de Terrier, Bouilly et les miennes (1885), traversa d'abord une période incertaine, où les raisons d'opérer étaient mal définies, l'outillage encore défectueux, où presque seul le cancer utérin semblait autoriser une aussi grave intervention.

Cette période a pour clôture la discussion de la Société de chirurgie en octobre 1888, alors que Verneuil s'éleva contre l'opération nouvelle avec une grande vigueur et la jugea si sévèrement qu'elle parut un moment condamnée.

Le mémoire de Verneuil [1], suite naturelle d'un travail plus ancien [2], avait pour but de préconiser l'amputation sous-vaginale du col utérin avec la chaîne d'écraseur, et de l'opposer à l'extirpation totale, comme étant plus facile, plus efficace et moins dangereuse. Il mentionnait vingt-six amputations du col, dont vingt-deux contre le cancer, pratiquées depuis une trentaine d'années.

Peut-être les observations recueillies alors sont-elles passibles d'une réserve qui ne touche en rien à l'autorité du chirurgien mis en cause. En ce temps-là, nous connaissions mal certaines formes de métrite cervicale, ces gros cols déchirés, fongueux, à muqueuse renversée en dehors, ces « cols d'Emmet » qui nous paraissent aujourd'hui très faciles à distinguer du cancer. J'ai la conviction, sans pouvoir le démontrer, qu'il nous arrivait quelquefois de prendre ces cols de très vilain aspect pour des épithéliomes. L'histologie n'était pas toujours consultée; aussi quelques-uns des faits de cette époque — en petit nombre assurément — n'ont-ils pas

[1] VERNEUIL, *De l'amputation partielle du col dans le traitement du cancer de l'utérus*. Bull. de la Soc. de chir., 1888, p. 717.

[2] VERNEUIL, *Amputation du col de l'utérus avec l'écraseur linéaire*. Arch. gén. de méd., janvier 1884, p. 5.

toute la valeur démonstrative que nous voudrions pouvoir leur attribuer.

Quoi qu'il en soit, Verneuil avait obtenu de bons résultats et, en additionnant le nombre de mois qu'avait duré la vie de ses opérées, il arrivait à une moyenne respectable. Plusieurs cas étaient remarquables : une malade n'avait récidivé qu'au bout de six ans, deux après trois ans, une après quinze mois. Une série de faits, au nombre de douze, plaidaient en faveur de l'amputation partielle : c'étaient des reproductions du cancer à distance, la plaie vaginale restant guérie. L'auteur pouvait dire à bon droit qu'une ablation totale n'aurait pas mieux réussi, puisque le moignon de l'utérus n'avait pas été le siège de la récidive.

On pourrait bien demander si l'utérus laissé dans la cavité pelvienne, sa muqueuse, ses réseaux lymphatiques, ne jouent pas un rôle inaperçu dans la repullulation du cancer, derrière une plaie vaginale cicatrisée. Je laisse de côté ces détails, ne voulant pas faire du mémoire de Verneuil une analyse rétrospective, et je me borne à reconnaître que les résultats obtenus étaient les meilleurs que nous ayons jamais vus après l'amputation sous-vaginale du col.

Mais, à côté des faits relativement heureux, il y en avait d'autres : c'étaient huit cas d'ablations incomplètes par la chaîne d'écraseur. L'opérateur avait coupé, en plein tissu morbide, des cancers limités à l'utérus, des cancers que l'hystérectomie eût enlevés totalement. Verneuil, à la vérité, recommandait une modification du manuel opératoire qui permet de mieux placer la section ; mais aucun moyen ne peut faire que la chaîne dépasse les cancers affleurant la partie supérieure de l'isthme, et l'auteur se résignait, en somme, à laisser quelquefois du cancer dans la plaie.

Au fond, l'argument qui avait inspiré l'éminent chirurgien, c'était la gravité excessive que paraissait avoir l'extirpation totale. Après avoir vu faire dans son service trois hystérectomies qui n'étaient pas de nature à l'encourager, il avait clos bien vite la série de ses expériences et il était revenu pour toujours à l'*actum minoris periculi*.

L'attaque nous prit au dépourvu. Elle venait trop tôt, à notre guise, alors que nos idées sur le manuel opératoire étaient à peine fixées, nos mains à peine aguerries, nos opérations les plus anciennes trop récentes pour qu'on pût juger leur valeur. Bouilly, dans sa réponse, défendit cette idée que l'opération la plus large convenait ici comme pour tous les cancers, et donna un relevé qui montrait les résultats s'améliorant à mesure que se formait l'expérience de l'opérateur.

Peut-être l'argument tiré de l'amputation large n'a-t-il pas ici toute sa valeur. Je le reconnus dans la discussion : avec les cancers du sein, on peut enlever non seulement la glande entière, mais les vaisseaux lymphatiques et les ganglions axillaires ; avec ceux de l'utérus, on peut enlever tout l'organe, mais la zone d'envahissement et les ganglions pelviens nous échappent. Voilà qui est vrai ; mais ce n'est pas une raison pour renoncer à dépasser les limites du mal dans les cancers qui, au lieu de pousser en chou-fleur à la surface du col, montent par la cavité jusqu'à l'isthme utérin.

Pour ma part, comprenant bien que l'hystérectomie allait être pour un temps discréditée en France, je ne pris qu'une part très restreinte à un débat qui me paraissait prématuré, et je lus deux courtes notes en faveur de l'extirpation totale, disant qu'elle nous faisait espérer un plus grand nombre de guérisons définitives. Ce mot souleva de vives protestations. Et cependant, disais-je, depuis qu'il y a des cancers, tous les chirurgiens me paraissent agir comme s'ils croyaient à la guérison; tous, au moins, font des efforts pour l'atteindre. Il est possible que, dans un cas donné, l'ablation totale enlève tous les germes de récidive non encore propagés aux annexes, tandis qu'une amputation partielle en aurait laissé quelques-uns; et voilà comment la raison d'être de l'hystérectomie est la recherche d'une guérison complète.

J'ajoutais qu'à défaut de l'opération radicale, si l'avenir la condamnait, il faudrait au moins faire des amputations sus-vaginales très élevées, et renoncer aux résections timides qui risquent toujours de laisser dans la plaie des bourgeons épithéliaux en pleine activité, ou tout au moins ces boyaux de cellules que connaissent bien les histologistes et qu'ils voient presque toujours, brusquement interrompus par la section, sur les cols que les chirurgiens leur apportent.

Mon plaidoyer fut submergé sous le flot des faits désastreux apportés à la tribune par la majorité des orateurs. J'en cite quelques-uns : Kirmisson annonça trois opérations, avec deux morts et une récidive rapide; Polaillon, six opérations, deux morts et quatre récidives rapides; Marchand, sept opérations, quatre morts; Monod, deux opérations, deux récidives rapides; Berger, deux opérations, deux morts. C'est ainsi que nos collègues frappaient à coups redoublés; et Verneuil termina la discussion par un discours magistral, auquel on ne pouvait reprocher que d'avoir la partie trop belle. Il réunit, sous forme de tableau, les résultats peu flatteurs de l'hystérectomie vaginale, montra « le pronostic si sombre de la grande opération », les désillusions qu'elle avait engendrées, lui attribua une « gravité que bien peu d'opérations dépassent de nos jours », et alla même jusqu'à dire « qu'elle abrège considérablement la vie par la rapidité de la récidive ».

Le discours de Verneuil fit impression et réduisit au silence, pour quelques années, les partisans de l'hystérectomie vaginale.

Il est intéressant de voir les adversaires de cette opération en 1888, ceux qui la réprouvaient surtout pour son énorme gravité, l'adopter aujourd'hui pour des cas où elle est d'une exécution plus difficile que dans le cancer utérin. Ils peuvent mettre en avant, sans doute, le but thérapeutique moins incertain, mieux défini que dans le cancer; mais leur gros argument d'alors, je le répète, était la gravité, car, celle-ci disparue, je ne vois pas trop quel motif aurait pu leur faire préférer les amputations partielles. Il paraît que cet argument a perdu désormais beaucoup de sa valeur, puisque nous avons vu ceux-là même qui la battaient en brèche dans des articles fort habiles se joindre à nous pour la substituer aux interventions sus-pubiennes dans les cas de suppurations péri-utérines.

CAUSES D'INSUCCÈS, VALEUR DE L'OPÉRATION A CETTE ÉPOQUE. — RÉSULTATS ÉLOIGNÉS

Mais, avant de montrer ce que vaut aujourd'hui l'hystérectomie vaginale et comment l'opinion s'est modifiée à son égard, examinons un peu ce qu'elle valait en 1888, quelles sont les causes qui l'ont tout d'abord compromise, et quels résultats éloignés nous ont donnés nos premières opérations.

Trois chirurgiens seulement, parmi nous, pouvaient fournir un chiffre ayant quelque importance: Bouilly avait vingt-neuf opérations et sept morts, Terrier vingt et une opérations et quatre morts, Richelot vingt-quatre opérations et neuf morts. J'étais, comme on le voit, le plus malheureux des trois; on me l'a bien fait sentir. J'avais fait plus d'une école et je n'ai pas de honte à reconnaître que certaines de mes premières opérations n'avaient aucune valeur. Sans doute, je n'avais pas imité la prudence de ceux qui trouvent le moyen de savoir les questions sans les apprendre à leurs dépens, et à qui je disais dans la discussion : « Je prie ceux de mes collègues qui se sont réservés plus que moi de considérer que leur expérience vient un peu de ce que d'autres se sont compromis à leur place. »

Ainsi, j'ai toujours pensé que les cancers franchement opérables et que nous pouvons guérir au moins pour un temps, sont les cancers très nettement limités à l'utérus, avec mobilité parfaite de l'organe et liberté entière des culs-de-sac. Mais je n'ai pas toujours su ce qu'on pouvait faire de ces cols à moitié détruits par l'ulcération, profondément excavés, amincis, encore un peu saillants et mobiles, avec des culs-de-sac peu profonds, mais paraissant avoir conservé leur souplesse. On peut les saisir doucement, les morceler s'ils se déchirent, les côtoyer sans blesser la vessie et venir à bout de l'hystérectomie totale ; mais dans presque tous les cas la propagation est certaine, bien qu'un examen attentif des ligaments larges ne l'ait pas révélée Je sais maintenant qu'avec de pareils cols on peut avoir des surprises et que le plus souvent l'hystérectomie est impuissante; mais encore fallait-il l'avoir observé.

D'autres fois, j'ai opéré sciemment sur un mauvais terrain, faisant ce que les circonstances m'imposaient et ne songeant pas à ménager la statistique; mais les critiques n'entrent pas dans ces détails. Exemple : une femme de cinquante et un ans, diabétique, m'est amenée au mois d'août 1888. Elle appartient à une famille bien curieuse : sa mère est morte à soixante-sept ans d'une « tumeur abdominale » avec pertes utérines, sa tante d'un cancer de l'estomac, son frère aîné d'un anthrax diabétique, le second d'un cancer de l'estomac; six autres frères et sœurs sont profondément arthritiques. Elle-même rend par jour 50 grammes de sucre et porte un cancer utérin paraissant bien limité au col. Je refuse de l'opérer, j'explique à plusieurs membres de sa famille la fragilité de la malade et les dangers de l'intervention; mais on insiste, on revient à la charge, et finalement je me laisse forcer la main, non sans avoir fait subir à la malade un traitement qui fait tomber le sucre à 7 ou 8 grammes. L'utérus est mobile, l'opération marche bien et les suites s'annoncent favorablement; puis, le troisième jour, sans hémorrhagie, sans péritonite, l'opérée faiblit tout à coup et s'éteint doucement en quelques heures. Avais-je eu tort de céder aux instances qui m'étaient adressées? Il m'est difficile, je l'avoue, de considérer comme fautes ces interventions hasardées, après les cas assez nombreux où j'ai vu des diabétiques résister aux grandes opérations.

Un autre jour, il s'agissait d'une malade de cinquante-neuf ans que j'avais vue en consultation à Nevers et qui portait alors une tumeur rétro-utérine de nature suspecte. Venue à Paris un mois plus tard, le mal avait fait de rapides progrès, et je ne pouvais plus songer qu'à une intervention palliative, dirigée contre les douleurs, les hémorrhagies et la compression de l'intestin. C'était un cancer du petit bassin, mou et saillant dans le cul-de-sac de Douglas, qui commençait à s'ulcérer; *l'utérus était hors de cause.* Je fis une incision vaginale en arrière du col et j'enlevai une grande partie du tissu morbide avec la curette; pour aller plus loin, je me décidai à supprimer l'utérus lui-même, ce qui devait ouvrir largement le petit bassin et me donner du jour sur le néoplasme. Aujourd'hui, cela s'appellerait une « hystérectomie vaginale préliminaire ». La malade, faible et cachectique, succomba au collapsus. Eût-il mieux valu m'abstenir? Je le veux bien, quoiqu'il soit beaucoup plus commode de juger ces cas à distance, en lisant rapidement une observation, que de choisir au lit de la malade le parti le plus humain et le plus rationnel ; mais ce qui serait injuste, ce serait de ne pas voir là un cas tout à fait spécial, dans lequel l'ablation d'un utérus parfaitement sain constituait, pour ainsi dire, un temps accessoire, et qui n'a vraiment rien à voir avec les indications de l'hystérectomie vaginale dans le cancer utérin.

Enfin, j'ai fait des erreurs de manuel opératoire. Mon maître Verneuil me convie un jour à faire dans son service une hystérectomie vaginale. Le cancer est bien limité, tout marche à souhait. Les deux utérines étant saisies d'abord, tandis que je poursuis la dissection, la pince de gauche, mal serrée, dérape. L'utérus libéré à droite est amené au dehors, et l'opération rapidement terminée par le pincement de la corne gauche. J'examine le champ opératoire : par malheur, l'utérine lâchée ne saigne pas, et moi, je n'ai pas l'idée de provoquer l'écoulement sanguin pour la voir et la saisir de nouveau. En résumé, trois pinces demeurent sur les ligaments larges, deux à droite en étages, et une sur la corne gauche ; l'utérine étant libre de ce côté, il arrive ce qui était fatal : hémorrhagie dans la journée et mort le soir. N'ai-je pas le droit d'affirmer qu'il était facile de mieux faire, que l'opérateur seul est responsable, et qu'on aurait tort de s'appuyer sur un pareil fait pour accuser l'hystérectomie d'être grave ?

On voit combien il serait aisé, en interprétant quelques faits au lieu de les consigner en bloc, d'améliorer nos brèves statistiques des premières années.

Quant aux résultats éloignés, ils sont tels qu'on devait s'y attendre, mais ils ne sont pas nuls. Sur quinze malades guéries de l'opération, j'en comptais à peine la moitié chez lesquelles il n'y eût pas trace visible de propagation cancéreuse ; chez les autres, le col friable et adhérent, l'induration d'un ligament large reconnue avant ou pendant l'acte chirurgical, l'envahissement du cul-de-sac postérieur, voire même quelques noyaux disséminés sur la paroi vaginale, ne pouvaient laisser aucun doute sur l'avenir. Restent donc six ou sept malades sur lesquelles j'avais le droit de fonder quelque espoir. Dans ce groupe minuscule, quatre morts sont survenues entre six et dix-huit mois ; mais une femme, opérée à l'Hôtel-Dieu le 31 août 1886, était en parfaite santé après cinq ans et demi ; elle mourut au bout de six ans. Et deux autres sont encore vivantes et sans récidive : la première, opérée à Lorient le 14 novembre 1886, avec l'assistance de mon ami Le Diberder, dépasse aujourd'hui sept années de guérison ; la seconde a près de sept ans, puisqu'elle est du 28 avril 1887.

Je dis que ces résultats ne sont pas nuls et qu'ils sont même relativement heureux, quand on songe qu'ils appartiennent à une période où il y avait encore incertitude dans les indications et mortalité opératoire.

NOUVELLES ÉTUDES

L'AMPUTATION PARTIELLE ET L'HYSTÉRECTOMIE

Après la discussion soulevée par Verneuil, je conçus le projet, voulant m'éclairer en toute conscience, d'étudier parallèlement, sur nouveaux frais, l'amputation partielle et l'hystérectomie. J'avoue que je ne pus me résoudre à faire des sections sous-vaginales, au risque d'enlever incomplètement des cancers bien nettement circonscrits; mais je voulais mettre en regard de l'hystérectomie une série d'amputations sus-vaginales du segment inférieur.

Je commençai, dès le mois de novembre 1888, par une malade qui portait une ulcération bourgeonnante intra-cervicale bien limitée à la lèvre postérieure; opération facile et guérison rapide. Pendant deux ans, je ne vis plus mon opérée et j'aurais pu m'applaudir d'une survie aussi longue. Mais il est spécieux, à mon avis, d'additionner simplement les mois de survie, sans noter l'époque où la récidive commence, et de les donner comme le bénéfice réel de l'opération. C'est l'erreur dans laquelle sont tombés tous les défenseurs de l'amputation partielle et contre laquelle je ne saurais trop m'élever. Quand la femme est cicatrisée, pure de tout néoplasme, quand l'évolution du cancer est arrêtée, si temporaire que soit la guérison, le profit n'est pas niable; mais, dès que survient la récidive, il ne dépend plus du chirurgien et de ses efforts passés que la malade, redevenue cancéreuse, meure plus ou moins vite, et les semaines ou les mois de répit qui lui restent ne prouvent rien en faveur de la méthode choisie. Je suppose une amputation du col ayant laissé notoirement du cancer dans la plaie; l'évolution du mal continue sans interruption et la malade vit encore dix-huit mois. Est-il raisonnable de compter ces dix-huit mois à l'actif de l'opération et de les faire contribuer à la « moyenne de survie » dont elle se fait un mérite? Non; ce qu'il faut savoir, pour juger l'opération, c'est le nombre de mois ou d'années qu'elle *ajoute* à la vie, si tant est qu'on puisse le déterminer; l'intéressant, à ce point de vue, c'est le temps qui s'écoule avant l'apparition de la récidive. Or, chez la malade en question, la rémission n'a pas été de plus d'un mois ou six semaines; les douleurs sont aussitôt revenues, et le mal a repris sa marche comme si on n'y avait pas touché. Elle disait elle-même n'avoir jamais été guérie, et je sais par son médecin que des bourgeons cancéreux se sont promptement développés sur le moignon et dans les annexes. Qu'elle ait vécu deux ans tant bien que mal avant de se mettre à jaunir, cela n'ajoute rien à la valeur de l'amputation partielle.

Le 4 mai 1889, je fis une nouvelle tentative sur une malade que Porak m'avait envoyée à l'hôpital Tenon, ne sachant trop s'il y avait cancer ou métrite du col; c'est dire que la tumeur était, en apparence, bien près de son début. Le fait est que le toucher ne révélait pas, comme d'habitude, la nature du mal; au spéculum, on voyait une grosse lèvre antérieure en éversion, dont la face interne légèrement bosselée pouvait très bien donner le change. En constatant que la surface de cette muqueuse était friable, je conclus à un épithéliome encore très peu développé; c'était bien l'occasion de mettre à l'épreuve l'amputation sus-vaginale. La malade alla bien tout d'abord; puis, au bout d'une dizaine de jours, une vive sensibilité apparut dans tout l'hypogastre, avec suintement sanguin, masses dures au toucher vaginal. La plaie, au lieu de se cicatriser, se transformait en ulcération anfractueuse ; le tissu morbide repullulait à vue d'œil, comme si l'opération eût été la cause d'une nouvelle poussée cancéreuse. La malade était pâle, déprimée, et quitta l'hôpital en très mauvais état. Je l'ai perdue de vue, mais il est certain qu'elle n'a pas duré bien longtemps.

Médiocrement encouragé par ce résultat, j'attendais l'occasion d'inaugurer une nouvelle série d'hystérectomies vaginales, mais le hasard ne m'amenait que des cancers inopérables. Enfin, le 2 janvier 1890, je fis une première extirpation totale (n° 2) et une seconde le 31 janvier (n° 3). Femmes de vingt-trois et de quarante et un ans ; chez la première, un bourgeon dépendant de la lèvre antérieure faisait saillie par l'orifice du col ; chez l'autre, ulcération intracervicale profonde, lèvre postérieure surtout excavée et raccourcie ; mobilité de l'utérus. Sur les deux pièces, par une singulière coïncidence, un fait me frappa : le tissu morbide, bien limité aux couches internes de la paroi cervicale, dépassait la partie la plus élevée de l'isthme utérin et pénétrait un peu dans la cavité du corps. De telle façon que, si j'avais pratiqué la sus-vaginale, j'aurais certainement laissé du cancer sur le moignon, et les deux malades aujourd'hui seraient mortes ou en pleine récidive. Or, de ces deux femmes, la première m'a échappé, j'ignore ce qu'elle est devenue ; mais l'autre est toujours là, bien portante depuis quatre ans révolus.

Les faits antérieurement connus me revinrent alors en mémoire, y compris les huit cas de Verneuil auxquels j'ai fait allusion plus haut ; les exemples, cités par les auteurs, de lésions épithéliales de la muqueuse utérine en continuité avec celles du col ; ceux où la cavité cervicale est envahie en totalité et dans lesquels une section même très élevée doit porter sur le cancer ou tout près de lui ; ceux, plus rares il est vrai, de noyaux cancéreux trouvés dans le corps à distance de l'épithélioma cervical. Et je me dis que je n'avais pas le droit, pouvant mieux faire, de m'exposer à des surprises pareilles et de refuser à mes malades les bénéfices d'une opération dont je connaissais depuis longtemps la technique et dont la bénignité relative, malgré tous les faits contradictoires, m'était suffisamment démontrée.

Depuis lors, je revins sans réserve à l'hystérectomie totale dans les cancers limités à l'utérus; quarante-quatre observations, réunies depuis cinq ans, fixèrent mon opinion et ma pratique.

ANALYSE DE 44 OBSERVATIONS

MORTS

Dans cette nouvelle série figurent trois cas de mort. Il s'agit, en premier lieu, d'une femme de cinquante-deux ans (n° 24), maigre, affaiblie et portant un de ces cols presque détruits dont j'ai parlé plus haut, c'est-à-dire un cancer un peu trop mûr pour que l'ablation totale fût pleinement justifiée. Je donne mon intervention pour ce qu'elle vaut. L'opération dura une demi-heure et ne présenta aucun incident fâcheux. A partir du surlendemain, continuation des vomissements, langue sèche, pouls faible et fréquent, apathie et subdélirium ; température, 37° 5. L'ensemble des symptômes me rappelait une malade de soixante-huit ans, que j'opérai le 21 octobre 1887 pour un cancer du corps, et chez qui la suppression du pansement iodoformé fit cesser tout à coup les phénomènes alarmants. Mais ici il n'en fut pas de même. Je n'affirme pas l'empoisonnement iodoformé, parce que les symptômes n'en sont pas toujours très nets — j'ai omis de rechercher le « signe de l'argent », — et je pense qu'on l'a quelquefois admis avec un peu de complaisance. Quoi qu'il en soit, la malade, qui n'avait ni douleur apparente, ni ballonnement, ni température élevée, succomba le matin du cinquième jour. Rien à l'autopsie, pas une goutte de sang ni de sérosité dans le péritoine, aucune lésion d'organes ayant quelque importance.

Longtemps ce cas fut seul à ternir ma statistique; puis, tout à la fin, en octobre et décembre 1893, vinrent deux nouveaux échecs. La première fois (n° 254), le cancer était opérable, mais la femme ne l'était guère. C'était une masse informe, adipeuse, emphysémateuse; la tumeur fut bien enlevée, malgré l'envahissement du cul-de-sac postérieur, et les suites paraissaient très bonnes, lorsqu'à la fin du sixième jour une congestion pulmonaire éclata et la malade mourut en vingt-quatre heures. La seconde fois (n° 271), j'allais au-devant d'un péril certain : c'était cependant un cancer du corps sans propagation apparente, et l'utérus était mobile; mais la femme, qui avait subi l'année précédente un curage fait au pied levé dans des conditions déplorables, qui avait eu, aussitôt après, des crises de douleur et des pertes continuelles, au point d'en être absolument découragée et de refuser toute nouvelle intervention, était arrivée au dernier degré de l'anémie, saignant toujours, amaigrie et ne mangeant plus. Elle n'avait pas d'albuminurie. L'utérus était bourré de cancer, apparaissant dans la cavité cervicale entr'ouverte ; rien ne prouve qu'il y en eût dans les ganglions abdominaux. Après une opération qui paraissait complète et rationnelle, où je n'eus d'autre peine que celle d'éviter le contact du péritoine avec la bouillie sanieuse qui remplissait l'utérus, il n'y eut pas d'accidents opératoires ; mais la faiblesse, le manque d'appétit continuèrent, on ne put arriver à la nourrir ni à relever ses forces ; elle dépérit et mourut le neuvième jour.

Les trois malades que j'ai perdues ont été opérées, comme on le voit, dans de mauvaises conditions.

ACCIDENTS OPÉRATOIRES

J'ai eu quelques accrocs, pendant l'opération ou les suites immédiates; un seul fut malheureux, parce qu'il me conduisit deux mois plus tard à une fausse manœuvre qui entraîna la mort.

Chez une femme venue de Montauban (n° 15), j'avais fait une *perforation de la vessie.* C'est fort ennuyeux, mais peu grave en général et facile à réparer séance tenante; si la réunion primitive manque, la fistule guérit d'elle-même ou bien on la répare secondairement. L'essentiel est d'attendre, de patienter; la plaie bourgeonne et arrive à combler l'orifice, ou bien elle le rétrécit tellement qu'on n'a presque plus rien à faire. Chez la malade en question, le malheur est que je voulus me hâter, parce que, désolée d'avoir quitté son pays et geignant sans cesse, elle me pressait de la guérir. Je fis d'abord, le 6 décembre, une première restauration qui sembla réussir; mais la malade, qui avait quitté l'hôpital en bon état, revint bientôt perdant son urine, et se remit à pleurer jour et nuit. J'eus le tort de céder à ses prières et de fermer encore la fistule dans les premiers jours de janvier. Le lendemain, symptômes graves de péritonisme, et mort le soir. L'autopsie n'ayant pu être faite, j'ignore ce qui s'est passé ; mais je suppose que mon aiguille a perforé la cloison cicatricielle qui limitait le fond du vagin, et fait couler l'urine dans le péritoine. Je répète qu'il faut laisser la plaie vaginale se combler peu à peu, la cicatrice s'épaissir et se consolider, pour intervenir en dernière analyse sur un orifice déjà rétréci au maximum. C'est pour n'avoir pas agi de la sorte que j'ai à mon passif un revers de plus après guérison opératoire, chez une femme qui avait des chances pour survivre longtemps. On m'accordera qu'il s'agit ici d'une erreur dont seul le chirurgien peut être accusé, mais non de la récidive du cancer et de la valeur thérapeutique de l'hystérectomie vaginale.

Encore un mot sur les *fistules urinaires*. Il peut survenir, en dehors de toute faute opératoire, de petites perforations vésicales, et cela au bout de huit ou dix jours. Sans doute, elles succèdent à la chûte d'une eschare; je ne les crois pas dues à la pression des pinces, car Martin (de Berlin), qui ne fait que des ligatures, a vu aussi de petites fistules se produire « dans le courant du premier mois ». Elles guérissent très bien d'elles-mêmes; témoin la malade (n° 14) chez qui on m'a persuadé d'intervenir parce que l'utérus était très mobile et descendait facilement, mais dont le cancer avait détruit la portion sous-vaginale, affleurait les culs-de- ac et était si près de la vessie que je dus l'en séparer patiemment, à petits coups de bistouri et par une dissection très laborieuse. La paroi vésicale n'étant plus qu'une mince pellicule, c'était la meilleure condition pour que l'accident se produisît; l'urine se perdit, en effet, à partir du huitième jour, mais en trois mois la fistule était fermée, et la malade, opérée dans des conditions qui paraissaient très mauvaises, est aujourd'hui bien portante et sans récidive depuis trois ans et quatre mois.

Si la fistule ne guérit pas toute seule, on peut l'oblitérer; mais je répète qu'il faut savoir attendre, d'abord à cause de la guérison spontanée, ensuite à cause du danger d'intervenir trop tôt. C'est ce que démontre encore une de mes opérées (n° 16); elle eut, au bout de huit jours, une petite perforation que je fermai un peu trop vite, comme chez la malade de Montauban. La même faute, commise à peu près à la même date, n'eut pas un aussi funeste résultat; l'ouverture vésicale resta close, mais mon aiguille accrocha une anse d'intestin grêle qui doublait la cicatrice vaginale encore mince et incomplète, et c'est l'intestin qui devint fistuleux. J'attendis longtemps; puis, prenant le parti d'aider la nature, je fis une incision transversale, je reconnus la muqueuse de l'intestin grêle, je trouvai même, encore planté dans cette muqueuse, le crin de Florence auteur du méfait, et je refermai l'anse par une suture à trois étages qui tint parfaitement; la malade est complètement guérie.

J'ai fait une *blessure du rectum* (n° 221). Le cul-de-sac de Douglas était oblitéré par des adhérences celluleuses; le rectum fut attiré avec le col, et mes ciseaux, rasant la face postérieure de l'utérus, firent dès le début de l'opération une petite ouverture à l'intestin. Je ne m'en aperçus qu'à la fin; je fis une suture au catgut en plusieurs étages, et passai des fils dans tous les sens, en prenant le tissu cellulaire et la paroi même du vagin. Les tampons restèrent huit jours, la malade allant bien à la selle; quand ils furent enlevés, il passa des gaz et un peu de matières liquides pendant trois jours, et ce fut tout; la plaie intestinale se referma d'elle-même, et la guérison marcha comme à l'ordinaire.

CONTINUATIONS ET RÉCIDIVES

Parmi les malades guéries de l'opération, puisqu'il s'agit de cancers, nous avons naturellement à faire la part du feu; car je n'ai pas la prétention, aujourd'hui plus qu'il y a cinq ans, d'empêcher les tumeurs malignes de revenir; quels que soient nos succès relatifs dans l'avenir, il faut savoir être modestes et nous contenter de peu. Or, je compte, à l'heure qu'il est, des continuations et des récidives; entendons-nous bien sur la valeur de ces mots.

Une femme (n° 6) est opérée pour un cancer du col affleurant déjà le cul-de-sac postérieur, mais laissant à l'utérus toute sa mobilité. A droite, la pince longuette qui saisit la moitié inférieure du ligament large est appliquée sur une traînée de tissu cancéreux dont je n'avais pas reconnu la présence. Deux mois après le retour de l'opérée à Troyes, je reçois une lettre qui m'annonce la reprise des douleurs et l'aggravation de l'état général. Il s'agit là non d'une récidive, mais d'une continuation pure et simple du mal, dont l'extension m'avait échappé. A vrai dire, quand la propagation est discrète, ces lacunes du diagnostic sont quelquefois inévitables.

J'ai fait une opération analogue de propos délibéré (n° 12). L'utérus était encore mobile, mais il y avait comme une bride cancéreuse qui reliait le col utérin à la base du ligament large gauche. La pince longuette destinée à saisir l'utérine fut placée, comme je m'y attendais, sur le tissu morbide. L'opération eut des suites bénignes, mais au bout de quelque temps la malade se remit à souffrir, devint peu à peu cachectique et mourut au bout de quatre mois. Il est bien entendu qu'ici l'hystérectomie ne valait pas mieux qu'une amputation partielle; si je l'ai faite, c'est qu'ayant l'utérus dans la main, je l'ai trouvé assez docile pour l'enlever sans grands efforts et pour être sûr de ne rien compromettre; c'est affaire de circonstances et de tempérament, mais je ne préconise ni ne veux défendre, en pareil cas, l'hystérectomie vaginale.

Une autre fois (n° 5) c'était une femme de cinquante et un ans, grasse, affaiblie et d'un jaune paille des plus caractéristiques; le fond du vagin était rempli par un énorme fongus. Je n'eus pas, en la voyant, la moindre idée de faire une opération radicale; je comptais enlever le fongus et faire une résection atypique du col au milieu des tissus envahis. Je n'espérais même pas, à cause du teint cachectique, un résultat palliatif durable. Grande fut ma surprise, quand la malade fut endormie, de voir que mon examen avait été trop sommaire, que le fongus tenait seulement à la lèvre antérieure, que la postérieure était libre, la paroi vaginale épargnée et l'utérus assez mobile. Mes premières incisions faites, l'utérus descendit, et il ne m'en coûta pas plus de substituer l'hystérectomie à la sus-vaginale. Ici encore, j'ai été jusqu'au bout, parce qu'ayant l'habitude de l'opération et sachant combien les suites en sont bénignes, j'ai vu que je pouvais la faire avec sécurité; mais, malgré la souplesse des culs-de-sac et l'absence de propagation visible, je n'avais aucune prétention à faire mieux par une ablation totale que par une amputation limitée. Cependant, l'influence de l'opération fut extraordinaire : la malade reprit vite son appétit, ses forces et un teint normal; on l'appelait dans le service la « femme déjaunie ». Elle nous quitta en parfaite santé et resta guérie pendant six mois ; alors seulement, quoiqu'elle fût toujours bien portante, apparut derrière la cicatrice une petite induration circulaire ; trois mois plus tard elle devint très malade, et mourut un an juste après l'opération.

Il y a trois ans (n° 13), j'enlevai un utérus qui était mobile et fut énucléé sans trop de peine, mais dont le col, occupé au centre par un bourgeon fongueux, était infiltré dans ses deux lèvres de telle façon que les pinces déchiraient son tissu et qu'il me fallut exécuter les premiers temps avec douceur. Il n'était ni raccourci par l'ulcération ni profondément excavé, mais seulement un peu friable; or, ce défaut de résistance de la paroi cervicale envahie en totalité laisse bien peu de chances pour que les lymphatiques ne soient pas contaminés au-delà des limites que nous pouvons atteindre. Le fait est que ma malade, promptement rétablie et pendant trois mois bien portante, avait en janvier 1891 un petit noyau dur sous-muqueux avec quelques douleurs irradiées, et bientôt après des indurations multiples dont la nature ne faisait aucun doute. On nous parlait alors des injections de violet de méthyle dans les tumeurs malignes inopérables; j'en fis une vingtaine, après lesquelles un gros bourgeon sphacélé s'élimina, mais les douleurs et l'amaigrissement n'en furent pas arrêtés et la mort survint au bout du huitième mois.

A ces quatre faits s'en ajoutent six (nos 97, 131, 143, 191, 209, 210) dans lesquels j'étais également sûr de n'avoir pas « tout enlevé ». Comment faut-il interpréter ces dix exemples? Il n'y a pas eu récidive à proprement parler, le mal se reproduisant après une période de guérison franche; l'évolution du cancer a simplement continué, les parties profondes n'ayant pu être atteintes, et cette continuation était prévue, inévitable. L'hystérectomie a été faite parce que l'envahissement cancéreux était assez restreint pour laisser au chirurgien sa liberté d'action; elle a été préférée pour des raisons d'ordre secondaire, mais elle n'avait pas, *a priori*, d'autres mérites qu'une amputation partielle. Ces faits laissent donc entière la question controversée, celle de la valeur thérapeutique de l'hystérectomie vaginale dans les cas où elle peut prétendre à une guérison prolongée.

Les récidives proprement dites sont jusqu'ici au nombre de dix. Et je ne prétends pas que tous les cas soient nettement tranchés, que certaines récidives ne ressemblent pas à des continuations, ni que certaines guérisons apparentes et fort brèves aient beaucoup de valeur. Témoin une opérée du 18 mars 1893 (n° 205), qui avait dès le mois de juillet un bourrelet dur autour de la cicatrice vaginale; une autre, du 18 mai (n° 221), à qui j'ai dû faire un grattage en octobre; une troisième, du 27 mai (n° 226), qui est venue mourir dans mon service en janvier 1894. D'autres ont eu un an de répit (n°s 29, 44), un peu plus (n° 4) ou un peu moins (n° 88); il est vrai que, si la voûte vaginale était souple et l'opération en apparence bien complète, cependant les cols étaient raccourcis, évasés, le chou-fleur épithélial bien près des culs-de-sac. Un an et demi de santé parfaite (n° 11), c'est déjà mieux, surtout quand l'opération a été faite sur des tissus friables et un col à peu près détruit (n° 132); enfin, dans un cas favorable où le cancer occupait seulement la face interne de chaque lèvre et la moitié de la hauteur du col (n° 9), la récidive ne parut qu'après deux ans et trois mois.

GUÉRISONS

Voilà un mot qui n'a pas de sens absolu dans l'espèce, et un chapitre qui peut varier d'une minute à l'autre. Néanmoins, comme on le verra, l'analyse des cas heureux *jusqu'à présent* est instructive et plaide en faveur de nos interventions.

Il s'agit de savoir combien j'ai d'opérées actuellement bien portantes; je ne dis pas vivantes, ce qui ne signifierait absolument rien, comme je l'ai déjà établi, car ce n'est pas la mort, c'est le début même de la récidive qui marque l'insuccès thérapeutique. Ce qui est intéressant, je le répète, c'est la survie sans récidive.

Or, il faut d'abord pratiquer des éliminations sans lesquelles la statistique ne serait pas sincère. Une malade (n° 7) avait un petit bourgeon d'apparence épithéliale; l'histologie l'a d'abord déclaré tel, puis elle s'est ravisée, est demeurée dans le doute et nous y a laissés. Pareille mésaventure est arrivée plus d'une fois aux micrographes les plus habiles, dans les cas de lésions peu avancées. Je renonce à compter cette guérison, qui dure depuis trois ans et quatre mois.

Une autre fois (n° 16), l'examen histologique a été positif, mais c'est moi qui, d'après ce que j'ai vu, demande à faire des réserves. La malade est guérie depuis trois ans; je la laisse de côté.

J'ai perdu de vue une opérée du 2 janvier 1890 (n° 2). Une autre, du 11 octobre de la même année (n° 10), s'est enfuie du domicile conjugal le 7 juillet 1891; j'aime à croire qu'elle était en bon état quand on l'a enlevée, mais j'ignore ce qu'elle est devenue. Une troisième (n° 71) m'a encore échappé, et je la regrette beaucoup, car elle avait un cancer du corps bien nettement circonscrit, et il y a toutes les chances du monde pour qu'elle soit encore bien portante.

Je compte trois malades qui datent de deux, cinq et six mois et demi. La première (n° 239) avait un col bien bourré et bien infiltré ; les deux autres (n°s 248, 269) étaient dans de bonnes conditions ; les trois cas sont trop récents pour que je veuille m'appuyer sur eux. La fréquence de la récidive dans les six premiers mois m'engage à prendre ce terme comme une première étape difficile à franchir, au-delà de laquelle nous commençons à espérer les longues survies. C'est donc à partir de six mois révolus que j'ose parler de succès thérapeutique. Or, j'en ai douze dont le plus récent a neuf mois, et le plus ancien quatre années.

Il est intéressant d'examiner, chez les malades de cette catégorie, dans quelles conditions l'hystérectomie a été faite. La plus ancienne (n° 3) avait, comme je l'ai dit, du cancer jusque sur la muqueuse utérine ; c'est bien à l'extirpation totale qu'elle doit de vivre aujourd'hui. Sur les onze qui suivent, j'en trouve cinq (n°s 8, 18, 56, 70, 173) chez qui le néoplasme occupait une des lèvres du col ou les deux, mais seulement à leur face interne ou dans leur moitié inférieure; ce sont là des cas favorables. Une d'elles, guérie depuis deux ans et sept mois, m'amenait tout dernièrement sa mère, âgée de soixante-cinq ans et pourvue à son tour d'un cancer utérin, malheureusement inopérable.

Les deux plus heureuses avaient des cancers du corps (nos 207, 215); c'est la forme qui, de l'assentiment général, donne le meilleur pronostic.

Sur les quatre dernières, il y avait deux cols très raccourcis (nos 117, 227), un cul-de-sac postérieur envahi (no 212); mais il faut remarquer surtout celle dont j'ai parlé tout à l'heure à propos des fistules (no 14, p. 26). Son col était rongé, détruit au point que j'ai dû faire ma première incision sur la paroi vaginale. C'était un de ces cas où il y a toujours envahissement, peu ou prou ; et je ne me souciais nullement d'y toucher, quand mes internes me firent remarquer la mobilité paradoxale de l'utérus. Le fait est que l'organe descendait à la vulve sans efforts, ce qui voulait dire, sans doute, que la propagation n'avait pas marché vers les ligaments larges. En effet, je trouvai cette propagation entre la vessie et l'utérus, doublant si bien la première que j'eus grand'peine à la disséquer ; mais le reste de l'opération fut facile, et depuis trois ans et trois mois la malade est aussi bien portante que les autres.

En présence d'un pareil fait, certainement plus rare que je ne le croyais il y a quelques années, je ne puis accepter aveuglément certaines critiques d'autrefois, ni admettre que les indications de l'hystérectomie vaginale sont toujours nettes et tranchées, ni blâmer ceux qui hésitent avant de condamner leur malade, ni considérer toujours comme une « dissection exploratrice » audacieuse et criminelle l'incision vaginale entreprise sur des présomptions favorables, et pouvant conduire soit à une simple résection palliative, soit à une ablation radicale et heureuse comme la précédente.

CONCLUSION

TABLEAU STATISTIQUE. — DISCUSSION DE LA SOCIÉTÉ DE CHIRURGIE EN OCTOBRE 1891

Pour mettre en lumière la valeur des résultats obtenus, je vais les présenter sous forme de tableau. Voici d'abord mon compte exact :

Des quarante-quatre faits que j'ai annoncés, je retranche : trois morts au cinquième, au huitième, au neuvième jour ; une mort survenue après deux mois, par la réparation intempestive d'une fistule urinaire ; deux diagnostics douteux ; trois malades disparues.

Sur les trente-cinq qui restent, il y a dix « continuations » où l'hystérectomie vaginale n'a eu d'autre valeur que celle des opérations palliatives dirigées contre les cancers envahissants.

J'ai donc, pour apprécier l'influence de l'extirpation totale, vingt-cinq cas, auxquels j'ajoute — ce qui est bien légitime — trois anciennes malades appartenant à ma première série et dont la survie est intéressante ; ce qui donne un total de vingt-huit cas ainsi répartis :

ONZE RÉCIDIVES

	Date de l'opération.		Durée de la survie jusqu'à la récidive exclusivement.
Ancienne —	31 août	1886 —	5 ans et demi.
N°s 4 —	13 février	1890 —	1 an.
9 —	9 octobre	1890 —	2 ans et 3 mois.
11 —	14 octobre	1890 —	1 an et 6 mois.
29 —	2 mai	1891 —	11 ou 12 mois.
44 —	11 juin	1891 —	12 mois.
88 —	21 novembre	1891 —	9 ou 10 mois.
132 —	26 mars	1892 —	1 an et 6 mois.
205 —	18 mars	1893 —	3 ou 4 mois.
221 —	18 mai	1893 —	3 mois.
226 —	27 mai	1893 —	4 ou 5 mois.

DIX-SEPT MALADES ENCORE VIVANTES ET SANS RÉCIDIVE

Ancienne —	14 novembre	1886 —	7 ans et 3 mois.
Ancienne —	28 avril	1887 —	6 ans et 10 mois.
N°s 3 —	31 janvier	1890 —	4 ans et 1 mois.
8 —	17 août	1890 —	3 ans et 6 mois.
14 —	6 novembre	1890 —	3 ans et 4 mois.
18 —	31 janvier	1891 —	3 ans et 1 mois
56 —	19 juillet	1891 —	2 ans et 7 mois.
70 —	10 septembre	1891 —	2 ans et 5 mois.
117 —	11 février	1892 —	2 ans.
173 —	18 septembre	1892 —	1 an et 5 mois.
207 —	23 mars	1893 —	11 mois.
212 —	15 avril	1893 —	10 mois et demi.
215 —	27 avril	1893 —	10 mois.
227 —	28 mai	1893 —	9 mois.
239 —	13 juillet	1893 —	6 mois et demi.
248 —	7 septembre	1893 —	5 mois et demi.
269 —	7 décembre	1893 —	2 mois et demi.

Ces chiffres ne sont pas décourageants. Ils suffisent à prouver qu'après l'hystérectomie vaginale pratiquée dans de bonnes conditions : 1° les malades ne meurent pas ; 2° l'évolution de leur cancer n'est pas accélérée ; 3° la survie qu'on leur donne n'est pas un leurre, puisqu'il y a des malades qui n'ont été reprises qu'après dix-huit mois, deux ans et trois mois, cinq ans et demi, et des femmes actuellement guéries depuis un, deux, trois, quatre, six et sept ans. Donc, elles ont tout à gagner, rien à perdre, et le service que nous rendons à quelques-unes est considérable. Et quand il y en aurait moins encore, nous ne devrions pas désarmer.

Avec des chiffres moins nombreux qu'aujourd'hui et des survies moins longues, j'ai repris la discussion en octobre 1891, voulant en appeler du jugement sévère auquel plusieurs d'entre nous avaient paru se rallier. Pendant trois ans, la Société de chirurgie avait gardé le silence, et il me semblait bon d'engager ceux dont l'opinion s'était affermie à remettre en honneur une opération bienfaisante.

Les résultats produits confirmèrent les miens. En tenant compte uniquement des survies sans récidive, trois malades de Terrier avaient alors six ans et quatre mois, quatre ans et huit mois, deux ans et sept mois ; une malade de Segond avait trois ans, celles de Bouilly quatre ans et quatre mois, trois ans et neuf mois, trois ans et huit mois, dix-sept mois, quinze mois.

Nous aurions pu invoquer bon nombre de faits semblables recueillis hors de France. Jacques Reverdin (de Genève) m'avait parlé d'un cancer du corps opéré par lui depuis quatre ans et qui n'était pas revenu. Ott (de Saint-Pétersbourg) avait mentionné, en 1891, des récidives après deux, trois, quatre et cinq ans et demi. Un de ses cas était particulièrement instructif : une femme avait subi l'amputation du col ; deux ans plus tard le cancer reparut ; Ott lui fit alors l'hystérectomie totale, et au bout de six ans il n'y avait pas trace de récidive. Depuis notre discussion, d'autres malades ont été citées, qui restaient guéries depuis cinq, sept et neuf ans (Thiem, Olshausen).

Malheureusement, nous n'étions pas d'accord sur la bénignité de l'opération. Mes collègues annonçaient encore une mortalité sérieuse ; Terrier avait dix-sept cas nouveaux et quatre morts, Segond trente-trois cas et sept morts, Bouilly vingt et un cas et neuf morts.

J'ai montré qu'en 1888 ma première série n'était

pas la plus brillante ; il m'est permis de constater que je suis maintenant le plus heureux. Ma technique s'est naturellement modifiée; un utérus mobile s'enlève en quelques minutes et, s'il est adhérent par une pointe d'envahissement cancéreux ou par des complications inflammatoires banales, l'ablation par morcellement est tout aussi bénigne.

En somme, le peu de gravité de l'hystérectomie vaginale bien faite me laisse toute liberté pour faire prévaloir les raisons qui militent contre l'amputation partielle, à savoir ces traînées épithéliales qui dans les cancers les mieux limités en apparence montent vers la cavité utérine, quelquefois y pénètrent ou au moins atteignent la partie supérieure de l'isthme ; ou bien, ces noyaux cancéreux trouvés dans le corps à distance de l'épithélioma cervical. Je ne fais aucune allusion à cet état particulier de la muqueuse utérine qui peut accompagner les cancers du col, état qu'on a pris en Allemagne pour une dégénérescence sarcomateuse et dont la nature simplement inflammatoire me paraît démontrée.

Nos confrères lyonnais ont vu plusieurs faits qui viennent à l'appui de ma thèse. Sur dix-sept opérations faites dans le service de Laroyenne, quatre fois il y avait des lésions séparées du corps[1]; et sur six malades opérées par Goullioud, son chef de clinique, cinq fois le cancer remontait assez haut pour échapper à l'amputation sus-vaginale[2].

Un grand argument qu'on invoque en faveur des ablations du col, c'est que la tumeur se reproduirait toujours dans les ligaments larges, et non sur le moignon de l'utérus. Mais les faits que je viens de rappeler démontrent que ce n'est pas toujours vrai; et je puis citer un cas de ma pratique, analogue à celui de Ott (p. 41), où, après section du col, la repullulation s'est faite *in situ*. C'est une femme que Gallard avait opérée avec l'anse galvanique ; deux mois plus tard, elle avait un bourgeon cancéreux sur la tranche utérine ; je fis l'hystérectomie vaginale, et cette femme est celle que j'ai signalée comme ayant eu sa récidive après cinq ans et demi. Donc, il y a des cas où l'hystérectomie vaut mieux qu'une résection limitée pour enlever tout le mal.

On me dira qu'une résection faite par Gallard était sans doute plus que limitée. Je le crois, et j'admets que, dans les cas très favorables, un bon nombre de sus-vaginales bien faites peuvent dépas-

[1] Laroyenne, *Note manuscrite.*

[2] Goullioud, *Hystérectomies pour cancer utérin et pour prolapsus*, Lyon médical, 12 juillet 1891.

ser le tissu morbide; mais on n'en sait rien d'avance. Les sus-vaginales les plus soignées laissent en général un tronçon du segment inférieur; veut-on atteindre le corps et même empiéter sur lui, alors il faut ouvrir largement le péritoine et s'attendre à une hémostase compliquée. Pourquoi s'arrêter en chemin, et quel avantage y a-t-il à ne pas faire l'ablation totale? Déjà la sus-vaginale proprement dite, mais sérieusement comprise, oblige à décoller la vessie, à refouler doucement le cul-de-sac de Douglas; on peut l'ouvrir sans le vouloir, ce qui n'est pas un malheur, mais encore faut-il le recoudre ou le panser convenablement; puis il faut lier solidement les utérines ou les pincer avec prudence. La manœuvre est aussi délicate que celle d'une ablation totale: plus longue et plus difficile, pour peu qu'on veuille réunir immédiatement la paroi vaginale au moignon. Quant à l'opération sommaire que font sous ce titre beaucoup d'auteurs, en refoulant de quelques millimètres l'insertion du vagin et coupant à peine plus haut que ne le faisait Gallard, elle est fort simple, il est vrai, mais c'est se faire une grande illusion que de la comparer aux amputations larges.

Au fond, les opérateurs parcimonieux sont ceux qui trouvent le vagin trop étroit et qui aiment mieux compter sur le hasard que d'aborder une opération déplaisante. Les mêmes font souvent et largement l'amputation du sein parce qu'elle est plus commode. Cependant, nous avons toute raison pour nous conduire dans les deux cas de la même façon, car, malgré certaines conditions défectueuses, malgré la situation inaccessible des ganglions pelviens, le cancer de l'utérus n'est pas plus mauvais que celui du sein ; il est beaucoup moins désespérant que celui de la langue. Ou il faut renoncer à la chirurgie du cancer, ou nous devons, ici comme ailleurs, à travers les insuccès et les déboires inévitables, poursuivre les cas heureux qui peuvent nous consoler des autres.

Avons-nous le droit d'espérer, chez quelques femmes, la guérison définitive? Je n'en sais rien ; mais je répète que tous les chirurgiens, à toutes les époques, ont semblé y croire, ont agi comme s'ils y croyaient; que cette recherche de la guérison est le meilleur moyen de trouver les procédés qui nous en rapprochent le plus en donnant à nos malades la survie la plus longue; que, par suite, il faut faire le mieux possible dans cette voie et tenir compte de tous les faits connus. Or, le mieux que nous ayons encore trouvé, c'est l'hystérectomie vaginale; et voilà pourquoi je ne cesse de plaider sa cause.

L'HYSTÉRECTOMIE VAGINALE

DANS LES AFFECTIONS NON CANCÉREUSES

PREMIÈRE PÉRIODE

PREMIERS FAITS OBSERVÉS. — DISCUSSION DE LA SOCIÉTÉ DE CHIRURGIE EN FÉVRIER 1891. — ÉTUDE SYSTÉMATIQUE DE LA MÉTHODE NOUVELLE.

Avant la discussion de 1888, j'avais publié quelques observations de fibromes utérins traités par l'hystérectomie vaginale, et préconisé cette manière de faire à une époque où la plupart de mes collègues n'y pensaient guère et n'étaient pas loin de m'accuser d'un certain parti pris [1]. Je l'avais aussi employée contre la métrite fongueuse avec lésion des annexes, la rétroflexion, le prolapsus, la névralgie pelvienne rebelle. Mais il y avait loin de

[1] Soc. de ch., 23 mai 1888; Union méd., 19 février et 2 juin 1888.

ces quelques faits épars à une méthode suivie et bien réglée.

Un premier cas doit être éliminé d'abord : c'est celui d'une femme de trente-trois ans, que j'ai opérée le 27 mai 1886 à l'hôpital Bichat, croyant à un cancer ; elle n'avait qu'une métrite. L'observation est publiée dans la thèse du Dr de Madec [1] sous la rubrique « épithéliome du col » ; l'examen histologique ne m'a été remis que plus tard. La femme, que je n'ai pas perdue de vue, n'a cessé depuis lors d'être bien portante.

Une autre fois, en juin 1888, j'ai opéré sciemment, pour une métrite fongueuse, une malade qui avait d'anciennes lésions des annexes et des hémorrhagies profuses. J'ai sculpté, au milieu de masses adhérentes, un utérus immobile, volumineux et bourré de végétations. Les ovaires et les trompes sont restés en place, et la femme a été parfaitement guérie. J'ai fait là d'instinct et sans règles précises ce que nous faisons aujourd'hui couramment contre les inflammations complexes de l'appareil utéro-ovarien.

Mon premier cas de rétroflexion est du 28 avril 1886[2].

[1] R. de Madec, *Traitement chirurgical du cancer de l'utérus*. Paris, 1887, p. 82.

[2] Union médicale, 17 juillet 1886.

C'était une femme de vingt-six ans, profondément anémiée, au teint cireux, ayant un utérus totalement fléchi, mais sans adhérences, et des métrorrhagies abondantes, continuelles, depuis plusieurs années. Elle était d'une extrême faiblesse, rendait peu d'urine, ne mangeait plus, et souffrait cruellement malgré la simplicité de la déviation utérine et l'absence de complications pelviennes. La vie étant immédiatement compromise, l'opération d'Alexander et l'hystéropexie n'ayant pas à cette époque une valeur reconnue, l'hystérectomie vaginale me parut le meilleur parti à prendre. Je pense encore aujourd'hui qu'en pareille circonstance, et pour une femme ayant quatre enfants, l'intervention la moins douteuse et la plus radicale s'imposait. La guérison fut complète et dure depuis sept ans.

L'extirpation que j'ai faite pour une procidence totale, le 25 juillet 1886 [1], m'a démontré ce que je n'ignorais pas, à savoir la facilité relative et la bénignité extrême de l'opération dans les cas de ce genre; en second lieu, la possibilité d'une chute secondaire des parois vaginales après l'extirpation, et par suite l'obligation de considérer celle-ci

[1] Union médicale, 5 décembre 1886.

comme une opération préliminaire. L'hystérectomie m'apparut alors comme une ressource précieuse contre les chûtes rebelles ; je dirai plus loin les réserves que l'expérience m'a forcé d'apporter à cette manière de voir.

Citons enfin une malade affectée d'une névralgie pelvienne des plus graves, opérée en octobre 1887, et dont j'ai parlé à diverses reprises [1]. L'ablation simultanée de l'utérus et des annexes fut choisie parce que la douleur n'avait pas de localisation précise. L'opération réussit à souhait et mon but fut atteint. Voilà encore un fait où je n'ai pas attendu les conseils qu'on nous a donnés depuis pour trouver à l'hystérectomie vaginale une indication que la laparotomie me paraissait impuissante à remplir ; il mérite de figurer dans la discussion qui s'agite entre les deux méthodes, et je le rappellerai en temps utile [2].

[1] Semaine médicale, 12 septembre 1888. — Congrès français de chirurgie, 5e session, 1881, p. 200.

[2] Mes observations commencent en avril 1886. Or, Péan fit sa première hystérectomie vaginale en dehors du cancer le 16 février 1885, pour une métrite douloureuse, chez une femme qui avait subi trois ans auparavant la castration ovarienne ; la seconde eut lieu en novembre 1886 et la troisième en novembre 1887. De son côté, Doyen (de Reims) fit sa première ablation d'annexes par la voie vaginale le 3 décembre 1887.

On le voit, les cas sont discrets et la méthode n'existe pas encore. Aussi les recherches de priorité, *pour cette époque*, me paraissent-elles dépourvues d'intérêt.

Les cinq observations qui précèdent auraient pu me servir, à la Société de chirurgie, pour améliorer ma statistique de 1888; mais je n'en ai rien dit, parce que la discussion portait uniquement sur le cancer. Aujourd'hui, elles s'ajouteraient légitimement aux faits nouveaux que j'ai recueillis à partir de l'année suivante.

Ces faits sont très inégalement répartis entre les cinq dernières années. En 1889, j'ai un cas intéressant de prolapsus récidivé et compliqué de fibromes (n° 1). En 1890, j'ai quelque honte à signaler une métrite hémorrhagique enlevée pour un cancer (n° 17).

Avec l'année 1891, nous entrons dans une phase nouvelle. L'hystérectomie vaginale, érigée en méthode générale de traitement contre les lésions inflammatoires des annexes[1], commençait à éveiller l'attention, sans qu'il en fût encore question à la Société de chirurgie. Pour mon compte, j'avais contre elle les idées préconçues que devaient partager tous les chirurgiens habitués aux beaux résultats de la laparotomie. Vint alors la communication de Segond[2]. Elle rendait clair, admissible, ce qui

[1] Péan, Congrès de Berlin, 1890; Bull. de l'Académie de médecine, 1890, p. 9.

[2] P. Segond, *De l'hystérectomie vaginale dans le traitement des suppurations péri-utérines*. Soc. de chir., 25 février 1891.

jusque-là ne reposait que sur des assertions vagues et sur des chiffres que personne ne pouvait contrôler. Elle avait pour titre et pour objectif principal les suppurations pelviennes, et nous conseillait de les attaquer par la voie vaginale en supprimant d'abord l'utérus, c'est-à-dire en faisant au sein des lésions un vaste débridement qui permettait d'enlever ou tout au moins d'ouvrir largement les cavités purulentes, d'en assurer le drainage et le retrait rapide. Mais elle contenait aussi des exemples de lésions non suppurées, et l'auteur, en somme, ne tendait à rien moins qu'à substituer la castration utérine à la laparotomie dans tous les cas de lésions bilatérales des trompes et des ovaires, justiciables d'une opération.

Cette tendance nous parut exagérée, systématique. Les résultats que donne la laparotomie n'appelaient pas une réforme si radicale, un pareil changement de front. Il nous semblait que, par l'incision sus-pubienne, nous faisions des opérations moins aveugles, d'abord exploratrices, qui nous permettaient de reconnaître l'état des organes, de revenir sur nos pas en cas d'erreur, de ne sacrifier que le nécessaire, enfin d'obtenir des guérisons plus complètes par l'extirpation totale des organes malades, tandis que la méthode nouvelle inscrivait dans son programme de ne pas tirer quand même, d'ouvrir seulement les poches adhérentes et de laisser sans scrupule des annexes destinées à l'atrophie. J'exprimai le sentiment que nous avions presque tous alors, dans cette phrase qui me paraît trop absolue aujourd'hui : « Il faut tout sacrifier, sauf la vie de la femme, à l'extirpation totale des lésions. »

Mais, tout en réagissant contre l'opinion exclusive de Segond, je lui fis tout d'abord une concession importante. Quand l'utérus est enclavé au milieu de masses résistantes, formant sous la paroi abdominale des plastrons étendus et faisant prévoir des adhérences multiples de l'intestin, au milieu desquelles sont perdues les trompes suppurées et peut-être aussi des collections péri-tubaires, la laparotomie est entourée d'écueils. Elle a une mortalité que personne ne nie, si peu élevée qu'elle soit, et à laquelle nul chirurgien n'échappe, si optimistes que soient ses discours. Elle peut rester incomplète, et les poches purulentes qu'on n'a pu extirper, foyers sinueux à parois dures, ouverts à leur partie supérieure et se vidant mal, se transforment en fistules de longue durée. On a beau nous donner des relations encourageantes, où est mise en lumière l'habileté de l'opérateur aux prises avec des adhérences solides; nous avons tous passé par là, tous nous savons les succès qu'on peut obtenir, mais tous aussi nous connaissons les échecs. Or, l'hystérectomie vaginale, en faisant un grand trou dans la cavité pelvienne, en ouvrant les poches purulentes à leur partie déclive et réalisant un « drainage idéal » sans violenter l'intestin ni contaminer le péritoine, me paraissait trouver dans ces cas périlleux son indication la plus formelle.

Dans les pyosalpinx d'allures moins graves, dans les pelvi-péritonites moins étendues, à plus forte raison dans les affections non suppurées des annexes, il n'en était plus de même, et la question était fort litigieuse. Mais, toutes réserves faites, j'étais disposé par mes travaux antérieurs à examiner de plus près la méthode vantée par Segond et à ne pas lui répondre par une fin de non recevoir absolue. Dès le 21 mars, et pour ainsi dire sans parti pris, j'enlevai l'utérus chez une femme qui avait eu huit enfants, souffrait beaucoup depuis ses couches et avait des règles douloureuses et abondantes (n° 19). Les annexes volumineuses présentaient une vive sensibilité, et le col utérin, largement ouvert, avait une lèvre antérieure énorme et bosselée et une muqueuse très malade, qu'on m'avait montrée d'abord comme étant le siège d'un épithéliome ulcéré. L'affection des annexes qui pouvait résister aux traitements conservateurs, à l'amputation du col, l'état piteux de la matrice qui pouvait survivre à l'ablation des ovaires, le souvenir des arguments de Segond auxquels, cependant, je n'étais pas converti, me décidèrent à la castration utérine. Je l'avais faite, il y a cinq ans, dans des conditions analogues ; mais, pas plus qu'alors, je n'y voyais une méthode qui pût être généralisée. Et j'étais si loin d'avoir un plan défini pour ce genre d'intervention, que je laissai en place deux ovaires polykystiques, très volumineux et dépourvus d'adhérences, qui vinrent se présenter à la plaie vaginale et que j'aurais pu enlever sans coup férir. Je dois dire que, malgré ce détail, la femme est radicalement guérie.

J'avais enlevé d'un seul bloc un utérus mobile; ce n'était pas encore un de ces cas graves où l'organe enclavé est extrait par fragments. Bientôt une occasion se présenta, où l'hystérectomie vaginale ainsi comprise me sembla répondre aux indications (n° 20).

C'était pendant le Congrès de chirurgie, le 29 mars 1891. Une femme, accouchée normalement le

18 janvier, avait eu après sa couche une métrorrhagie abondante, puis des douleurs vives et de la fièvre. Elle avait maintenant une grosse collection purulente, assez élevée sur le bord gauche de l'utérus, entourée d'un magma intestinal qui montait au voisinage de l'ombilic et promettait de sérieuses difficultés après l'ouverture du ventre. La fièvre dépassait tous les jours 39°, presque sans rémission.

Ledru (de Clermont-Ferrand), Martel (de Saint-Malo), Larabrie (de Nantes) assistèrent à l'opération. C'était la première fois que je faisais le morcellement sur une indication de cet ordre. L'utérus était immobile; son tissu friable, sans doute à cause de l'époque assez rapprochée de l'accouchement, donnait de mauvaises prises. Deux fois, pendant que je coupais de bas en haut le segment inférieur, une veine purulente sortit des annexes gauches et coula dans le vagin, preuve que j'avais fait à la collection une ouverture discrète. Après l'ablation du col, j'entamai le corps de l'utérus et j'en enlevai des morceaux; mais à ce moment l'opération devenait laborieuse et se prolongeait. Tout chirurgien qui s'est trouvé engagé dans un pas difficile devant des spectateurs trop nombreux et trop attentifs, sait combien il faut de sang-froid pour résister au désir de justifier cette attention par une opération rapidement terminée et un programme intégralement rempli. Ma résolution fut bientôt prise de rester en route plutôt que de rien compromettre; et je laissai en place le fond de l'utérus, comme on est quelquefois obligé de le faire dans les cas les plus ardus, et comme je ne le ferais plus aujourd'hui dans un cas pareil. Tout alla bien ; la collection purulente, insuffisamment ouverte, mais débarrassée du rempart que lui opposait la moitié inférieure de l'utérus, continua de se vider les jours suivants et revint promptement sur elle-même; la guérison fut complète.

Après ce premier fait, le hasard sembla réunir entre mes mains des documents pour plaider la cause de l'hystérectomie. Une femme de quarante-six ans (n° 21) vint me trouver, à qui j'avais fait la castration ovarienne onze mois auparavant, pour des métrorrhagies graves et continuelles depuis trois années. Les pertes n'ayant pas cessé, j'avais fait en novembre 1890 un curage de l'utérus et enlevé d'abondantes fongosités. Après une rémission de quelques semaines, reprise des accidents avec la même intensité, obligeant au repos et empêchant tout travail. C'était bien la preuve qu'après l'ablation des ovaires l'utérus peut rester en activité morbide, saignant et douloureux, et donner le regret de n'avoir pas tout enlevé. Que faire, après l'insuccès de la laparotomie et celui d'un traitement direct appliqué à la muqueuse utérine? L'hésitation n'était pas permise. L'utérus, un peu gros, mais très mobile, fut extirpé le 9 avril 1891 ; c'était un type de métrite fongueuse, les cornes utérines formant deux loges presque séparées, deux nids de végétations que sans doute la curette n'avait pu atteindre et nettoyer complètement. Inutile d'ajouter que la femme, après quatre ans d'immobilité, marche, court, travaille et n'a plus d'ennuis.

Deux jours après, j'allais au Havre, pour une malade qui souffrait depuis une quinzaine d'années, à la suite d'une couche difficile (n° 22). Pendant cette longue période, elle avait eu les accès fébriles, les poussées de pelvi-péritonite auxquels donnent lieu les affections des annexes qui, à défaut de suppurations graves, aboutissent à un état chronique de douleur, d'impotence et de nervosisme qui rend la vie lamentable. Sur les quinze années, il y en avait eu cinq de calme relatif, mais à la condition de rester presque toujours étendue. Et depuis quelques mois la malade ne quittait plus son lit ; depuis trois semaines surtout, la douleur avait repris une nouvelle intensité vers la fosse iliaque droite, son siège de prédilection. La malheureuse n'avait plus de patience, elle demandait une opération et la voulait immédiate. C'est alors que je fus appelé par le Dr Fauvel, qui la voyait depuis quelque temps.

Je lui trouvai un vieux col déchiré, peu volumineux, un utérus à peu près immobile, enveloppé d'adhérences. A gauche, le cul-de-sac vaginal était rigide, sans souplesse; mais c'est à droite surtout que l'organe était flanqué d'une masse dure, ligneuse, donnant la sensation du « vagin de carton ». Il n'y avait ni fièvre ni aucun signe de suppuration, mais le toucher éveillait une vive sensibilité à la pression des culs-de-sac et au moindre mouvement de l'utérus.

Je ne me souciai guère d'aller dissocier par la voie sus-pubienne ces annexes ratatinées et ces vieilles adhérences; je craignais de ne pouvoir enlever rien ou presque rien des parties malades et de laisser dans le petit bassin des lambeaux saignants, déchiquetés, en un mot de faire une laparotomie très incomplète. Au contraire, il me sembla possible et rationnel d'enlever l'utérus par la voie vaginale, sans prétendre à l'ablation complète des ovaires et des trompes.

C'est ce que j'entrepris avec l'aide des docteurs Fauvel, Dugardin et Botard. L'utérus ne descendait pas; je le morcelai peu à peu et je parvins sans trop de peine vers le fond de l'organe. Le péritoine n'était pas ouvert, car les adhérences oblitéraient complètement le cul-de-sac de Douglas; même en avant, après le décollement de la vessie, je n'arrivai pas à voir la surface polie de la séreuse. C'est alors que la poursuite du morcellement devint difficile. Le chloroforme et les instruments occupaient deux de mes aides; Fauvel prenait une part directe à l'opération et me secondait en habile chirurgien, mais il était seul. Je pris donc le parti de laisser incomplète une opération que j'aurais certainement achevée dans des conditions plus favorables, et j'abandonnai le fond de l'utérus après en avoir enlevé la plus grande partie. Six mois plus tard, je recevais les nouvelles suivantes: pendant les premières règles après l'opération, vive sensibilité de l'utérus et de l'ovaire droit; peu ou point de douleur aux dernières époques; en résumé, la malade a quitté son lit depuis longtemps et va très bien.

A partir de ce moment, ayant mis à l'épreuve et connaissant bien les modifications du manuel opératoire qu'imposent les adhérences et l'enclavement de l'utérus, je me décidai à soumettre la méthode nouvelle à une expérimentation réglée, systématique. Voici les raisons qui me déterminaient à abandonner l'opposition que j'avais formulée à la Société de chirurgie :

La question opératoire était jugée à mes yeux. Je connaissais les suites immédiates ; j'avais conscience de ne pas exposer mes malades à plus de dangers par cette voie que par la laparotomie ; j'espérais même opérer, dans certains cas difficiles, avec une sécurité plus grande. J'avais donc le droit d' « expérimenter ».

Ce premier point hors de cause, restait à étudier le résultat thérapeutique. C'était même pour moi la question principale, car dans bon nombre de cas le chirurgien n'aurait qu'à choisir celle des deux opérations qu'il aime le mieux, si par deux voies opposées elles aboutissaient au même point. Mais il y a une grosse différence : l'une sacrifie l'utérus et l'autre le respecte. Au point de vue des suites éloignées, c'est un fait de premier ordre, et Segond l'a bien fait ressortir. Pourquoi laisser l'organe qui est la source du mal, qui peut entretenir les douleurs et s'opposer à la guérison complète ? Au contraire, les trompes et les ovaires s'atrophient et demeurent silencieux après l'hystérectomie, si bien qu'il vaut mieux enlever l'utérus en laissant des lambeaux d'annexes que d'enlever intégralement les annexes en laissant l'utérus. En fait, la laparotomie manque parfois son but; quelques malades restent souffrantes et nerveuses. Celles-là ne sont pas si nombreuses qu'on a bien voulu le dire, quand on a soin de ne pas ouvrir à la légère toutes les femmes qui se plaignent, et de ne faire que des opérations nettement justifiées; néanmoins, nous connaissons tous des malades qui ne sont pas bien guéries ou qui ne l'ont été qu'au bout de longs mois. Devons-nous avoir des guérisons plus constantes et plus franches par la suppression de l'utérus, de ses réseaux vasculaires, de ses plexus nerveux et de ses actes réflexes ? Encore une fois, c'est là un des points les plus intéressants du débat qui s'est ouvert à la Société de chirurgie ; c'est le problème dont la solution m'a paru assez importante pour m'engager à ne pas suivre une ligne de conduite inflexible.

Dans cet esprit, je me mis à pratiquer régulièrement l'hystérectomie vaginale dans les cas de lésions inflammatoires de la cavité pelvienne assez graves pour motiver une opération radicale, et toutes les fois qu'une raison particulière ne me paraissait pas militer en faveur de la laparotomie. C'est dire que celle-ci perdit du terrain et devint un peu plus rare dans mon service pendant ces dernières années. Voyons ce qu'il en advint.

ANALYSE DE 230 OBSERVATIONS

Le tableau suivant n'a aucune prétention à la rigueur anatomique. J'ai groupé de mon mieux les faits que leurs affinités cliniques rapprochent naturellement ; il n'y faut voir qu'un simple moyen d'étude.

		Guérisons	Morts
61	suppurations pelviennes (1 hématosalpinx, 1 kyste dermoïde, 1 salpingite tuberculeuse)	56	5
5	hématosalpinx non suppurés (3 hématocèles pelviennes)	4	1
42	salpingo-ovarites parenchymateuses, hydrosalpinx, processus fibreux (3 erreurs de diagnostic : 1 tumeur maligne, 1 kyste dermoïde, 1 kyste séreux uniloculaire)	40	2
21	rétroversions compliquées	21	
16	petites lésions	16	
17	névralgies pelviennes	15	2
20	hystérectomies vaginales secondaires (après castration ovarienne)	20	
43	fibromes utérins	42	1
5	prolapsus (2 compliqués)	5	
230		219	11

Ce relevé donne une mortalité de 4,78 pour 100, qui s'élève à 5,10 si je l'additionne avec celui des cancers. Une remarque importante, c'est qu'il ne s'agit pas ici d'une proportion imaginaire et purement arithmétique, trouvée par le calcul sur un nombre infime d'opérations, mais que, l'ensemble des faits dépassant de beaucoup la centaine, mon chiffre de mortalité est une valeur exacte et une vérité clinique.

Parmi les échecs, les uns étaient inévitables, et dans les autres une erreur de ma part ou quelque male chance est intervenue. Je pense qu'il serait ambitieux de vouloir atteindre une plus grande perfection. Avec ses défauts, ma statistique est bien faite pour plaider la cause de l'hystérectomie vaginale ; car, étant donné qu'elle comprend les cas les plus graves, devant lesquels je n'ai jamais reculé, les utérus enclavés, les suppurations complexes, les fibromes volumineux et multiples, une mortalité de 5 pour 100 est vraiment bien minime, et j'ai la certitude que la méthode, appliquée dans les mêmes conditions, n'a pas donné jusqu'ici de meilleurs résultats.

J'ai tenu à faire une statistique de bonne foi. C'est peut-être la raison pour laquelle je n'ai pas un plus grand nombre de suppurations pelviennes, ayant eu soin de ne donner ce nom qu'à des collections purulentes bien nettes, et non pas à toutes les salpingites dans lesquelles on trouve un peu de muco-pus à l'intérieur de la trompe. Une autre cause est aussi que j'en ai opéré plusieurs par la laparotomie, pour les motifs que je dirai plus loin (p. 247).

De même, j'ai évité de ranger sous l'étiquette banale de salpingo-ovarites, pour augmenter leur importance et leur dangers, les « petites lésions » que j'ai opérées à bon escient et auxquelles je trouve un intérêt particulier.

SUPPURATIONS PELVIENNES

MORTS

Je commencerai par les cas malheureux, afin qu'on ne m'accuse pas de vouloir en diminuer l'importance. Aussi bien, ils ont largement contribué à m'instruire et ne sont pas les moins utiles à connaître en détail.

C'est d'abord une femme de trente-quatre ans

(n° 27), qui avait depuis quatorze ans des douleurs d'origine puerpérale; état fort grave depuis deux mois, 40° tous les jours, et une énorme poche fluctuante qui dépassait l'ombilic. Je reconnus un pyosalpinx de dimensions insolites, qui se présentait ainsi: l'utérus était repoussé en avant et le doigt sentait dans le cul-de-sac de Douglas, un peu haut, mais à n'en pas douter, la partie inférieure de la collection liquide. L'énucléation de l'utérus devait ouvrir tout naturellement, au bon endroit, cette poche accolée à sa face postérieure, et lui laisser le champ libre, sinon pour sortir en masse — car il y avait certainement des adhérences du côté de l'abdomen, — du moins pour se vider d'un seul coup, se rétracter sans gêne et s'oblitérer promptement.

L'opération fut faite en présence de Jude Hue (de Rouen). Le morcellement se fit sans encombre, et mon étonnement fut grand, lorsque j'eus placé deux pinces longuettes sur les cornes utérines et enlevé le dernier fragment, de voir que rien ne coulait. La trompe gauche, très volumineuse et mollement adhérente, fut enlevée après quelques tractions; elle entraîna avec elle toute une grappe de ces kystes séreux, transparents, que nous trouvons souvent autour des annexes malades, et qui occupait le cul-de-sac de Douglas. Je compris alors que cette masse m'avait donné la sensation de flot, en transmettant les pressions exercées sur le ventre, et que je l'avais prise à tort pour la partie inférieure de la grande collection liquide. Quant à celle-ci, elle ne paraissait pas, et j'avais devant moi la plaie vaginale entièrement libre. En l'ouvrant à l'aide des écarteurs et des pinces, mon regard plongeait dans la cavité pelvienne ; l'ablation de l'utérus avait laissé un grand vide, non limité par des adhérences, au fond duquel je voyais le gros intestin et ses appendices épiploïques. Je comprenais bien, en tirant sur la pince attachée à la corne droite, qu'elle tenait la partie inférieure de la poche purulente ; mais cette pince ne cédait pas à mes tractions, mon doigt introduit derrière elle ne trouvait que la face postérieure du ligament large ; bref, la trompe s'était développée tout entière au-dessus du détroit supérieur, et sa partie la plus déclive ne descendait pas au-devant de mon bistouri.

L'hésitation était permise. Aujourd'hui, je serais moins embarrassé : je disposerais deux ou trois éponges pour refouler l'intestin et limiter la cavité pelvienne ; puis, attirant la corne au maximum, j'irais ouvrir la poche en arrière et au-dessus de la pince. Le pus coulerait en avant des éponges ; après l'évacuation, lavage de la cavité purulente au sublimé ; des lanières de gaze iodoformée la rempliraient mollement et des tampons seraient placés à côté d'elle. La pression de l'intestin aurait bientôt fait de réduire cette énorme poche, et la guérison serait vite obtenue. Mais alors (avril 1891) mon expérience n'était pas faite ; je craignis d'ouvrir si haut la trompe dilatée et de verser son contenu dans le péritoine libre et sans adhérences. D'autre part, ne trouvant pas prudent de laisser à la malade sa collection purulente et ses 40°, je me décidai à faire, séance tenante, la laparotomie.

Celle-ci fut terminée, quoique difficile, en une demi-heure. Pyosalpinx dépassant l'ombilic, poche mince et friable, adhérences épiploïques et intestinales, pus horriblement fétide. L'énucléation intégrale me conduisit jusqu'au pédicule : c'était la corne utérine serrée par la pince, dont je voyais l'extrémité au-dessus du détroit supérieur. J'enlève la poche en coupant au ras de la pince, je rôtis la surface de section au thermo-cautère, je résèque une masse d'épiploon que le pus avait touchée, enfin je referme le ventre. Malheureusement le pouls est très faible et ne peut se relever ; la mort arrive au bout de quarante-huit heures. A l'autopsie, rien, pas une goutte de liquide, pas une arborisation vasculaire.

La conclusion à tirer de ce fait, c'est que la malade a succombé au « choc » pour avoir subi deux opérations au lieu d'une, alors qu'elle était déprimée, infectée depuis longtemps, et que, malgré son état grave, une laparotomie pure et simple aurait pu la sauver. Il est vrai que j'ai été induit en erreur par une disposition très inattendue, l'élévation extrême de la collection remplacée dans le petit bassin par la grappe des kystes séreux ; mais cette surprise n'aurait pas eu d'importance si j'avais pris la voie abdominale. Bref, la laparotomie était mieux indiquée dans l'espèce, mais avec une réserve : elle était mieux indiquée pour moi, à cette époque — et le serait encore aujourd'hui pour bien d'autres, — mais l'hystérectomie vaginale bien conduite n'eût pas été mauvaise.

Le second échec (n° 54) n'a aucune ressemblance avec le premier. Femme de quarante ans, nullipare, malade depuis douze ans ; exagération des douleurs et impotence complète depuis un mois. La fièvre est continue, la langue sèche, et la sensibilité abdominale si vive que l'examen est très difficile ; je trouve seulement, par le toucher, un utérus immobile avec une masse indurée à droite et un peu de souplesse à gauche. La malade est d'une faiblesse extrême et ne se nourrit pas ; son état me paraît si mauvais que je n'ose pas intervenir avant d'avoir cherché à calmer un peu ses douleurs et à diminuer sa température. Je temporise une quinzaine de jours, mais au bout de ce temps elle est à peine moins souffrante, elle a toujours la fièvre et les signes d'une suppuration grave ; je n'ai que faire d'attendre plus longtemps. L'utérus ne descend pas d'un centimètre, et le morcellement offre les plus grandes difficultés qu'on puisse rencontrer : le tissu friable donne de mauvaises prises, le fond de l'utérus m'échappe et disparaît plusieurs fois, comme si une force l'attirait vers l'abdomen ; enfin, malgré le jeu des longs écarteurs, malgré la patience de l'opérateur et de ses aides, l'énucléation ne peut être achevée, et la moitié du corps environ demeure au fond de la plaie. Cette fois, il n'y avait ni défaut d'expérience de ma part, ni aucune autre condition qui pût influer sur moi, et je pris mon parti de cette ablation incomplète ; d'autant mieux que le large débridement était créé, la masse indurée accessible, et que mon doigt, explorant les annexes droites, fit tout à coup jaillir un flot de pus fétide, qui s'écoula longuement et me donna la conviction d'avoir atteint mon but. Il y avait une grande poche tubaire à parois lisses ; à gauche, on ne sentait rien d'important.

La malade, cependant, resta dans un état grave. Localement, tout allait bien ; mais le drainage à la gaze iodoformée, les lavages antiseptiques ne faisaient pas tomber la fièvre. Douleur, dépression, langue sèche, inappétence absolue, rien n'était changé; enfin, la malade s'éteignit au bout de quatorze jours. Autopsie : à droite, la grande poche tubaire que j'ai ouverte est vide, revenue sur elle-même et enveloppée d'adhérences intestinales. Les annexes gauches sont malades, épaisses et agglutinées, mais sans pus. En arrière et au-dessus de l'utérus, large collection purulente, en plein péritoine, limitée par des anses intestinales qui forment un plastron, un dôme d'adhérences au-dessus de l'appareil utéro-ovarien. Donc, si j'avais enlevé le fond de l'utérus qui fermait comme un bouchon ce foyer péritonéal, la malade aurait pu guérir. L'infection a continué parce que l'évacuation du pus n'a pas été complète, et la castration utérine se trouve en défaut. La laparotomie aurait-elle mieux fait ? J'affirme que nous avions là un de ces cas où la multiplicité des adhérences et des foyers de suppuration la rend très incertaine. Je sais combien il est difficile de louvoyer au milieu des anses intestinales, de les dissocier prudemment et d'arriver sur la collection, quand elle est profonde. J'admets, néanmoins, que j'aurais ouvert l'abcès péritonéal ; c'est lui que j'aurais trouvé par la voie sus-pubienne, c'est l'autre que j'aurais laissé. En voyant couler le pus en abondance, j'aurais cru l'opération terminée, et je n'aurais même pas soupçonné la collection tubaire cachée plus bas sous les adhérences.

Mon troisième insuccès répond encore à un type très différent. Il s'agit d'une femme de trente-quatre ans (n° 60), pour laquelle j'avais été appelé dans l'Eure au mois de mai 1889. Elle était déjà très malade et très affaiblie par une suppuration pelvienne ; elle avait un plastron dur occupant tout l'hypogastre, et je lui avais fait une laparotomie pour ouvrir et drainer une collection purulente perdue au milieu d'un magma d'adhérences intestinales. Le pus était dans le péritoine, je n'avais ni vu ni touché les annexes. N'ayant pu obtenir de ses nouvelles depuis deux ans, je ne savais ce qu'elle était devenue, quand un beau jour elle vint échouer à l'hôpital Tenon, maigre, blafarde, exténuée, ayant à l'angle inférieur de sa suture une fistule qui avait succédé à l'opération et n'avait jamais tari. Cette fistule donnait accès dans un foyer très limité, paraissant aboutir au fond de l'utérus et entouré d'une zone de tissus scléreux ; au toucher vaginal, utérus immobile, et à sa droite une tumeur très dure, formée sans doute par les annexes, en continuité avec la zone scléreuse et pouvant être une masse parenchymateuse ou une collection purulente à parois épaisses.

Ces lésions étendues, fistuleuses, après l'insuccès d'une laparotomie, sont justiciables de l'hystérectomie vaginale ; tout le monde à peu près l'a reconnu à la Société de chirurgie. Dans le cas particulier, je pouvais, en supprimant l'utérus, attaquer la masse latérale et faire de ce vieux foyer un trajet largement ouvert dans le vagin et facile à désinfecter. Si je ne faisais courir à mon ancienne opérée cette chance dernière, je n'avais plus qu'à la laisser mourir.

Malheureusement, la cachexie était profonde. Squelettique, ne mangeant plus, la bouche remplie de muguet, j'essayais de la remonter un peu, mais je n'osais pas y toucher. Il fallut les instances d'une personne amie, jointes à celles de la malade elle-même, pour me résoudre à une intervention presque désespérée.

L'opération marcha tout droit. Je fis à petits coups, et sans perdre une goutte de sang, le morcellement d'un utérus immobile et fixé très haut; celui-ci disparu, sa loge était limitée par des adhérences telles que le péritoine n'était ouvert en aucun point. Je reconnus alors, par le toucher et la palpation combinés, la masse latérale droite et j'y portai la pointe du bistouri à long manche, ce qui fit couler d'abord de 50 à 60 grammes d'un liquide opalin et gluant. La masse n'en fut nullement modifiée; elle était dure comme du marbre, et je l'attaquai de nouveau par le bistouri, mais la pointe se brisa sans pénétrer, et j'entendis le même son que donne un cathéter sur une pierre vésicale, ce qui me fit voir qu'il y avait là d'anciennes lésions calcifiées et m'empêcha d'insister plus longtemps. Je m'occupai alors du trajet fistuleux. Le bec d'une sonde cannelée introduite par l'orifice abdominal était séparé du fond de la loge utérine et de mon doigt par une mince cloison. M'étant assuré, par le cathétérisme, que j'étais bien derrière la vessie et que je ne pouvais la blesser, j'ouvris le trajet fistuleux dans la loge utérine, je l'agrandis avec le doigt, j'y passai un gros tube abdomino-vaginal.

L'indication était parfaitement remplie; j'avais

reconnu l'état des annexes et atteint la partie déclive de l'ancien foyer que la présence de l'utérus rendait inaccessible, et que je pouvais maintenant laver et désinfecter tout à mon aise. L'opération n'avait pas été longue et elle fut bien supportée. Sans nulle exagération, la malade n'en mourut pas, mais elle continua de s'éteindre; le muguet reparut, l'alimentation resta impossible, et la mort eut lieu le treizième jour. A l'autopsie, on trouve à droite un kyste multiloculaire gros comme un œuf de dinde et calcifié dans une grande partie de son épaisseur; le drain occupe un trajet fibreux, sans diverticules ni perforation, creusé au milieu des anses intestinales; toutes les surfaces paraissent en bon état, et rien n'était de nature à empêcher la guérison, si j'avais opéré sur un meilleur terrain.

Quatrième cas (n° 144) : le 3 mai 1892, morcellement de l'utérus chez une femme de trente-neuf ans, pâle et affaiblie par des hémorrhagies abondantes; extirpation, à droite, d'annexes volumineuses et adhérentes; à gauche, manœuvre plus laborieuse pour extraire en totalité une énorme trompe et un ovaire portant un gros kyste purulent qui se rompt sous la pression du doigt. Le pus coulant dans le vagin, un lavage immédiat est pratiqué, le péritoine est protégé par une éponge, et tout se termine heureusement en apparence. La malade succombe le 9 mai ; l'autopsie montre un foyer septique à la place de l'ovaire gauche et une péritonite généralisée. Je pense avoir été trompé par le kyste purulent de l'ovaire. Aucune autre de mes salpingites suppurées, traitées par l'hystérectomie vaginale, ne m'a donné de péritonite ; toujours, avec les précautions requises, le pus s'écoule sous mes yeux à l'extérieur, et la protection du péritoine est facile. Ces gros abcès de l'ovaire sont plus rares ; ils ont une paroi mince et crèvent trop vite ; celui-ci a dû s'ouvrir et verser du liquide un peu plus haut que je ne l'ai vu. Si j'en avais eu conscience, il m'était facile de faire un lavage plus profond ; car on peut laver le petit bassin ou le tamponner à la gaze iodoformée, aussi bien et dans de meilleures conditions qu'après une laparotomie.

La dernière malade que j'ai perdue à la suite d'une suppuration pelvienne est du mois d'avril 1893 (n° 213). Elle avait d'anciennes lésions très complexes, avec des températures constamment élevées, un pouls misérable, une pâleur et une faiblesse extrêmes. L'utérus enclavé, absolument immobile, faisait avec les annexes un magma qui remplissait le petit bassin. Elle était si malade à son entrée que je m'attendais à la voir succomber au bout de quelques jours, et je ne voulus pas l'opérer devant les membres du Congrès de chirurgie qui me faisaient visite à Saint-Louis, non pas à cause des difficultés prévues, mais parce que l'intervention paraissait à peine justifiée. Après quelques jours de repos, il y eut des oscillations dans la courbe thermique, le plastron s'affaissa notablement, le pouls devint un peu plus solide; bref, la situation s'améliora juste assez pour me faire tenter la chance. L'utérus fut laborieusement sculpté au milieu d'adhérences tellement organisées que j'ouvris le péritoine seulement par une brèche insignifiante. Puis, je trouvai les annexes dures comme du mastic, sans points fluctuants ni collection apparente, peu volumineuses, mais tellement soudées à la partie supérieure du rectum et aux anses de l'intestin grêle, que je ne pouvais songer à les extraire. L'ovaire droit était seul accessible et fut enlevé. Je ne vis pas trace de pus ; et, comme l'autopsie fut interdite, je ne puis dire où il y en avait, mais j'ai la conviction d'en avoir laissé quelque part. La malade resta infectée, son pouls faiblit de nouveau, et elle succomba le cinquième jour.

Faut-il enfin mettre au passif de l'intervention une mort survenue au bout de trois mois? Voici le fait (n° 121): une jeune femme de vingt-deux ans, malade et suppurant depuis une année, s'était fait hypnotiser, électriser à outrance, et était réduite à un état misérable, ayant tous les jours de 39° à 40° et souffrant au point qu'on ne pouvait poser la main sur l'abdomen sans lui arracher des cris. Il y avait un magma d'adhérences intestinales autour de l'utérus et un plastron dur à l'hypogastre. J'enlevai l'utérus et ouvris à droite, sans ablation d'annexes, une large collection purulente. La température tomba brusquement et l'opération eut les suites immédiates les plus naturelles; mais, trois semaines plus tard, il coula des matières liquides par le vagin, une anse d'intestin grêle s'étant ouverte spontanément dans le foyer tubaire. La malade eut alors une fistule analogue, sauf le siège, à celles que donne l'ouverture de certains abcès de la fosse iliaque. Elle quitta la maison de santé pour retourner chez elle, et je prévoyais seulement l'utilité d'une intervention ultérieure, quand la santé serait mieux rétablie. Mais j'appris que peu à peu elle s'était infectée et avait succombé au bout de trois mois. Peut-être une mort survenue à cette époque doit-elle figurer dans la statistique ? Non, en bonne justice, quand elle est le résultat d'un accident surajouté, plus ou moins tardif et indépendant des circonstances mêmes de l'opération. Si, d'ailleurs, on y tenait absolument, je n'y verrais pas grand mal, car mes chiffres n'en seraient guère modifiés et mes conclusions encore moins.

Si je résume et compare entre eux mes cinq cas de mort à la suite de l'opération, je trouve que deux fois (n°s 27 et 144) j'aurais pu mieux faire ou avoir plus de chance. Les trois autres malheurs ne pouvaient être conjurés : chez l'une (n° 54), les difficultés étaient inextricables et n'auraient pas été mieux résolues par la voie sus-pubienne ; chez une autre (n° 60), l'hystérectomie vaginale était seule possible et ne peut être discutée, c'est l'extrême misère physiologique qui l'a frappée d'impuissance ; chez la troisième enfin (n° 213), c'est aussi l'état général, l'infection prolongée qui sont responsables, et ces lésions complexes devant lesquelles les partisans les plus exclusifs de la laparotomie l'ont trouvée assez souvent en défaut pour être obligés de faire des concessions à la méthode rivale. Si donc on voulait critiquer cette dernière, on n'aurait que deux faits attaquables sur un total de soixante et une observations.

Cela étant, comment juger la valeur respective des deux voies, sus-pubienne et vaginale, en comparant des chiffres bruts, sans analyse? Il faudrait s'assurer que les auteurs qu'on met en présence ont trouvé juste le même nombre d'adhérences faciles et de lésions compliquées, de pus virulents et de pus stériles.

ACCIDENTS OPÉRATOIRES

Après les morts, les simples accidents. J'ai fait deux blessures du *rectum*, une de la *vessie*.

Le premier accroc à l'intestin est survenu le 16 avril 1891, dans un cas d'hématosalpinx volumineux avec suppuration fétide (n° 23). C'était la troisième fois que je faisais le morcellement pour une affection des annexes ; tout à la fin de l'opération, un dernier coup de ciseau parfaitement inutile fit une brèche au gros intestin, que je réparai séance tenante, mais qui s'ouvrit de nouveau après quelques jours. La malade, promptement rétablie, eut pendant huit mois un petit orifice qui laissait passer des gaz et l'incommodait médiocrement ; la cicatrisation était parfaite à la fin de l'année.

La deuxième fois (n° 77), l'opération était très

laborieuse, et le cylindre intestinal, voilé par les adhérences et intimement accolé à la masse des annexes gauches, fut déchiré avant d'avoir été reconnu. Les rapports contractés par le rectum étaient fort insolites. Une suture à étages très soignée ne prévint pas la fistule, qui s'ouvrit au bout de quelques jours et dont l'oblitération spontanée se fit attendre pendant deux ans. Il faut dire que dès la première année elle était réduite au minimum et troublait à peine l'eau des injections, si bien que la malade *et son mari* se déclaraient pleinement satisfaits. Le pronostic a été aussi bénin chez toutes les opérées à moi connues qui ont subi la même aventure.

En général, le rectum est facile à éviter. Il est plus délicat d'épargner la vessie, et il faut de l'expérience pour bien raser la face antérieure de l'utérus. En revanche, l'accident n'est pas très difficile à réparer. Ayant fait une large déchirure à une vessie (n° 51) dont le fond très dilaté et comme diverticulaire adhérait fortement à l'utérus rétrofléchi, j'ai terminé tranquillement l'opération, puis, prenant la lèvre postérieure de la déchirure avec le tissu sous-vésical, je l'ai suturée au bord antérieur de la plaie vaginale par un catgut en double surjet et quelques fils supplémentaires placés vers les angles. Toute l'opération n'a duré qu'une heure, et la malade a guéri sans fistule.

Plus fâcheuses peut-être sont les *fistulettes vésicales* se montrant, sans qu'il y ait eu faute commise, une semaine après l'opération, et dont j'ai parlé à propos du cancer (p. 25). Elles sont heureusement fort rares. Elles persistent sous la forme d'un orifice à peine visible, imperméable au stylet, en un point de la cicatrice vaginale. Elles sont fastidieuses, parce que les femmes en sont d'abord toutes démoralisées; mais elles ne sont pas graves, témoin une malade (n° 92) opérée pour un double pyosalpinx, et dont la fistule, bientôt facilement tolérée et coulant à peine, se fermait spontanément au bout d'une année. Chez une autre (n° 201), où une injection vésicale sortait par le vagin avec une facilité qui dénotait une ouverture un peu large, la réparation a été faite une première fois sans succès; j'y reviendrai s'il le faut.

Les accidents signalés sont loin, comme on le voit, d'être irrémédiables. A côté d'eux, il faut parler des accidents que je n'ai pas eus. Ainsi, je n'ai à déplorer aucun malheur par suite d'hémorrhagie. Il faut arriver à ma deux cent soixante-troisième opération pour rencontrer une hémorrhagie survenue presque immédiatement après l'ablation des pinces, et conjurée par la reprise des vaisseaux dans la plaie et la transfusion intra-veineuse de sérum artificiel. Hors ce cas, la forcipressure ne m'a pas donné le plus petit mécompte ; jamais une pince n'a lâché prise, et l'hémostase a toujours été parfaite. Quant aux hémorrhagies *secondaires*, la seule que j'aie observée à la suite d'une suppuration pelvienne (n° 140) eut lieu huit jours après l'opération, six jours après l'ablation des pinces. Elle fut arrêtée, d'ailleurs, par le tamponnement. On en trouvera deux autres, parmi les affections non suppurées (n°s 69 et 148), survenues cinq et dix jours après l'opération, trois et huit jours après l'ablation des pinces, et arrêtées de la même façon. Dans ces conditions, avec un vagin en cul-de-sac et un péritoine bien fermé, l'accident ne peut avoir de suites graves si la malade est surveillée.

GUÉRISONS

Si l'opération n'a pu sauver absolument toutes les malades affectées de suppurations graves et complexes, elle en a guéri un grand nombre dont la situation n'était guère moins menaçante. Sur mes cinquante-six guérisons, j'en compte bien une trentaine où, voyant couler des pus fétides et constatant des adhérences inextricables, je me suis demandé où m'aurait mené l'incision sus-pubienne. Et voilà pourquoi je refuse de comparer les statistiques entre elles et de considérer les chiffres comme exprimant la valeur relative des méthodes en présence ; c'est qu'on peut trouver, dans une suite de laparotomies, beaucoup d'annexes de moyen volume et de faible adhérence, tandis que ma série d'hystérectomies vaginales est fertile en cas laborieux, en dispositions inattendues et périlleuses. Le hasard en est cause, et aussi l'habitude que j'ai conservée d'attribuer à la laparotomie un bon nombre de cas relativement simples, où la femme est jeune et où je ne suis pas sûr que la suppuration soit bilatérale.

Cela dit, je montrerai l'évolution de ces cures pour ainsi dire inespérées, en m'appuyant sur quelques exemples choisis d'abord parmi les plus anciens, alors que cette évolution était nouvelle pour moi et me frappait davantage.

Une femme de vingt-six ans (n° 38) présente, avec des signes de suppuration, douleurs et fièvre à 39° et 40°, une tumeur grosse comme le poing, faisant corps avec l'utérus, saillante vers la fosse iliaque gauche, à peine fluctuante et absolument immobile. A droite, le cul-de-sac a une certaine profondeur; on sent l'utérus repoussé, mais on ne peut dire l'état des annexes. Je fais la laparotomie le 8 janvier 1891; je trouve des adhérences intestinales multiples, des kystes séreux qui se rompent au-devant des annexes gauches, enfin une poche tubaire très profonde, incluse dans le ligament large et tenant si bien au fond du petit bassin qu'il est impossible de l'extirper. Je sais ce qu'on peut faire, et j'ai l'habitude des énucléations difficiles; mais ici l'opération ne pouvait être achevée, la mise à nu de la tumeur avait déjà présenté quelques périls, et je ne pouvais songer qu'à vider son contenu. J'en retire environ 100 grammes de pus, et je dispose des languettes épiploïques et des lambeaux de kystes séreux pour former un trajet vers la plaie abdominale, car la profondeur du foyer m'empêche de le suturer intégralement à la paroi. Quant aux annexes droites, elles sont cachées sous un magma d'adhérences intestinales plus dur et plus inextricable que du côté gauche; elles ne paraissent pas tenir beaucoup de place à côté de l'utérus repoussé vers elles; pas plus que le toucher vaginal, l'exploration directe ne m'autorise à les croire suppurées, à violenter plus gravement l'intestin et à prolonger une opération qui dure depuis une heure.

La malade va très bien, la fièvre s'amende, l'appétit et la gaîté reparaissent; mais la guérison n'est pas franche. Pendant quatre mois et demi l'état général est bon, la suppuration insignifiante, mais la fistule s'éternise, le thermomètre oscille autour de 38°, et une douleur localisée à droite, sans tumeur bien nette et séparable de l'utérus, me montre que le vieux trajet n'est pas la cause des variations de la température. Dans une situation pareille, qui ne pouvait que s'aggraver, une seconde laparotomie était plus difficile et plus incertaine que la première; aussi ne pouvais-je hésiter à pratiquer l'hystérectomie vaginale (28 mai 1891). Le résultat en fut excellent: l'utérus enlevé, une traction légère sur la pince qui tenait la corne droite fit jaillir un flot de pus fétide qui s'écoula longuement, et dont je n'ai pu savoir le siège anatomique. Puis, tout ce foyer pelvien se rétrécit, s'oblitéra de lui-même, et en quinze jours la malade était guérie.

Autre situation, et des plus périlleuses qui puissent se rencontrer (n° 68). La femme a trente-sept ans et une vieille histoire; poussées successives de pelvi-péritonite aboutissant à un état suraigu, qui durait depuis six semaines quand je fus appelé auprès d'elle. Amaigrissement extrême et température constamment élevée. A chaque instant survenaient des crises d'une violence inouïe; elle était effrayante à voir, la tête perdue, poussant des cris et ne supportant pas le moindre attouchement. Le ventre était saillant ; il y avait à gauche, et dépassant la ligne médiane, un énorme plastron qu'on osait à peine effleurer ; à l'extrême droite, on pouvait déprimer la paroi et n'éveiller qu'une douleur supportable. Au toucher, une masse résistante poussait l'utérus contre le pubis et distendait les culs-de-sac, en arrière et à gauche, au point d'effacer le museau de tanche.

Il était bien facile, par une incision vaginale, de faire couler un flot de pus et d'obtenir au moins du soulagement. Mais la question ne me parut pas si simple, et je ne me souciais pas d'une demi-mesure pouvant aboutir, chez une femme épuisée, à une évacuation incomplète, à une longue suppuration. Or, je ne sais vraiment pas où m'aurait mené la laparotomie : manœuvres prolongées à travers l'empâtement dur qui s'élevait au-dessus de l'hypogastre, séparation des anses intestinales, poche friable, souillure du péritoine par un pus de formation récente et très virulent, il fallait tout prévoir.

Je préférai l'hystérectomie. Saisissant avec difficulté un utérus absolument fixe et collé au pubis, je fis lentement l'incision circulaire et je parvins à dégager peu à peu le segment inférieur et à saisir la base des ligaments larges. En poussant la pince de gauche, le vaste foyer s'ouvrit et le vagin fut inondé de pus fétide; j'attendis avec patience jusqu'à la fin de l'écoulement, mettant le doigt dans l'orifice pour l'agrandir et le tenant ouvert avec des pinces. J'étais encore loin du péritoine, et j'eus soin, avant de passer outre, de faire un grand lavage de tout le champ opératoire. Le morcellement fut poursuivi et devint progressivement plus facile ; l'utérus était petit. La place laissée libre par la disparition de l'utérus et le retrait du foyer principal fut occupée aussitôt par une seconde poche dépendant des annexes droites, dont j'ignorais l'existence et qui vint se montrer à la plaie vaginale ; j'y fis une boutonnière que je tins béante, et il s'écoula encore beaucoup de pus. Les deux collections réunies représentaient bien un litre et demi. Extirper ces poches adhérentes, il n'y fallait pas songer; après un dernier lavage au sublimé, j'y introduisis de grandes lanières de gaze iodoformée.

Chûte de la fièvre et disparition des douleurs ; mais le plus curieux, c'est qu'après la suppression de la gaze, au bout de quelques jours, l'intérieur des poches ne fut pas traité, on ne faisait plus que des injections vaginales dont l'eau revenait claire ; aucun examen, aucune manœuvre délicate pour favoriser le retrait qui se faisait tout seul ; et la malade, reprenant son appétit et sa mine, était guérie comme par un coup de théâtre.

Ces deux cas méritaient d'être analysés. Dans le premier, la laparotomie avait manqué son but en laissant de côté une collection purulente ; dans le second, elle avait bien des chances d'en faire autant, car il y avait un abcès volumineux masqué à la fois par le foyer principal et par un magma d'adhérences. En outre, elle était pleine de dangers immédiats. Or, l'hystérectomie a dénoué les deux situations en faisant découvrir l'ensemble des lésions pelviennes, en faisant couler le pus à l'extérieur, en mettant le péritoine à l'abri de l'infection.

Un fait plus récent (n° 197) montre bien comment l'hystérectomie vaginale est parfois la seule méthode qui assure la protection du péritoine. Une femme de trente-trois ans avait subi, en décembre 1892, l'incision du cul-de-sac de Douglas pour une tumeur fluctuante placée derrière l'utérus. Je la trouvai à l'hôpital Saint-Louis, quand je pris le service en janvier 1893; elle avait une fistule rétro-utérine donnant accès dans un kyste dermoïde d'où s'écoulait un pus horriblement fétide, et qui n'avait aucune tendance à guérir. Le kyste paraissait gros comme les deux poings, immobile, enclavé dans le petit bassin et saillant vers la fosse iliaque droite ; l'utérus était refoulé en avant. La femme ne souffrait pas, mais elle était affreusement incommodée par cette suppuration intarissable ; vu la nature du foyer pelvien, la situation était sans issue. Je me décidai donc à l'opérer, mais comment? Un kyste dermoïde de l'ovaire, même ancien, n'a pas ordinairement d'adhérences et est enlevé sans coup férir. Mais celui-ci avait des rapports insolites, créés par l'opération antérieure; si, dans une laparotomie, je rompais ses connexions au niveau de la fistule, la poche ouverte et l'orifice vaginal infecté devaient inoculer le péritoine. De plus, les parois du kyste enflammé étaient friables, et la moindre déchirure avait ici une gravité particulière. Par la voie sus-pubienne, j'étais à la merci des événements ; par la voie vaginale, au contraire, il dépendait de moi que la séreuse ne fût pas touchée. L'opération suivante en est la preuve. Avant tout, j'agrandis la fistule pour y introduire une injection de sublimé, qui entraîne un liquide d'une fétidité extraordinaire, de la matière caséeuse, des cheveux, etc. Mais l'évacuation n'est pas complète, et, pour n'être pas gêné par le reste du contenu, je ferme exactement l'orifice à l'aide de trois pinces longuettes. Puis, j'entame l'hystérectomie, en séparant par une dissection minutieuse la face postérieure de l'utérus et la poche qui lui est accolée et que je ne veux pas ouvrir. Les premiers temps accomplis, non sans peine, l'utérus est enlevé par morcellement et le kyste apparaît. Il est gros, sans adhérences profondes, et semble, malgré son évacuation partielle, incapable de traverser la plaie vaginale. Je le saisis avec précaution, sa paroi se déchire ; je le reprends un peu plus haut, j'insiste avec douceur, enfin il s'engage, se moule sur la plaie, se faufile et arrive dans le vagin. Ayant saisi le pédicule, je l'enlève d'un bloc, avec le petit fragment de paroi vaginale qui porte la fistule et où pendent les trois pinces. Lavage profond d'eau salée, apyrexie complète, guérison rapide.

Voilà quelques points importants déjà mis en lumière : l'opération permet d'attaquer les foyers pelviens à leur partie déclive, de les ouvrir en dehors du péritoine et sans contaminer la séreuse. Elle permet de les aborder directement, sans les chercher au milieu d'adhérences multiples, de les voir et de les traiter complètement. Elle permet, enfin, ou de les enlever quand ils s'y prêtent, ou de les évacuer seulement et d'assister à leur prompte guérison.

Il est bien intéressant de voir ces retraits rapides et ces oblitérations spontanées par le seul fait de la disparition de l'utérus, tandis que les mêmes cavités restent béantes et suppurent longuement dans les conditions opposées. Mes observations démontrent qu'après l'hystérectomie l'ablation totale des annexes n'est pas nécessaire pour avoir une franche guérison. J'ai fait cette ablation vingt-deux fois sans rien laisser; douze fois l'extirpation de l'utérus a été suivie d'une castration unilatérale; vingt-sept fois j'ai laissé tout en place. Au cours du morcellement, ou en saisissant la corne utérine, j'ouvrais sans le vouloir une collection purulente avec les ciseaux ou l'extrémité de la pince longuette; ou bien, en tirant sur la corne après l'avoir saisie, tout à coup un flot de pus jaillissait de dessous la pince; ou encore une poche fibreuse arrondie venait se montrer à la plaie vaginale, je l'ouvrais au bistouri, par de légères tractions et l'exploration de sa cavité je constatais son étendue et ses connexions avec les parties supérieures, puis j'en restais là. J'avais alors, à la place de l'utérus, une sorte de loge limitée par un voile d'adhérences, communiquant avec les poches vidées de leur contenu, et en avant, au-dessus de la vessie, une brèche péritonéale où se montrait l'épiploon. Le pansement iodoformé tapissait la loge et fermait la brèche. Cinq fois seulement (n°s 42, 60, 75, 133, 154) cette loge était complète et le péritoine n'était pas ouvert ; les adhérences qui enclavaient l'utérus formaient un dôme partout continu, servant de barrière entre le champ opératoire et la cavité abdominale. Une fois (n° 99) la brèche était insignifiante et la loge presque fermée. Deux fois (n°s 199, 222), après un évidement poussé très loin, j'ai laissé une mince couche de tissu utérin tapissant le fond de la loge. Dans un fait déjà connu (n° 20), j'ai abandonné tout le fond de l'utérus parce que je n'ai pu faire mieux; un autre, également signalé (n° 22), appartient aux affections non suppurées. Deux fonds utérins sont encore restés malgré moi (n°s 54, 72), mais la brèche péritonéale était largement ouverte.

Dans tous les cas, je le répète, il n'y a pas de

longs drainages et de longues suppurations. Jamais je n'ai observé ces accidents de rétention dont quelques-uns de mes collègues ont entretenu la Société de chirurgie, l'orifice des poches purulentes s'étant fermé trop tôt. Chez une opérée (n° 122), le retrait s'est fait plus lentement qu'à l'ordinaire, et une cavité peu profonde, à gauche, a continué à donner du pus, sans fièvre ni douleur, de telle sorte que j'ai dû y faire des instillations iodées pendant quelques mois pour en obtenir l'oblitération définitive. Une autre (n° 199), à qui j'ai ouvert un clapier fétide à la suite d'une histoire pathologique des plus compliquées, a terminé sa guérison toute seule du 25 février à la fin de juillet 1893. Mais il faut bien savoir que ces deux faits sont exceptionnels; les malades guérissent d'ordinaire aussi vite qu'après l'extirpation d'un utérus cancéreux mobile; aussi vite qu'après une laparotomie simple, avec ablation intégrale des organes malades et réunion parfaite de la suture abdominale; plus vite et plus simplement qu'après les laparotomies incomplètes qui se terminent par le drainage; plus vite et plus sûrement qu'après l'incision vaginale préconisée par Laroyenne et ses élèves. Le lendemain de l'opération, la fièvre est tombée; cependant, comme ce sont des femmes infectées, quelques-unes ont 38° pendant trois ou quatre jours. Chez la plupart l'apyrexie est complète, et le calme plat qui succède à l'ablation des pinces, le retour presque immédiat à la santé sont bien dignes de remarque.

Je note au passage, parmi les cas relativement simples où j'ai fait l'extirpation bilatérale intégrale, une double *salpingite tuberculeuse*, avec du pus caséeux et des altérations profondes de la paroi tubaire (n° 134). Le diagnostic me parut évident; puis l'examen des pièces, qu'on voulut bien faire pour moi, fut négatif, ce qui m'étonna beaucoup et me laissa fort incrédule. J'ai revu la malade au mois d'août dernier : son ventre est guéri, mais elle tousse, elle a des hémoptysies, elle est tuberculeuse; nouvelle preuve que l'observation clinique vient quelquefois en aide à l'histologie, voire même à la bactériologie.

Peut-être ai-je rencontré quelques salpingites de même nature qui m'ont échappé, car elles ne sont pas toujours facilement reconnaissables, et je n'ai pu faire examiner toutes les pièces.

Puisque j'ai parlé de l'*incision vaginale simple*, je saisis l'occasion qui se présente de dire mon opinion sur elle, afin de n'avoir plus à y revenir. Elle peut nous rendre de grands services ; je l'ai faite et la ferai encore. Je l'ai faite le 17 avril 1892, chez une dame qui avait un pyosalpinx à gauche, très élevé au-dessus du cul-de-sac vaginal. Effrayée, rebelle et à peine consentante, il fallut lui promettre un minimum d'intervention, ne pas la sortir de chez elle, ne lui montrer aucune garde, aucun préparatif. Le traitement consécutif de l'abcès fut assez difficile à cause de l'étroitesse du vagin et de la position vicieuse de l'utérus ; néanmoins, la cicatrisation était faite le 8 juin, et la guérison ne s'est pas démentie.

Même opération le 19 mai 1892, chez une malade de mon service qui, un mois après l'accouchement, avait un pyosalpinx et des douleurs violentes. Je sais par expérience qu'un mois après l'accouchement les tissus sont friables, que dans une laparotomie la corne s'arrache et l'utérus se déchire, que dans une hystérectomie vaginale on a de mauvaises prises. Telles sont les raisons qui me décidèrent à inciser le cul-de-sac postérieur et à chercher l'abcès très haut derrière la couche vasculaire du ligament large ; la guérison fut prompte.

Dans le cas suivant (18 mai 1892), je fus guidé

par des motifs tout autres : il y avait une grosse masse rétro-utérine, que je pensais renfermer du pus et qui se trouva être un hématome. Le sang noir sortit à flots, non du péritoine, mais d'une grande poche tubaire qui remplissait le petit bassin et adhérait partout. Celle-ci largement ouverte et assez bien vidée, je ne voulus pas enlever l'utérus, d'ailleurs immobile et très haut situé, pour faire communiquer avec le péritoine un foyer sanguin dont je ne pouvais tenter l'énucléation. Le traitement fut assez long, et j'en fus quitte pour une hémorrhagie tardive sans gravité, survenue le second mois.

Je traitai de la même façon, le 16 juin 1892, une malade qui était dans un état des plus graves, avec fièvre, ballonnement, constipation absolue, énorme saillie du cul-de-sac de Douglas. C'étaient deux vastes collections tubaires adossées l'une à l'autre et qui furent vidées par une incision derrière le col ; l'utérus collé au pubis revint en arrière. Si je l'avais enlevé en déchirant la paroi antérieure de ce large foyer, l'intestin serait tombé à sa place comme dans une assiette remplie de pus. Il me parut inutile de courir ce danger, car la disposition des poches était simple et je ne voyais ni trajets sinueux ni masses épaisses d'adhérences pouvant s'opposer, en fin de compte, à leur oblitération. En effet, le retrait fut d'abord assez rapide et la malade bientôt sur pieds; mais elle conserva une petite cavité suppurante qu'il fallut traiter pendant cinq mois.

L'année 1893 me fournit quelques nouveaux cas. Le 11 février, il s'agissait d'une hématocèle rétro-utérine; cette fois, je l'avais reconnue. C'est l'extension de la poche du côté du vagin et l'énorme saillie du cul-de-sac postérieur qui me décidèrent à suivre cette voie. La guérison marcha régulièrement.

Le 25 juillet, mêmes raisons que tout à l'heure (p. 96) pour me borner à l'incision chez une femme accouchée depuis six semaines. Elle avait 40°, une masse douloureuse profonde au-dessus de l'arcade de Fallope, une saillie dure dans le cul-de-sac latéral droit, la cuisse fléchie sur le bassin. Impossible de dire si le pus était dans les annexes ou dans le tissu cellulaire. J'eus de la peine à atteindre par l'incision vaginale et à faire sortir un pus grumeleux, sanieux, peu abondant. La fièvre diminua, mais l'état général ne se releva pas tout de suite, et la guérison n'eut lieu qu'après une contre-ouverture faite le mois suivant au-dessus de l'arcade.

Le 4 novembre, saillie fluctuante sur le côté droit

de l'utérus; le côté gauche paraissait à peu près sain, et la malade avait dix-huit ans. Je préférai l'incision vaginale, pour faire le moins possible; elle guérit très bien.

Le 13 décembre, j'avais affaire à un cas très exceptionnel. Fille de vingt-trois ans, infectée par la blennorrhagie, souffrant à l'excès d'une collection purulente à gauche de l'utérus, et très sérieusement menacée par une péricardite aiguë. L'enchaînement des accidents me fit penser que la péricardite avait pour cause l'infection blennorrhagique, au même titre que la métrite initiale et le pyosalpinx rapidement développé. La malade était blême, oppressée; la complication cardiaque fut traitée activement; mais, lorsque le pouls fut à moitié régularisé et la température diminuée, j'avais encore si peu de confiance que je remettais de jour en jour une intervention réclamée avec instance. Il fallut cependant me décider, devant l'extrême douleur et la distension du foyer pelvien. J'avais surtout peur du chloroforme. Je commençai l'anesthésie avec le bromure d'éthyle, selon la méthode que m'a enseignée le Dr Poitou-Duplessy, et que j'emploie volontiers dans les cas dangereux. Il n'y eut pas trace d'excitation, et tout marcha bien; j'allai derrière l'utérine ouvrir la poche purulente avec la pointe des ciseaux mousses. Le soulagement fut immédiat, la température tomba à 37°, et la malade nous quitta avec des frottements péricardiques, mais guérie de son pyosalpinx.

On voit que, dans tous ces faits, j'ai obéi à des raisons très diverses, mais nettement définies; j'ai fait ce qui m'a paru opportun, et mes malades ont guéri. Mais je ne pourrais consentir à comparer, d'une façon générale, les résultats de l'incision vaginale à ceux de l'hystérectomie. Comme je l'ai dit, quand on a supprimé l'utérus, le travail cicatriciel envahit tout à la fois, et la guérison est acquise dès que l'opération est faite; on n'a plus, en quelque sorte, à s'occuper de rien. Au contraire, l'incision vaginale demande toujours un traitement et des soins particuliers. On voit, en lisant les travaux qui la recommandent, la peine que doit se donner le chirurgien pour bien faire, la prudence qu'il faut avoir pour éviter les poussées de pelvi-péritonite et les accidents de rétention. On y voit aussi l'imperfection de certains résultats, les rechûtes, les ponctions blanches. Aussi bien, il suffit d'avoir vu et touché ces lésions pelviennes pour savoir que leur complexité les met souvent hors de la portée du trocart de

Laroyenne. Parfois même il y aurait un vrai péril : chez une de mes opérées (n° 27), la fluctuation du cul-de-sac postérieur était bien engageante ; or, le trocart, poussé vers cette énorme poche qui dépassait l'ombilic, n'eût rencontré qu'une agglomération de petits kystes séreux, et plus haut l'intestin.

J'ai cité le cas, à la Société de chirurgie, d'une femme de trente-sept ans qui avait subi la laparotomie pour une suppuration pelvienne grave (n° 75). Après avoir incisé l'abdomen, je tombe sur un tel magma d'adhérences intestinales que je juge impossible d'aller plus loin, et je referme le ventre. Puis, séance tenante, j'évacue par une incision vaginale la collection très élevée qui faisait peu de saillie dans le cul-de-sac postérieur. Drainage, soins attentifs pendant quelques semaines ; la malade, qui souffrait depuis dix ans, nous quitte bien portante. Mais, après quelques mois de bonne santé, elle revient dans mon service avec les mêmes douleurs, le même empâtement des organes du petit bassin et une nouvelle collection purulente. Je ne me soucie nullement d'aborder pour la seconde fois les adhérences pelviennes ; l'incision vaginale, d'autre part, a montré son insuffisance. Reste à faire l'hystérectomie, qui la délivre d'une suppuration abondante et la guérit définitivement.

Tout récemment, j'ai opéré une femme de quarante-trois ans, infectée depuis longtemps, affaiblie, ayant de la fièvre, un cul-de-sac très saillant, un gros plastron abdominal. J'eus peur de l'état cachectique et de la virulence du pus ; je me contentai de l'incision vaginale, quitte à intervenir plus radicalement quand j'aurais combattu l'infection et relevé les forces. A l'heure où j'écris, la malade est soulagée, mais le plastron n'a pas diminué, et je trouve au palper abdominal une seconde collection très élevée, que je n'ai pas soupçonnée d'abord, que j'aurais pu chercher, mais à l'aveugle et en risquant de blesser l'intestin.

Enfin, j'ai perdu une malade en quarante-huit heures avec la simple incision (13 décembre 1893), deux mois après l'accouchement. L'opération avait été fort simple, mais l'autopsie montra qu'au foyer ouvert par le bistouri dans le cul-de-sac de Douglas s'ajoutait une suppuration pelvienne diffuse, sans autre foyer ni dans les annexes ni ailleurs, puis un épaississement comme fibreux des ligaments larges, puis une dégénérescence graisseuse aiguë des principaux viscères. On peut dire que tout autre mode d'intervention n'eût pas mieux réussi.

En résumé, l'incision vaginale simple ne suffit pas à tout et ne doit pas être vantée à l'excès. Mais elle reste une bonne méthode et peut nous être utile, à titre provisoire ou définitif, quand nous sommes invités à la mettre en usage par la saillie fluctuante des culs-de-sac, ou retenus d'agir plus radicalement par certaines considérations : l'âge des malades, le doute sur la lésion bilatérale, la faiblesse extrême, le désir d'aller au plus pressé, l'acuité des symptômes et la virulence probable du pus, l'étendue et la disposition dangereuse de la nappe purulente, enfin, et j'insiste beaucoup sur ce dernier point, la date peu éloignée de l'accouchement et la friabilité de l'utérus.

SUITES ÉLOIGNÉES

J'ai perdu de vue quelques malades, après les avoir observées assez longtemps pour constater leur retour à la santé. Les autres ont été suivies, revues au bout d'un an ou de plusieurs années ; chez toutes, la guérison a été franche et durable. Elles peuvent avoir, dans les premiers temps, une cicatrice un peu sensible ou quelques points névralgiques ; dans la classe des malades qui suppurent à la suite de l'accouchement ou de la blennorrhagie, les arthritiques nerveuses ne sont pas exclues ; mais toutes sont débarrassées de leur grande impotence et de leurs grandes douleurs, toutes ont repris leurs métiers fatigants ou leur vie mondaine. Il y a longtemps qu'on a proclamé cette franchise de la guérison à la suite des castrations ovariennes pour lésions graves du petit bassin ; aussi pouvait-on prévoir que l'extirpation totale ne donnerait pas de moins bons résultats qu'une extirpation limitée aux annexes, et j'aurai même à cœur, à la fin de ce travail, de montrer comment la première peut être supérieure à la seconde et nous donner des succès thérapeutiques plus parfaits.

Mais n'est-il pas à craindre que les organes laissés en place, dans les cas difficiles, ne deviennent le point de départ de nouvelles poussées inflammatoires, et que les vieilles lésions endormies n'aient de fâcheux réveils? Sans doute, il faut toujours rechercher, quand on le peut, la suppression totale des organes malades. Cependant, je n'ai saisi aucune différence entre les deux modes de guérison ; qu'on vide les annexes ou qu'on les enlève, la délivrance est aussi complète, la restitution fonctionnelle aussi absolue. Un seul cas fait exception : j'ai vu tout récemment, pour la première fois, un abcès se former au bout de deux ans entre la cicatrice vaginale et une collection de sérosité (n° 98).

Les femmes conservent leurs appétits sexuels, ou les retrouvent parce que la douleur est supprimée. Je n'ai jamais vu l'hystérectomie amener la perte du sens génital; mon enquête, il est vrai, n'a été que partielle, mais j'ai recueilli beaucoup d'aveux qui ne m'ont laissé aucun doute.

Les femmes encore jeunes ont des poussées congestives à la face, comme après la castration ovarienne. La plupart en sont fort peu incommodées, beaucoup n'en parlent même pas, et j'ai gardé le souvenir d'une fille de dix-neuf ans (n° 35), opérée pour de graves lésions bilatérales, et qui n'eut pas dans la suite la moindre « bouffée de chaleur ».

Je n'ai pas vu les troubles nerveux bizarres, les changements de caractère dont on a parlé ; jamais il ne m'a paru que la suppression de l'utérus ou des ovaires — il s'agit de femmes adultes — apportât dans l'organisme une perturbation si profonde. Mais j'ai observé un cas de *folie hystérique post-opératoire* (n° 196). J'avais enlevé les deux ovaires et les deux trompes suppurées à une femme profondément hystérique et ayant depuis longtemps des troubles de l'intelligence ; ceux-ci furent tellement aggravés par l'opération qu'il fallut envoyer la malade à Sainte-Anne, où elle commence, paraît-il, à s'améliorer. Je dis que cette folie a éclaté sur un terrain préparé de longue date et sous l'influence de mon intervention, mais qu'elle n'a aucun rapport avec la suppression de l'utérus ou des ovaires. Et j'en trouve la preuve dans un cas analogue observé en mars 1891 à l'hôpital Tenon, celui d'une fille hystérique, de caractère exalté et de conduite incohérente, opérée pour une tumeur séro-hématique de la trompe droite. Je résèque partiellement la paroi tubaire, je ne l'enlève pas en totalité, et je laisse intacts les deux ovaires et la trompe gauche. Au bout d'une dizaine de jours, allant parfaitement bien, la malade est prise d'hallucinations, et je suis forcé de l'envoyer à Sainte-Anne ; elle y reste huit mois, redevient calme et quitte l'asile en bonne santé. Voilà bien un cas de folie dont la nature n'est pas douteuse ; la prédisposition est évidente, l'opération a joué le rôle d'un excitant, mais la perte des ovaires ou de l'utérus n'y est pour rien, puisqu'ils sont conservés. J'ai vu encore, à la suite d'une hystérectomie abdominale pour fibromes, faite le 25 octobre 1892 et suivie d'une guérison parfaite, une femme de quarante-sept ans essayer de se couper la gorge avant sa sortie de la maison de santé, puis, rentrée chez elle et très bien portante, recommencer avec plein succès. Elle était sombre et mélancolique avant l'opération, et j'attribuais sa tristesse aux pertes sanguines et aux douleurs qu'elle éprouvait; mais, quand eut lieu la première tentative de suicide, on m'apprit que c'était une récidive et que, deux ans auparavant, même aventure lui était arrivée.

Il s'agit, en somme, d'hystériques en imminence de folie ou d'aliénées qui ont déjà fait leurs preuves; mais la nature de l'acte chirurgical n'a rien à voir avec les accidents, et ce serait une erreur d'incriminer la castration plutôt qu'une opération quelconque.

Je terminerai par la relation d'un fait où l'hystérectomie vaginale, impuissante à guérir les lésions pelviennes, eut pour suite éloignée une laparotomie secondaire, et où le parallèle qui s'établit de lui-même entre les deux opérations contient d'utiles enseignements.

Je suis appelé en avril 1892 auprès d'une dame de trente-six ans (n° 151), qui présente depuis plusieurs jours une occlusion intestinale absolue, avec ballonnement, dépression, facies altéré, pouls fuyant et à peine sensible. Le toucher et l'histoire clinique révèlent des lésions graves du petit bassin ; mais je me refuse à une intervention quelconque, le moindre coup de bistouri devant, à mon sens, précipiter le dénouement. Le seul parti à prendre est de chercher encore à déboucher l'intestin ; et c'est ce que fait, à force d'habileté et de patience, le Dr Poitou-Duplessy. La malade est sauvée provisoirement, mais elle reste en bien mauvais état. C'est une femme chétive, amaigrie, décharnée après quatorze ans de souffrances et plusieurs poussées aiguës. On a cru à des fibromes. L'utérus est immobile, enclavé entre des masses dures et douloureuses qui remplissent les culs-de-sac. La poussée congestive qui vient d'augmenter le volume des annexes et de comprimer l'intestin, est combattue par les grandes irrigations d'eau chaude à 50°, et au bout d'un mois la malade, ayant encore de petits accès fébriles, mais notablement améliorée, nous paraît en état de subir une opération. N'ayant aucun doute sur l'existence d'une suppuration pelvienne au milieu d'adhérences compliquées, je n'hésite pas à choisir l'hystérectomie vaginale (29 mai).

L'utérus enlevé, non sans peine, je me trouve fort embarrassé. Aucune poche ne s'est ouverte au cours des manœuvres, aucune ne se présente à la plaie vaginale, aucune ne se laisse découvrir en tirant sur les pinces. Si haut que je porte le doigt, en m'aidant d'une main placée au-dessus du pubis, je ne trouve qu'un magma solide, une masse confuse et absolument dure. S'il y a du pus, je ne puis savoir où il se cache, dans les trompes ou au milieu des anses intestinales; si j'essaie de le découvrir avec un long bistouri ou l'extrémité mousse des ciseaux, je risque fort de le manquer et de blesser l'intestin. Après une série d'explorations infructueuses, je m'arrête, hésitant même sur le diagnostic, soupçonnant que je laisse un foyer purulent trop bien entouré pour se vider de lui-même dans la loge utérine, et, au demeurant, très incertain sur l'avenir. Ai-je manqué de hardiesse? Non; il ne s'agit pas d'une de mes premières opérations, j'avais passé déjà par toutes les difficultés que présentent les cas de ce genre, et j'ai conscience de m'être arrêté parce qu'il y avait imprudence à aller plus loin.

La malade fut bientôt sur pieds et retourna en province; mais, après une courte rémission, les accès fébriles reparurent, et bientôt elle revint, toujours pâle et faible, avec une diarrhée septique. Le vagin était complètement cicatrisé, mais il y avait une fluctuation nette au-dessus du pubis, et la laparotomie s'imposait d'urgence (24 sept.). Malheureusement, je tombai sur un pyosalpinx friable et horriblement fétide, le péritoine fut souillé par un pus très septique, et malgré toutes les précautions, lavage, drainage et tamponnement iodoformé, la malade succomba le second jour.

Ce cas est le seul où j'aie dû faire une laparotomie secondaire après l'insuccès reconnu de l'hystérectomie vaginale ; comme on le verra plus tard, c'est l'inverse qui m'est arrivé plusieurs fois. Ici, par la voie vaginale, j'ai manqué le but que j'aurais atteint par l'ouverture du ventre, mais au prix de quel péril, l'événement l'a montré. Si bien que cette observation, bon exemple des difficultés inextricables auxquelles nous nous heurtons quelquefois, démontre en même temps l'insuffisance possible de l'hystérectomie vaginale et l'énorme avantage que nous trouvons à réussir par cette voie, dans les suppurations graves et chez les femmes infectées depuis longtemps.

Nous abordons maintenant la classe des *affections non suppurées*, qui elle-même se divise en plusieurs groupes secondaires. Je les étudierai comme je l'ai fait jusqu'ici, en passant en revue les morts, les accidents et la morbidité, puis en donnant quelques détails sur les cas heureux, pour bien montrer leurs caractères et la valeur de l'intervention.

HÉMATOSALPINX

Après les suppurations se placent assez naturellement les hématosalpinx. Le rapprochement est légitime, car l'opération est absolument la même : évacuation du contenu, adhérence de la poche, extirpation prudente ou simple ouverture, tout est pareil, sauf que le péritoine ne court pas les mêmes dangers d'infection. Quand le sang s'est répandu hors des annexes et qu'il y a *hématocèle pelvienne*, l'évacuation des caillots peut être assez laborieuse ; et ici, vraiment, je ne saurais montrer une préférence bien marquée pour la voie vaginale, tant mes laparotomies pour grandes tumeurs hématiques m'ont donné de bons résultats. Mais il ne faut pas croire que le diagnostic et, partant, l'indication soient toujours d'une netteté parfaite. C'est avec les fibromes qu'il est le plus facile d'éviter la confusion, bien qu'elle soit faite couramment; mais il est curieux de voir comme on peut hésiter sur la présence du pus ou du sang, et comme les signes physiques et les signes rationnels sont quelquefois obscurs. Je sais bien qu'on peut faire des ponctions; mais, sans vouloir les proscrire absolument, j'incline à penser qu'elles sont triomphantes dans tous les cas où on peut se passer d'elles, et deviennent incertaines, illusoires et quelquefois dangereuses dans les passes difficiles où on aurait vraiment besoin d'être éclairé.

Quoi qu'il en soit, j'ai perdu une opérée (n° 119); mais on dira avec moi qu'aucune méthode n'a besoin d'excuses pour n'avoir pu sauver une de ces malheureuses qu'on nous charge de guérir quand elles sont à peu près condamnées. La femme était malade depuis quatre ans, à la suite d'une couche. Le diagnostic était fort difficile, les lésions dures et embrouillées, et j'hésitais entre un pyosalpinx et une hématocèle; mais surtout, l'état général était très mauvais : pâle, amaigrie et ne pouvant se lever depuis trois mois, elle avait des douleurs violentes et continuelles, un nervosisme exagéré, un gros souffle cardiaque au premier temps et à la pointe. Il n'y avait pas d'albuminurie. Après l'ablation de l'utérus, je trouvai le cul-de-sac de Douglas rempli de caillots noirs, que je fis sortir peu à peu avec des éponges, et les annexes, très adhérentes et cachées latéralement, furent laissées en place. L'opération fut très courte et sans dangers apparents; néanmoins la malade se réveilla lentement et avec un pouls presque insensible. Le soir, elle avait 35° 6; le lendemain, la température était normale; mais elle eut dans la journée plusieurs syncopes, et on dut faire des injections d'éther. Puis la température s'éleva à 38° et y demeura sans variations; il y eut très peu de sensibilité abdominale, et l'émission des gaz fut obtenue. Dépression du pouls et mort le 22 février. Comme la malade n'était pas à l'hôpital, l'autopsie ne fut pas faite, et j'ignore dans quelle mesure on doit accuser son extrême faiblesse, le mauvais état de son cœur ou ses lésions pelviennes.

J'ai un fait de morbidité post-opératoire (n° 112), que je relève parce qu'il est exceptionnel et fait tache sur le grand nombre des succès rapides et sans phrases. Hématocèle rétro-utérine, opération simple et suites très bénignes. Depuis trois semaines la femme était rétablie et je ne m'occupais plus d'elle, lorsque subitement, sans cause apparente, éclatèrent les symptômes d'une péritonite grave. Pendant trois jours elle fut en danger, puis un matin la situation s'éclaircit et la malade conserva seulement une grande faiblesse et de la sensibilité dans le flanc droit, comme si la péritonite s'était localisée. Quelque temps après, il y avait de ce côté une saillie fluctuante, et le 25 février j'ouvris une grande collection péritonéale limitée par des adhérences de l'intestin et se perdant sous la face inférieure du foie; elle contenait 2 litres de pus. Avec un bon drainage le retrait fut rapide, les forces revinrent et la malade guérit parfaitement.

SALPINGO-OVARITES PARENCHYMATEUSES, HYDROSALPINX, PROCESSUS FIBREUX

Je commence par les deux échecs. Le premier (n° 118) m'a semblé dû à la déchirure d'une trompe qui fut laissée quelques minutes en contact avec le péritoine et peut-être l'infecta. Femme de trente-cinq ans, ayant eu des grossesses et des couches difficiles, immobilisée dans son lit depuis deux mois par des douleurs vives et des pertes sanguines. État général peu satisfaisant et lésions complexes de la cavité pelvienne : trompes épaisses et hydropiques, ovaires dégénérés et adhérents dans le cul-de-sac de Douglas. L'extirpation fut assez laborieuse à gauche, où la trompe fut enlevée en deux temps, sa partie libre ayant fui d'abord avec le bord supérieur du ligament large. Tout alla bien pendant quarante-huit heures, puis la situation changea brusquement, il y eut grande faiblesse du pouls, vomissements, léger ballonnement du ventre ; la température attei-gnit seulement 37° 9 ; collapsus et mort au milieu du troisième jour. L'autopsie montra un intestin grêle distendu, agglutiné, avec des arborisations vascu-laires, et un peu de liquide séreux dans le cul-de-sac de Douglas.

La seconde (n° 120) me causa une vive déception, parce que la conservation relative de sa santé ne me laissait prévoir aucun malheur. C'était une femme de quarante-quatre ans, ayant eu quatre grossesses et malade depuis la dernière, c'est-à-dire depuis neuf ans. Je lui enlevai, par une opération très régulière, deux salpingites parenchymateuses avec un gros utérus, qui lui donnaient de sérieuses hémorrhagies. Elle n'alla bien que le premier jour ; la température monta à 38° et au delà, le pouls était fréquent, développé, et je n[illegible] crus pas d'abord en péril ; mais le ballonnement et la dépression du pouls survinrent le 24 février, et elle mourut dans la nuit. A l'autopsie, il y avait un foyer putride compris entre les moignons des ligaments larges et l'épiploon formant sa limite supérieure. Dans d'autres cas, j'ai expliqué les accidents, j'ai tenu — et c'était bien mon droit — à montrer comment la chirurgie n'était pas responsable des malheurs arrivés ; dans celui-ci, la cause m'a échappé, et j'enregistre le fait sans commentaire.

C'est ici que figure mon unique *blessure de l'uretère* (n° 127), chez une femme qui avait une lésion mitrale des plus graves, et qui fut longtemps maintenue en observation parce que j'avais peur du chloroforme. Je finis par l'opérer de guerre lasse à cause des douleurs cruelles qu'elle éprouvait, et j'enlevai les annexes droites ; la trompe et l'ovaire gauches, enfouis au milieu d'adhérences solides, furent laissés en place. L'urine se perdit au bout de quelques jours, et, quand la malade sortit de l'hôpital Tenon, je croyais à l'existence d'une fistulette vésicale qui devait guérir d'elle-même. Mais à la fin de l'année, ayant de vives douleurs dans le flanc droit, elle entra à Lariboisière, où Périer et Picqué reconnurent une fistule urétérale et firent la néphrectomie. Le rein était suppuré ; fistule et douleurs disparurent sans laisser de trace.

N'oublions pas les erreurs de diagnostic. L'une, chez une femme de quarante-trois ans (n° 225), fut causée par un kyste dermoïde de l'ovaire, si dur et si bien accolé à l'utérus que je le pris pour un fibrome et entrepris le morcellement. Mais l'utérus vint tout seul, et quand il fut enlevé, je m'aperçus qu'il avait laissé derrière lui un gros kyste ovarique, trop gros et trop élevé pour s'engager dans la filière pelvienne. Alors, je pansai la plaie vaginale et fit l'ovariotomie séance tenante par la voie sus-pubienne. Ce n'est pas la première fois que les kystes dermoïdes, par leur siège, leur attitude et leur consistance, donnent lieu à de singulières méprises.

Tout kyste enclavé peut nous tromper de la même façon. C'est ainsi que j'ai opéré dernièrement (n° 256) un kyste séreux uniloculaire du côté droit, montant à mi-chemin de l'ombilic et attenant à l'utérus au point que je l'avais pris pour un hydrosalpinx. Quand la voie fut ouverte, la tumeur apparut, fut vidée et extraite sans difficulté. La femme avait quarante-deux ans.

Un enseignement moins banal nous est donné par une femme opérée en novembre 1891 (n° 83). Après deux grossesses et trois ans de maladie commencés par une attaque de « pelvi-péritonite », après une recrudescence des douleurs depuis deux mois et une métrorrhagie récente, je lui trouve un utérus enclavé et une masse confuse à droite. Je laisse en place les annexes gauches, petites et adhérentes; j'enlève à droite un hydrosalpinx gros comme le poing, je fais couler du liquide ascitique en assez grande abondance. Sans bien m'expliquer l'ascite, je crois avoir détruit la lésion principale; on ne sent plus de tumeur dans le petit bassin. Mais, au bout de quelques mois, la malade revient avec une tumeur nouvelle; en mai 1892, la masse a doublé de volume et s'est ulcérée du côté du vagin ; elle a, sans nul doute, un cancer de l'ovaire et se cachectise. Évidemment, le résultat de l'hystérectomie vaginale m'a donné une fausse sécurité ; je doute que la laparotomie eût amené une guérison définitive, mais n'aurait-elle pas permis une ablation plus complète et une survie plus longue? En tous cas, la lésion eût été mieux vue et le pronostic mieux établi. Si j'avais reconnu l'ascite, j'aurais adopté l'incision sus-pubienne; mais une quantité moyenne de liquide abdominal — c'est ce qui m'est arrivé — peut très bien échapper à l'examen, derrière une paroi abdominale chargée de graisse.

Dans la classe présente, les malades que j'ai opérées avaient des lésions graves. Les *salpingites parenchymateuses* étaient rebelles, invétérées, occupant les deux côtés sans erreur possible ; trompes adhérentes, souvent énormes, pavillons oblitérés, ovaires dégénérés. Sauf deux exceptions (nos 204, 266), les femmes souffrent depuis longtemps, une depuis un an (no 231), cinq depuis deux ans (nos 19, 33, 178, 238, 240), les autres de trois à quinze et même dix-sept ans (no 246). Elles ont subi des traitements divers ; plusieurs ont vu nombre de médecins, prêté leur col à des cautérisations répétées. Vingt-cinq, c'est-à-dire la plupart, ont trente-cinq ans et au delà ; parmi les dix-sept plus jeunes, il y en a six qui sont stériles par le fait même de leurs lésions (nos 57, 59, 79, 139, 166, 234), les autres ont eu des enfants, des fausses couches, elles ont tout un passé morbide et leur mal est pressant. Il y a d'énormes *hydrosalpinx*. Celle-ci (no 106) a vu Tripier, qui crut à des fibromes multiples et n'osa pas l'opérer ; celle-là (no 107), traitée à deux reprises par la méthode de Laroyenne, n'a pas discontinué de souffrir ; une autre (no 150) a refusé l'opération dans le service de Reclus, et depuis cette époque ses douleurs deviennent tous les jours plus intenses. Une femme de vingt-huit ans (n° 238), après trois enfants, quatre fausses couches et deux ans de maladie, avait été condamnée au lit pendant six mois par un accoucheur, avait subi le curage de l'utérus, et, quoiqu'elle eût très bon caractère, on en faisait comme à plaisir une névropathe qui ne pouvait plus ni marcher ni subir un examen sans crier. Enfin, je cite le cas d'une malade de trente-trois ans (n° 57), souffrant depuis dix années et n'ayant jamais eu de grossesse. Plusieurs médecins ou chirurgiens lui ont trouvé de la métrite et l'ont traitée de mille façons ; Richet lui a fait des cautérisations intra-utérines de nitrate d'argent. Immobilisée à chaque instant par des poussées douloureuses, elle est triste et découragée. Je lui trouve un utérus à gros col induré, à cavité agrandie, enclavé entre deux masses pâteuses très sensibles au toucher et qui sont le siège de douleurs lancinantes. Depuis un mois, la situation s'est aggravée : élancements continuels des deux côtés, hémorrhagie peu abondante, mais sans rémission, repos forcé. Je ne me fais aucune illusion sur l'efficacité du curage utérin, contre des lésions aussi prononcées et d'aussi vieille date. Cependant, comme ni elle, ni son mari, ni son médecin lui-même ne sont préparés à une intervention plus sérieuse, je consens à le pratiquer en faisant toutes mes réserves et avec l'espoir de détruire des fongosités utérines et de calmer au moins l'hémorrhagie. Le curage ne calme rien du tout, la perte continue, la malade garde le lit avec des douleurs incessantes, et au bout d'un mois tout le monde comprend la nécessité d'agir plus radicalement. Les annexes forment deux paquets indurés, sans fluctuation. J'enlève l'utérus par morcellement ; après l'utérus, les ovaires et les trompes énormes, absolument adhérentes, contenant un peu de mucus puriforme dans leur lumière étroite. Le mois suivant, heureuse et délivrée, mon opérée a oublié tous ses maux ; à l'heure où j'écris, c'est-à-dire depuis deux ans et demi, elle jouit d'une santé parfaite et qu'elle n'avait jamais eue. Et je donne son exemple, au milieu de beaucoup d'autres, pour démontrer qu'en présence de lésions non suppuratives et ne menaçant pas immédiatement la vie, mais qui altèrent gravement la santé et que la médecine est impuissante à combattre, le sacrifice des organes malades peut être aussi motivé, aussi bienfaisant que dans les suppurations pelviennes.

Mais où se voient mieux encore, pour ainsi dire, les services que la chirurgie peut rendre, c'est quand la complexité extrême des lésions pelviennes entraîne une opération très laborieuse, incomplète et peu satisfaisante au premier abord; c'est quand la trompe et l'ovaire malades sont englobés dans un magma d'adhérences péritonéales étendues à tout le petit bassin, compliquées ou non d'une cellulite qui forme sous le péritoine une induration diffuse, ensemble que je désigne habituellement sous le nom plus ou moins expressif de *processus fibreux*. Sept de mes malades sans suppuration peuvent se ranger dans cette catégorie. La première est celle dont j'ai donné l'histoire (n° 22). La seconde (n° 103) avait vu ses douleurs revenir après une laparotomie sans résultat; l'opération n'a pas été des plus graves. Chez les cinq suivantes, au contraire, elle a été fort délicate, ainsi qu'on en jugera par quelques détails.

Femme de trente ans (n° 198). L'utérus est fortement enclavé, surtout à gauche; la tumeur formée par les annexes est volumineuse et dure. Le morcellement est difficile et marche avec lenteur, parce que l'utérus est friable et ne descend pas. Lorsqu'il est achevé, les annexes droites, adhérentes et parenchymateuses, se laissent énucléer peu à peu. Mais à gauche les difficultés sont extrêmes; je trouve partout une masse immobile et n'arrive pas à contourner la trompe. Bien sûr, cependant, de n'avoir sous les doigts ni le rectum ni l'intestin grêle, je finis par sentir un sillon et circonscrire un lobe dur que je prends d'abord pour la trompe, mais qui à la longue se détache d'un seul bloc, sans pédicule, et n'est autre qu'un fragment d'épiploon enflammé, lardacé, gros comme un petit œuf. Tout s'éclaircit maintenant; il reste au-dessus des annexes un magma d'épiploïte, et mon doigt peut suivre le contour de la trompe, détachée partiellement de ce dôme d'adhérences. Elle est de moyen volume, mais tellement dure et fixée que je renonce à rien extraire. Le pansement est fait comme à l'ordinaire, et dès le premier jour la malade est calme, sans fièvre et presque sans douleurs.

Femme de vingt-cinq ans (n° 234). Utérus absolument immobile; la masse de gauche est résistante et laisse deviner une grande poche; on sent, à droite, au-dessus d'une masse pâteuse et au niveau de la corne utérine, une bosselure de consistance fibreuse, mais, comme je me défie toujours des « fibromes latéraux » qui sont le plus souvent des lésions annexielles, je rattache ladite bosselure à la trompe ou à l'ovaire, sans bien m'expliquer sa nature. Au cours du morcellement, je trouve que le fond de l'utérus n'est pas libre et je le sépare d'adhérences qui s'étendent vers la droite; néanmoins, mon écarteur pénètre en plein péritoine et fait jaillir de gauche un grand flot de sérosité. L'utérus enlevé, j'attire, non sans peine, la trompe gauche, qui est de petit volume, très adhérente, et se laisse arracher tout à coup; l'ovaire ne paraît pas, je le cherche un instant et j'y renonce, mais j'enlève un lambeau transparent qui n'est autre que la paroi flasque et vide d'un grand kyste péri-tubaire d'où est venue la sérosité. Rien n'est encore fait, car le péril est à droite : ici, trompe épaisse, parenchymateuse, à pavillon oblitéré, gros ovaire scléro-kystique, et adhérences plus dociles que je ne le croyais tout d'abord. L'énucléation marche bien, mais, comme la trompe et l'ovaire n'entraînent avec eux ni tumeur ni noyau dur, je m'empresse de chercher par le palper bimanuel ce que j'ai senti à l'examen clinique. Alors je trouve, au-dessus du cul-de-sac de Douglas et de la région des annexes droites, un plafond très consistant qui limite le petit bassin, excepté vers la gauche et au niveau de la brèche rétro-vésicale où passe mon écarteur. Je ne le comprends pas tout d'abord; je constate, par une exploration minutieuse, qu'il est trop peu massif pour recéler quelque foyer inaperçu; je le trouve grenu, finement lobulé, et j'arrive à la certitude qu'il est formé par l'épiploon. Le rectum, s'insinuant par la gauche, vient saillir au-dessous de lui. Je n'ai plus qu'à m'arrêter et à tamponner mollement cette loge incomplète. Suites naturelles et sans aucun incident.

Femme de trente-six ans (n° 235), ayant eu sept enfants et une fausse couche, des pertes graves pendant quinze mois. L'utérus est douloureux, immobile, entouré de bosselures qui ont l'aspect et la consistance de fibromes; mais, à la suite de plusieurs examens, j'élimine ce diagnostic pour adopter celui de lésions tubo-ovariennes compliquées d'adhérences étendues. Le morcellement est assez difficile; ensuite, les annexes droites, parenchymateuses, se laissent enlever sans trop de peine, mais à gauche il reste une masse qui dominait l'utérus et augmentait son volume apparent. Elle se continue confusément avec les annexes gauches, et tout d'abord je pense à l'épiploon, tel que je l'ai observé quelques jours auparavant, chez la malade précédente. Mais il n'en est rien. Mon doigt « cherche le joint » pour distinguer la trompe et l'enlever si faire se peut; il énucléo lentement une tumeur qui se détache en entier, sans pédicule; c'est l'ovaire, énorme, gros comme un œuf. Comme on trouve toujours l'ovaire sous la trompe, je vais plus haut, et je perçois nettement, en continuité avec la pince placée au niveau de la corne utérine, la même masse qui domine le champ opératoire ; c'est évidemment la trompe volumineuse, indurée, et faisant corps avec un magma d'anses intestinales. Mon doigt l'atteignant à peine, toute manœuvre pour l'extraire est impossible ; sa fusion intime avec l'intestin grêle m'empêche de bien la circonscrire et interdit la ponction. Que me reste-t-il à faire? Je constate, par le palper bi-manuel, qu'elle est très dure et ne semble pas contenir de foyer purulent ; puis je m'arrête, et l'absence de toute collection m'est bientôt démontrée par la simplicité des suites opératoires et la rapidité de la guérison. J'ajoute que cette malade a été opérée au moment où ses règles commençaient ; le suintement sanguin a été assez vif et l'hémostase complémentaire m'a donné de la peine ; mais aucun trouble n'est survenu par la suite. J'ai un autre cas pareil (n° 202). Peut-être l'hystérectomie vaginale est-elle encore moins à craindre en ces conditions que la castration ovarienne, parce qu'elle est naturellement plus sanglante et cause une hémorrhagie suffisante pour empêcher toute réaction fâcheuse. Pour mon compte, j'ai toujours évité l'époque des règles, mais je ne suis pas loin de penser qu'en cas de surprise il est permis de passer outre.

Femme de trente et un ans (n° 240), très malade depuis deux ans, traitée à Lariboisière pour une perte menaçante, reprise depuis trois mois de douleurs excessives et complètement immobilisée. Je lui trouve des annexes très épaisses, une poche fluctuante à gauche, et surtout une induration ligneuse, occupant le cul-de-sac de Douglas et dont je ne puis déterminer la nature. Examens répétés, toucher rectal, exploration sous le chloroforme, rien ne me suggère une idée nette sur cette masse rétro-utérine, qui ne ressemble pas à un fibrome, que j'ai prise un instant pour une tumeur maligne indépendante, qui est irrégulière, d'une extrême dureté et contribue à fixer l'utérus. Je conclus à une masse inflammatoire dépendant des annexes, et j'entame le morcellement d'un utérus qui ne descend pas. Ce premier temps accompli, j'attire un peu la trompe gauche, qui semble mince et comme transparente; après avoir disposé des éponges pour protéger le péritoine, j'y fais une piqûre, et de la sérosité s'écoule, puis un mouvement opportun de l'écarteur antérieur fait apparaître un énorme hydrosalpinx, qu'une incision dégonfle et qui est facilement enlevé. A droite, c'est une autre affaire : rien ne se laisse attirer, et mon doigt rencontre une muraille épaisse, immobile, qui va du ligament large au rectum, et qui a bien la consistance que me donnait le toucher vaginal. Je trouve, en la décomposant, une surface arrondie qui représente la trompe, mais elle va si loin qu'il faudrait introduire toute la main pour la contourner. Bien que je n'aime pas cette manœuvre, cependant je me décide à enlever les écarteurs, et je pénètre avec tous mes doigts juste assez pour saisir la masse et la faire un peu descendre. Enfin, j'arrive à contourner la partie de la trompe qui fait suite à la corne utérine; elle se décolle et s'énucléе, mais à la condition de se séparer par déchirure du reste de la masse occupant la concavité du sacrum, ce qui me suffit pour la pédiculiser et l'extraire. C'est un énorme bloc charnu, très dur, sans trace de collection ni cavité visible à l'œil nu. C'est une véritable transformation fibreuse de la trompe.

Reste à savoir ce que je ferai de l'autre moitié; elle est d'une dureté parfaite, absolument collée au petit bassin, et je n'imagine pas qu'on puisse la séparer du rectum sans risquer de le blesser. Jusqu'ici l'opération a été laborieuse, mais sans accroc; le fond de la plaie est constitué par la déchirure de la masse tubaire, qui regarde le vagin ; l'intestin grêle apparaît au-dessus du foyer opératoire, mais ne s'y précipite pas ; les tampons vont combler le foyer, panser la déchirure et maintenir l'intestin. J'en reste là, et dans les délais ordinaires la malade guérit parfaitement.

Femme de trente-six ans (n° 246), malade depuis dix-sept ans, après une fausse couche ; toujours souffrante, avec des pesanteurs pelviennes, des règles difficiles ; plusieurs mois de cautérisations au nitrate d'argent il y a une huitaine d'années ; alitée enfin depuis trois mois avec un manque absolu d'appétit, un ballonnement continuel, une constipation opiniâtre, des lèvres décolorées et une faiblesse menaçante. A mon premier examen, elle traverse une crise violente ; elle n'a pas de fièvre, mais le ventre est gonflé et tellement sensible qu'on ose à peine l'effleurer ; la douleur extrême au toucher vaginal empêche de rien distinguer, si ce n'est l'utérus immobile entre des annexes confuses. J'attends huit jours que le calme soit un peu revenu, et je n'hésite pas à croire à une suppuration pelvienne compliquée. L'opération est une des plus difficiles que j'aie faites : l'utérus fuyant est morcelé à petits coups ; le vagin se détache difficilement en arrière, où le tissu cellulaire est épaissi et le cul-de-sac de Douglas oblitéré ; en avant, l'écarteur pénètre à la longue dans le péritoine très haut situé, par suite des adhérences de la face antérieure elle-même ; les cornes sont détachées laborieusement d'une coque formée par les annexes. Après l'extirpation de l'utérus, j'ai deux massifs à droite et à gauche, très durs, sans points arrondis ou dépressibles, et reliés entre eux par un autre massif occupant la concavité du sacrum. En pénétrant avec le doigt par la brèche de mon écarteur et cherchant partout la surface lisse du péritoine, je poursuis mon diagnostic et j'ai parfaitement conscience que les annexes parenchymateuses et de médiocre volume sont intimement fusionnées avec les ligaments larges, qui eux-mêmes sont rigides et épaissis par l'inflammation chronique. C'est une véritable cellulite pelvienne, qui est venue depuis dix-sept ans compliquer les lésions tubaires, et qui n'occupe pas seulement les parties latérales, car elle s'étend en arrière au-devant du rectum qu'elle englobe, constitue le massif médian dont j'ai parlé et complète la ceinture fibreuse qui, de concert avec les adhérences péritonéales, enclavait l'utérus. C'est elle qui est maintenant déchiquetée en face de moi, formant la partie profonde d'une loge utérine presque complète, l'écarteur occupant une brèche étroite et fermant sans peine la grande cavité abdominale. Aucune trace de pus, aucun soupçon de cavité fluctuante dans ces masses de périmétrite, que je crois destinées à une atrophie progressive après la castration utérine. La manœuvre a duré une heure et demie ; je n'ai vu ni l'épiploon ni l'intestin grêle, et le péritoine a été peu touché. Après l'opération, la température n'a jamais atteint 38°, et seuls l'estomac rebelle et l'intestin paresseux m'ont donné quelque peine. La malade est aujourd'hui entièrement ressuscitée, et c'est merveille de voir, au bout de six mois, comme toute la cavité pelvienne est assouplie et revenue à l'état normal.

Voilà, en résumé, des opérations très sérieuses; mais l'état des malades était grave, et chez aucune le diagnostic de suppuration ne pouvait être éliminé avec certitude. Je ne sais ce qu'on aurait fait par la voie sus-pubienne : ici, castration incomplète, laissant des foyers anfractueux, saignants, difficiles à traiter, et surtout laissant l'utérus; là, rien du tout — laparotomie exploratrice — ou de périlleuses ruptures d'adhérences intestinales. Or, par la voie vaginale, j'ai fait des opérations incomplètes, j'ai laissé des parties enflammées, des organes malades, mais dans tous les cas j'ai enlevé l'utérus, et les femmes ont guéri sans réserve. Je viens de les revoir toutes (février 1894) : elles sont franchement bien portantes, les masses qui remplissaient leur cavité pelvienne sont évaporées, disparues; tout est souple, et les doigts se rejoignent par le palper bi-manuel.

RÉTROVERSIONS COMPLIQUÉES

Dans les rétroversions compliquées, l'attitude de l'utérus ajoute quelques symptômes et rend la malade encore plus souffrante; mais, au demeurant, il s'agit toujours de maladies anciennes des annexes avec adhérences rebelles, oblitération du cul-de-sac de Douglas, prolapsus des ovaires et des trompes, altération profonde de leur tissu. Je trouve notés chez presque toutes les métrorrhagies, les crises nerveuses à la moindre fatigue, les douleurs atroces dans les reins et dans les cuisses, le ténesme rectal, la difficulté même de la station debout.

Quatre femmes (nos 37, 41, 135, 242) ont vingt-quatre, vingt-neuf et trente ans, mais aussi des trompes épaisses, de gros ovaires, des adhérences totales du cul-de-sac de Douglas. Trois malades âgées de trente-cinq, quarante-trois et quarante-sept ans (n°s 55, 193, 214) n'ont pas d'enfants ; quatre seulement (n°s 37, 40, 82, 104), âgées de vingt-quatre, trente-quatre, trente-cinq et trente-huit ans, n'en ont qu'un ; toutes les autres en ont deux, trois et quatre. Neuf femmes ont de trente-huit à cinquante et un ans ; la plus âgée — gros utérus en rétroflexion complète — a de petites annexes peu altérées et mollement adhérentes, mais son impotence et sa douleur sont telles, depuis un an surtout, qu'elle est réduite au désespoir et qu'elle a voulu se tuer.

Il y a encore six utérus mobiles et répondant mal, au moins par l'importance des lésions anatomiques, au titre de rétroversions compliquées. Je suis loin de vouloir donner l'hystérectomie comme le traitement normal des rétroversions mobiles ; mais telles circonstances peuvent se présenter où l'intervention radicale inspire plus de confiance que toute autre pour le succès thérapeutique à venir et n'est défendue par aucun scrupule. Mes six malades étaient difficiles à guérir. La première (n° 81) avait trente-quatre ans, trois enfants et une fausse couche, elle était pâle, exsangue, épuisée par de grosses pertes, et rappelait une de mes plus anciennes opérées, pour laquelle j'ai tenu, presque d'urgence, une conduite analogue (p. 49). La seconde (n° 160) avait quarante-trois ans, de graves hémorrhagies, et le traitement électrique d'Apostoli lui avait fait beaucoup de mal. La troisième (n° 193), âgée de quarante-sept ans et ne pouvant plus ni travailler ni marcher, m'était envoyée par Rigal, qui jugeait nécessaire une intervention décisive. Chez celle-ci et les trois suivantes (nos 258, 259, 274), l'état nerveux jouait un rôle prépondérant, et je devrais sans doute les rapprocher des malades à petites lésions dont je parlerai bientôt. L'extirpation de l'utérus n'était pas dangereuse ; elle était mieux indiquée et plus sûrement utile qu'une opération de redressement.

On comprend que je donne ces détails, comme je l'ai déjà fait tout à l'heure (p. 119), pour répondre aux arguments des adversaires de la castration utérine : curabilité par d'autres moyens, respect de la fécondité. Arguments fort légitimes, sans doute, mais à la condition d'être appliqués à propos.

J'ai réuni dans les trois classes précédentes — hématosalpinx, salpingo-ovarites, rétroversions — soixante-huit exemples de lésions non suppurées des annexes. Il est intéressant de chercher combien de fois j'ai enlevé tous les organes malades, combien de fois l'opération est restée incomplète ; j'ai fait pressentir l'intérêt de cette recherche en parlant des « processus fibreux ».

Je trouve quarante-deux extirpations bilatérales intégrales, sept unilatérales, huit dans lesquelles j'ai tout enlevé sauf un ovaire, une trompe ou un fragment tubaire, enfin onze castrations utérines sans aucune ablation d'annexes. La proportion des opérations complètes est, comme on le voit, beaucoup plus forte que dans les suppurations pelviennes, ce qui tient au moins grand nombre d'adhérences compliquées, inextricables.

Je remarque de plus qu'à l'exception d'un cas où le fond de l'utérus fut laissé en place (nº 22), je n'ai pas trouvé de loges entièrement closes après la castration utérine, et mon écarteur a toujours pénétré en plein péritoine.

Mais ce que je veux surtout noter, c'est la franchise des guérisons après les opérations incomplètes. J'ai perdu de vue bien peu de malades avant d'avoir eu le temps de les observer sérieusement ; je les fais revenir, je les examine de loin en loin, je trouve qu'elles guérissent aussi bien qu'après les suppurations pelviennes, et je ne vois aucune différence entre celles qui ont tout perdu et celles à qui j'ai laissé tout ou partie de leurs annexes. Voilà qui met bien en lumière l'importance du rôle joué par l'utérus : lui disparu, les organes s'atrophient, les exsudats se résorbent, tout s'assouplit merveilleusement dans le petit bassin ; l'essentiel est de ne pas laisser quelque foyer purulent, et cette crainte est la principale raison qui doit nous faire désirer l'ablation intégrale toutes les fois qu'elle est possible.

Je n'ai pas même noté que les « bouffées de chaleur » fussent plus fréquentes ou plus incommodes quand les ovaires sont restés ; mais c'est là, bien entendu, une recherche minutieuse et que je n'ai pu faire sur l'ensemble des malades.

PETITES LÉSIONS

Il est arrivé à beaucoup de chirurgiens d'opérer des femmes qui leur paraissaient très malades, et de ne pas constater, pièces en main, les altérations profondes auxquelles ils s'attendaient. Bien vite on désigne le cas sous le nom de « salpingite » et on le comprend dans la masse des lésions plus graves, de peur d'être accusé d'avoir agi sans motifs suffisants.

Je déclare ouvertement que j'ai opéré quelquefois pour des lésions minimes en apparence ; et je vais montrer ce que veulent dire les faits réunis dans cette classe. Pour les bien comprendre, il faut partir de ce principe que l'hystérectomie vaginale est une opération comme une autre. Ceux qui aujourd'hui même se la représentent comme une entreprise aveugle, mal réglée, pleine de surprises, dans laquelle les doigts vont au hasard dissocier des organes et déchirer des vaisseaux dont ils ignorent le siège et les connexions, peuvent m'accuser d'avoir fait, chez des malades qui n'étaient pas en danger, des opérations dont la gravité était hors de propos. N'a-t-on pas ainsi traité la cure radicale des hernies? Et n'est-il pas établi maintenant qu'elle est sans mortalité pour tout chirurgien qui sait la faire, et que les soucis et les périls des hernieux dépassent de beaucoup la responsabilité qu'elle entraîne? Ceux qui ont vu sans prévention, entre des mains autorisées, l'hystérectomie vaginale et ses suites conviendront aussi bien qu'on peut la faire en dehors des tumeurs malignes et des grandes lésions menaçantes. Mais, comme il y a là une grave question d'opportunité et de conscience chirurgicales, je m'attacherai à bien déterminer dans quelles conditions je l'ai faite.

Il y a des lésions relativement simples, mais anciennes, rebelles et que nous savons difficiles à guérir. Un curage, une intervention limitée sur le col peuvent donner des résultats incomplets ; la persistance des douleurs, la récidive du catarrhe et des pertes sont choses possibles, nous le savons par expérience ; il faudra des ménagements, de la patience, peut-être une intervention nouvelle que la femme, aujourd'hui mal préparée et ne se livrant pas sans réserve, nous demandera elle-même au bout de quelques mois. Si toutes nos malades étaient riches et avaient le temps de se soigner, nous n'aurions aucun embarras : les petits moyens, le repos au lit, les opérations de la gynécologie dite conservatrice, viennent à bout de situations qui paraissaient d'abord assez graves. Mais nous sommes à l'hôpital, en présence d'une ouvrière qui soutient son ménage et garde ses enfants ; le temps qu'elle passe avec nous est désastreux pour elle ; déjà elle a couru les consultations, traîné dans quelques services d'où elle est sortie à peine reposée. Encore une fois, il ne s'agit pas d'une métrite simple et récente, et dans les conditions susdites, qui sont loin d'être rares, la conduite du chirurgien est malaisée. C'est ainsi que, chez une femme (n° 52) qui souffrait depuis son deuxième enfant, c'est-à-dire depuis quatre années, j'ai enlevé un gros utérus que j'ai dû morceler et qui était le siège d'un catarrhe franchement purulent, avec des annexes à peu près saines et mobiles, mais prolabées dans le cul-de-sac de Douglas. Une autre fois (n° 43), c'était un utérus très volumineux et friable, dont la paroi s'est déchirée au moment où je le faisais basculer en arrière, et dont s'est échappée une quantité énorme de fongosités. N'aurais-je pu tout au moins commencer par le curage? Oui, mais quand la métrite fongueuse revêt de pareilles allures, on sait que le curage peut être suivi de rechûtes, qu'on est souvent obligé d'y revenir et que les malades guérissent à longue échéance. Or, cette ouvrière de trente-deux ans a trois enfants à nourrir; elle souffrait et maigrissait depuis cinq ans, devenait inapte au travail; aujourd'hui elle n'a plus de douleurs, elle est vaillante, et je ne puis me repentir de l'avoir guérie en quinze jours.

Ce n'est pas seulement l'impossibilité d'appliquer à loisir les moyens conservateurs, c'est aussi leur insuffisance éprouvée qui peut nous décider à l'action. Veut-on la preuve, en effet, que ces états morbides ne sont pas si simples qu'ils en ont l'air et nous mettent quelquefois au pied du mur? Je la trouve chez une malade (n° 145) qui a eu quatre grossesses normales, une fausse couche il y a six ans et de graves accidents puerpéraux à cette époque ; métrite soignée par Peyrot ; il y a deux ans, métrorrhagies et curage par le même chirurgien. Aujourd'hui, pertes abondantes et continuelles depuis deux mois et demi, douleur et incapacité de travail ; insuccès de l'ergotine et des irrigations chaudes ; le toucher provoque l'hémorrhagie. L'utérus est volumineux, mobile ; l'opération est facile et dure vingt minutes ; je ne trouve pas de fongosités, mais un utérus à parois scléreuses, avec des trompes et des ovaires petits. En somme, il n'y avait pas de grosses lésions, mais la gravité des pertes, les longues souffrances de la malade, l'échec des traitements palliatifs me forçaient de prendre une décision. Or, le curage renouvelé n'aurait servi de rien, car la muqueuse était saine. La castration ovarienne, contre ces métrorrhagies « essentielles », aurait pu très bien réussir, mais je sais qu'après elle l'utérus peut encore saigner ; l'hystérectomie, à mon sens, était plus sûre et tout aussi bénigne.

Plus récemment (n° 265), il s'agissait de métrorrhagies persistantes chez une femme de quarante-deux ans ayant eu treize enfants à terme et fait une fausse couche dix mois avant son entrée à l'hôpital. Un de mes internes lui avait fait le curage un mois après l'accident; un autre, l'opération de Schrœder quatre mois plus tard. Les hémorrhagies continuaient et devenaient graves; hystérectomie en novembre dernier; je viens de la revoir en parfait état (février 1894).

Dans les deux cas précédents, je n'étais pas loin de croire à quelque fibrome caché dans la paroi utérine; j'y croyais positivement dans celui-ci (n° 216). Pertes sanguines depuis quatre ans, petites et continues, quelquefois abondantes; douleurs de plus en plus vives depuis six mois, affaiblissement, marche difficile. L'utérus énorme fait saillie au-dessus du pubis, il est dur, très sensible à la palpation, mobile; son col est hypertrophié, scléreux, sa cavité très agrandie. La consistance et le volume exagéré de l'organe (tête de fœtus à terme), enfin les symptômes me font admettre un ou plusieurs fibromes interstitiels. Je procède au morcellement, qui est facile et rapide; le segment inférieur est très développé, les parois du corps sont très épaisses, leur tissu est fibreux, coriace, mais ne contient aucune tumeur; la muqueuse est exempte de fongosités, les annexes petites et mobiles. Bref, il s'agit d'une forme peu commune de métrite hypertrophique ou d'« utérus géant », dont l'ablation était parfaitement indiquée et fut suivie d'un complet rétablissement. On voit qu'ici mon diagnostic a, pour ainsi dire, dépassé le but sans être absolument erroné, car ces grands utérus fibreux et ceux qui contiennent des fibromes interstitiels sont, au fond, de la même famille.

Viennent maintenant quelques faits où aux lésions de médiocre importance s'ajoute un *élément nerveux* qui domine la scène. La femme a des douleurs névralgiques disproportionnées, des troubles sympathiques, un état général à peine légitimés par l'état anatomique des organes. Ces cas-là nous mènent par une transition insensible à la classe des « névralgies pelviennes » que j'aborderai plus loin ; mais il y a des lésions positives, reconnues, qui servent de substratum à la douleur et qui passent pour en être la seule cause. C'est une erreur ; les malades sont aussi des arthritiques nerveuses sur lesquelles j'aurai à m'expliquer ; seulement, leurs petites lésions rassurent la conscience des chirurgiens qui prétendent n'opérer que « s'il y a quelque chose ». En tous cas, elles sont singulièrement rebelles et se jouent des traitements ordinaires.

Je mentionnerai d'abord quatre malades à *ovaires polykystiques*, avec des trompes à peu près normales ; c'est une maladie que les laparotomistes ont bien souvent rencontrée et qui passe généralement pour rendre l'intervention légitime. Les deux premières (nos 19, 33) avaient de grands symptômes : leucorrhée abondante, douleurs vives et métrorrhagies depuis deux années ; l'une avait trente-cinq ans et était stérile, l'autre était mère de huit enfants : leurs ovaires étaient vraiment énormes, et il est bien entendu que je ne confonds pas cette « maladie kystique » avec l'état banal caractérisé par deux ou trois vacuoles et un peu de tissu fibreux, état qu'on appelle scléro-kystique et par lequel on a justifié beaucoup d'opérations. La troisième (n° 168) avait des ovaires plus petits, mais totalement dégénérés ; elle se plaignait de douleurs continuelles et d'une complète incapacité de travail ; elle a guéri sans coup férir et continue de se bien porter. Chez la quatrième (n° 211), qui marchait pliée en deux et qui depuis cinq mois ne travaillait plus, l'ovaire gauche était gros comme une mandarine, l'autre un peu moins ; j'ai trouvé de plus dans la cavité utérine un produit fœtal putréfié, qui donnait des pertes fétides depuis sept mois.

Un *kyste parovarien* (n° 64) avait été pris pour un hydrosalpinx, chez une femme qui avait depuis longtemps des douleurs hypogastriques et lombaires. La tumeur était grosse comme un œuf de dinde, et les annexes gauches étaient saines; mais, comme le dernier enfant remontait à l'âge de vingt-huit ans et que la femme en avait quarante-deux, je ne pense pas qu'on puisse m'accuser d'avoir trahi sa confiance en la mutilant.

Enfin, les *métrites douloureuses* accompagnées de troubles nerveux souvent excessifs. J'ai opéré une domestique de vingt-sept ans (n° 147) qui, après une grossesse normale et une fausse couche de cinq mois et demi, souffrait d'une métrite de cette espèce et, ne pouvant ni cesser ni continuer son travail, arrivait à un degré de nervosisme intolérable; elle quitta l'hôpital en bon état, mais je n'en puis dire davantage, l'ayant aussitôt perdue de vue.

J'ai suivi, au contraire, une opérée (n° 67) qui n'avait, elle aussi, qu'un utérus hypertrophié et fongueux, avec des annexes congestionnées, à peine adhérentes et en somme peu malades; jeune femme ayant deux enfants de cinq et sept ans, et qui depuis trois années, à la suite d'une fausse couche, n'avait cessé de souffrir et de consulter des médecins. Courageuse, persévérante, elle s'était soumise à des traitements nombreux, toujours inefficaces, dont elle parlait avec regrets et non sans mauvaise humeur. Depuis un an, et surtout depuis quatre mois, les pertes sanguines étaient fréquentes, si bien qu'elle sortait à peine de son lit, devenait irritable et avait souvent de « petites attaques de nerfs ». L'état nerveux, d'ailleurs, paraissait d'ancienne date et remontait, d'après son dire, à l'époque de la puberté. Devais-je, après tout ce passé morbide, recommencer une thérapeutique dont la malade était rassasiée? Aujourd'hui, rendue à la vie commune, sans douleurs et sans crises, disant qu'elle « n'a plus de ventre », elle s'applaudit d'avoir pris un parti radical et trouve que deux enfants lui suffisent.

Un autre exemple est celui d'une femme de quarante ans (n° 187), malade depuis dix-huit mois, toujours souffrante, agitée, ayant des pertes sanguines irrégulières et à tout instant des flux de sérosité qui l'obligeaient à garder la chambre et qu'on attribuait à l'évacuation subite d'une hydropisie tubaire. Divers moyens, sauf le curage, avaient été employés, notamment les grandes irrigations d'eau chaude, qui par hasard avaient été bien faites. Je trouvai un gros col entr'ouvert, et jugeai que l'utérus contenait des fongosités ; il y avait une grande sensibilité aux mouvements imprimés à l'organe et au moindre attouchement des culs-de-sac, mais aucune tumeur au niveau des annexes. Les caractères de cette douleur, l'état névropathique, les troubles digestifs, appétit nul et constipation opiniâtre, m'ôtèrent toute confiance en un simple curage. Je me décidai à l'extirpation totale. Il s'agissait bien d'une métrite fongueuse avec des trompes légèrement adhérentes, mais petites et n'ayant jamais contenu de sérosité. La guérison est aujourd'hui complète et solide ; non seulement les douleurs pelviennes ont disparu et la marche est facile, mais les fonctions intestinales, qui donnaient à la malade un souci continuel, sont parfaitement régularisées.

C'est encore à une métrite fongueuse, avec des trompes normales et quelques adhérences celluleuses, que j'avais affaire chez une femme de trente-cinq ans malade depuis sept ans à la suite d'une couche (n° 219). Douleurs abdominales continuelles; hémorrhagies petites et fréquentes; une seule a duré trois mois. L'histoire est banale, mais toujours édifiante : cette malheureuse a été deux fois cautérisée au fer rouge, mais son extrême sensibilité l'y a fait renoncer bien vite ; puis, elle est tombée entre les mains d'un charlatan, qui a pendant neuf mois cultivé ses nerfs et vidé sa bourse. Depuis six mois, perte de l'appétit, surexcitation, incapacité de travail. Après l'hystérectomie vaginale, tout s'apaise, elle retrouve son calme et ses forces et reprend un métier très actif.

On le voit, j'admets qu'il y a des métrites contre lesquelles on ne peut rien faire, d'autres surtout contre lesquelles on a tout fait, d'autres qu'on a malmenées et aggravées comme à plaisir. Pour guérir ces lésions invétérées, dont les arthritiques nerveuses nous fournissent les plus nombreux spécimens, nous pouvons et nous devons même, à l'occasion, nous servir des armes nouvelles qui sont entre nos mains, à la condition de savoir les manier et d'en user avec mesure.

Dans la classe des petites lésions viennent se ranger deux faits disparates. C'est d'abord un cas déjà ancien de métrite hémorrhagique prise pour un cancer (n° 17) et qui n'offre pas d'autre intérêt. Puis un fait exceptionnel, où je me suis encore trompé et qui vaut la peine d'être analysé en détail. Peu de métrite, aucune douleur vive ; il s'agissait d'une *antéversion* extrêmement prononcée (n° 69). L'utérus, flanqué d'ovaires sains, était, dans la station debout, absolument horizontal ; il se redressait, mais incomplètement, dans le décubitus. Cela durait depuis les dernières couches, c'est-à-dire depuis sept ans, et avec cette position vicieuse existait une infirmité déplorable. Depuis sept ans, la malade ne pouvait se tenir debout ni marcher sans perdre son urine ; au moment où elle se levait, il lui semblait qu' « un corps pesant tombait sur sa vessie et la vidait comme une poire en caoutchouc qu'on presse entre les doigts ». Quand elle se couchait, au contraire, la vessie n'étant plus comprimée gardait parfaitement l'urine. La pauvre femme avait consulté tout Paris, couru toutes les cliniques, épuisé ses faibles ressources ; on l'avait opérée, cousue et décousue, je ne sais pourquoi ni comment. Toujours souillée, dégoûtée de l'odeur qu'elle répandait, désappointée et indignée contre tous, elle en était arrivée au plus complet découragement.

Ce n'était pas le cas, j'imagine, d'essayer un pessaire. Même en présence d'une déviation moins complète, je me serais trouvé bien honteux et bien impuissant, je l'avoue, si, après toutes les misères que cette femme avait subies, je n'avais eu à lui proposer qu'un moyen si précaire, un palliatif, un instrument destiné à masquer son infirmité sans la guérir, et dont l'usage même est une infirmité nouvelle. On sait, d'ailleurs, combien les antéversions modérées sont déjà difficiles à contenir; celle-ci défiait toutes les tentatives, et je ne songeai pas un instant à l'attaquer de cette façon.

Je ne voyais là, cependant, qu'un phénomène mécanique, sans lésions inflammatoires. C'était le poids d'un organe tombant sur la vessie et la vidant par pression ; l'influence du décubitus et de la station debout, les termes expressifs dont la malade se servait, tout semblait le démontrer. J'arrivai à cette conclusion que la suppression de l'utérus avait chance de réussir, et je ne crus ni léger ni imprudent de faire, dans un cas pareil, chez une femme de quarante-trois ans, et si peu ordinaire que fût l'indication, une hystérectomie des plus bénignes. Elle dura dix minutes et fut d'abord suivie d'un plein succès; la malade resta guérie pendant deux mois. Puis la miction involontaire se reproduisit. Toute pesanteur pelvienne avait disparu, ce qui était un mince bénéfice; mais le sphincter vésical, malgré l'absence de compression, avait repris ses habitudes de paresse et d'insuffisance. J'étais naturellement fort déconcerté. Plusieurs de mes collègues furent appelés à donner leur avis; l'électricité fut essayée avec persévérance et ne réussit pas; on fit des diagnostics divers, cystite chronique, affection de la moelle. Je songeais, pour ma part, à proposer une opération plastique sur l'urèthre (Gersung-Duret-Pawlick), récemment discutée à la Société de chirurgie [1], lorsqu'un beau jour la malade vint me dire qu'elle retenait son urine. Elle avait consulté un magnétiseur, et quelques séances d'hypnotisme avaient suffi pour rendre à son sphincter vésical un fonctionnement régulier, disparu depuis tant d'années.

Malheureusement ce résultat imprévu, quelque peu humiliant pour la chirurgie, ne dura lui-même que six mois. La malade revint, et cette fois j'eus recours à l'opération plastique; le méat urinaire fut porté en avant, le canal coudé et tordu sur lui-même. Je crus alors qu'elle était au bout de ses peines, car pendant une nouvelle période de six mois la vessie fonctionna parfaitement; toute infirmité avait disparu. Nouvelle illusion! Je l'ai revue récemment, perdant ses urines un peu moins qu'autrefois, mais nullement guérie. Je lui ai conseillé de revenir avec

[1] *Soc. de Chir.*, 6 avril 1892.

courage à l'hydrothérapie qu'elle a déjà mise vainement à l'épreuve.

On me demandera pourquoi je n'ai pas mis cette observation au chapitre des accidents nerveux, car l'infirmité de cette malade n'a pas d'autre caractère. Si je ne l'ai pas fait, c'est que j'ai opéré expressément pour une affection utérine à laquelle j'attribuais les symptômes. L'accident nerveux, sans douleurs pelviennes et indépendant de l'appareil génital, si je l'avais bien interprété, ne pouvait à aucun titre me conduire à l'extirpation de l'utérus.

NÉVRALGIES PELVIENNES

J'arrive à la question la plus délicate et la plus dangereuse à traiter.

Le chirurgien qui propose une opération pour combattre les douleurs *sine materiâ* dont souffrent l'utérus et les ovaires, prend une grave responsabilité. Les femmes qui ont ces douleurs ont des organes sains ou très peu malades, elles sont souvent jeunes et peuvent avoir des enfants ; de sorte qu'une mutilation n'est justifiée que si elle est absolument nécessaire. Quand la femme a passé un certain âge, il reste, pour modérer l'ardeur des chirurgiens entreprenants, la gravité immédiate de l'opération, couramment admise, et plus encore l'incertitude du résultat thérapeutique.

Il est évident que, si les opérations radicales doivent toujours céder le pas aux moyens conservateurs, tant que ceux-ci n'ont pas démontré leur impuissance, c'est bien en présence des névralgies pures que cette loi trouve sa meilleure application. D'ailleurs, la phrase est toute faite, et il n'est pas de chirurgien qui propose d'extirper un organe avant d'avoir « épuisé toutes les ressources de la thérapeutique ». Le difficile est de s'entendre sur le moment précis où la thérapeutique est épuisée.

Les termes dont je me sers sont exactement pesés dans toutes mes observations, et rien n'est écrit à la légère. Quand je dis que les douleurs sont violentes et continuelles, qu'il y a un état de nervosisme intolérable ou une incapacité de travail absolue, cela ne veut pas dire que la malade peut encore travailler ni qu'elle souffre modérément. Cela veut dire que je l'ai opérée parce que j'ai eu la conviction qu'elle ne pouvait guérir par d'autres moyens. A cette règle de conduite, je n'admets qu'une réserve, celle que j'ai déjà faite. Nous sommes quelquefois mis en demeure de guérir par les voies rapides de pauvres femmes pour qui l'éloignement de leur ménage est un désastre, et qui ne sauraient dire lequel de ces deux maux est le plus funeste, ou la maladie elle-même ou les soins prolongés qu'elle exige. Pour elles, la chaise longue, les traitements d'attente, les essais thérapeutiques ne sont pas de mise. Nous sommes donc amenés, à l'hôpital et plus rarement en ville, à proposer des interventions que, plus libres, nous pourrions éviter ou différer de quelques mois. De là peuvent sortir, selon notre sens clinique et la rigueur de nos examens, de grandes imprudences ou de grands bienfaits.

J'ai noté avec soin l'âge des malades, le nombre de leurs enfants et de leurs fausses couches, afin qu'on apprécie dans quelle mesure l'ablation des organes peut être considérée comme un sacrifice.

Enfin, je déclare expressément n'avoir en vue que les grandes névralgies pelviennes, c'est-à-dire *les phénomènes douloureux graves, permanents, rebelles, qui ont pour siège l'utérus et les ovaires, ne correspondent à aucune lésion définie, et s'accompagnent d'un état névropathique plus ou moins accentué*. Je ne sais comment faire, parmi les nerveuses, des catégories nettes et tranchées; mais mon intention formelle est de laisser de côté l'hystérie vraie, à grandes attaques, sans localisations douloureuses dans le petit bassin.

J'ai eu cependant un beau succès, par la castration ovarienne, chez une hystérique dont j'ai raconté l'histoire au Congrès de chirurgie [1]. Il s'agissait d'un cas vraiment désespéré, sans douleurs pelviennes, avec grandes attaques, suicides, etc. Les circonstances m'ayant amené à tenter l'opération, la malade fut absolument transfigurée; elle devint calme, sérieuse, exempte de tout phénomène nerveux, et sa guérison, qui pouvait être considérée comme une rémission trompeuse, ne s'est pas démentie depuis quatre ans. Mais un fait pareil est exceptionnel et en désaccord avec d'autres faits; j'ai dû l'entourer des réserves les plus formelles, j'ai dû me défendre de vouloir le généraliser tant soit peu, prévoyant les attaques dont il devait être l'objet et qui d'ailleurs n'ont pas manqué de se produire.

Pour les névralgies, la question n'est plus la même. On aura beau s'étonner qu'un chirurgien enlève des ovaires douloureux, tandis qu'il n'ampute pas un bras pour une douleur de l'épaule; on

[1] *Congrès français de chirurgie*, 5ᵉ session, 1891, p. 201.

aura beau dire, pour expliquer les succès de l'intervention, qu'avec les nerveuses il faut s'attendre à tout, qu'elles guérissent à propos d'une opération comme à propos de rien, quand on s'occupe d'elles et qu'on les satisfait; pour moi, si une femme a été longuement traitée, si on l'a satisfaite ou martyrisée par tous les moyens sans calmer sa douleur, si, clouée dans son lit avant l'opération, elle voit après celle-ci disparaître son mal, se lève et reprend la vie commune, il m'est bien difficile de ne pas considérer cette transformation comme un résultat positif et un bienfait de la chirurgie.

La question posée en ces termes, il n'est pas indifférent de rechercher laquelle des deux méthodes, laparotomie ou hystérectomie vaginale, a le plus de chance de réussir, et je n'y faillirai pas. La première peut donner la guérison durable, mais souvent aussi elle ne fait que suspendre et laisse revenir les accidents nerveux. La seconde vient compléter son œuvre quand elle est restée impuissante, et peut fournir d'emblée des résultats supérieurs. Voilà ce que j'établirai plus tard; pour le moment, je me borne à relater les cas d'hystérectomies vaginales que j'ai faites de propos délibéré contre les grandes névralgies pelviennes. Et, comme ces faits-là donnent lieu aux discussions les plus vives, je citerai tout ce que j'ai vu et n'omettrai, autant que possible, aucun détail important.

Il y a longtemps que j'ai pensé aux avantages que pourrait avoir une extirpation complète. On l'a vu par un fait bien antérieur aux discussions actuelles, puisqu'il date du 10 octobre 1887. J'y ai fait allusion en quelques mots (p. 50); il ne figure pas dans les dix-sept névralgies pelviennes que j'ai annoncées (p. 63), mais il a tous les droits d'y être ajouté.

C'était une fille de vingt-sept ans, qui, avant de me tomber entre les mains, avait déjà subi plusieurs opérations, curage, raccourcissement des ligaments ronds, et qui souffrait toujours. Elle n'avait ni métrite, ni déviation, ni tuméfaction péri-utérine, et la douleur n'avait pas de localisation précise. L'ablation des ovaires seuls me parut de valeur douteuse contre cette névralgie pure, et je résolus d'enlever l'utérus et les annexes par la voie vaginale (octobre 1887). Avant mon intervention, elle était dans un état pitoyable, elle ne pouvait ni marcher ni à peine sortir de son lit ; aussitôt après, elle fut engagée comme infirmière. A deux reprises et à quelques mois d'intervalle, elle accusa des douleurs dans le ventre et prit un lit pendant huit jours dans le service de Landouzy, à l'hôpital Tenon. Elle n'avait aucun accident sérieux, mais au toucher le doigt causait de la douleur en arrivant sur la cicatrice ; et Landouzy, qui ne la connaisait pas avant l'opération et n'avait d'autres renseignements que les miens sur les grands symptômes de cette époque, me disait : « Elle nous débite aujourd'hui la menue monnaie des accidents nerveux qu'elle a présentés jadis. » Après quelques jours de repos, elle reprenait son dur métier et s'en acquittait sans fatigue. Le second orage passé, il ne fut plus question ni d'état nerveux ni de souffrances locales; je la revis souvent, bien portante et travaillant toujours ; enfin, deux ans plus tard, elle partit pour la campagne, d'où elle m'écrivit pour me demander la permission de se marier. Il ne s'agit donc pas d'une femme qui, toujours nerveuse et mal guérie, serait de guerre lasse retournée dans son pays pour y retrouver le calme et la santé, mais bien d'une malade que la chirurgie a mise, du jour au lendemain, en état de travailler activement, et qui longtemps après, pour des raisons toutes personnelles, a quitté Paris et continue là-bas de se bien porter. Tels sont les termes *ne varietur* de cette observation, qui ont été faussés et que je tenais à fixer une fois pour toutes, parce qu'ils montrent la valeur de l'hystérectomie vaginale contre des accidents que d'autres soins et même des opérations n'avaient pu guérir, et afin qu'ils ne puissent être altérés légitimement à l'avenir, même sans mauvaise intention et dans l'entraînement d'une cause à défendre.

Depuis les succès récents de l'hystérectomie vaginale, j'y suis revenu et l'ai faite plusieurs fois sur la même indication, alors que les circonstances la rendaient légitime, et ayant toujours l'idée qu'elle me donnerait des résultats plus sûrs que l'ablation des ovaires seuls. Voici les faits :

(N° 34). Femme de trente-trois ans, qui, depuis une première couche heureuse à l'âge de vingt ans, a été enceinte deux fois et n'a pu mener ses grossesses à terme. Ménorrhagies, douleurs névralgiques violentes et continuelles sans lésions apparentes, sensibilité extrême à l'examen, constipation, état nerveux. Elle s'est fait soigner depuis longtemps, mais comme peuvent le faire les « ménagères » qui fréquentent nos services. Faut-il la faire venir à l'hôpital de semaine en semaine, pour lui donner des conseils illusoires et des remèdes inefficaces ? Les souffrances, qui durent depuis la première fausse couche, il y a deux ans, n'ont rien de banal et ne ressemblent pas aux douleurs ordinaires de la métrite; elles contrastent singulièrement avec l'intégrité anatomique des organes ; leur intensité et leur permanence me décident à enlever l'utérus mobile, les trompes saines, les ovaires contenant une ou deux petites vacuoles insignifiantes. L'opération réussit pleinement (19 mai 1891), et nous revoyons la malade au bout de six mois, très bien portante et ne se plaignant de rien. Malheureusement, je n'ai pas de nouvelles plus récentes, car elle a changé de domicile et j'ai perdu sa trace.

(N° 73). Femme de vingt-six ans, un enfant et deux fausses couches ; douleurs abdominales progressives depuis sept ans, ayant amené un état nerveux des plus pénibles. Ici les soins n'ont pas manqué ; la malade est domestique dans un château, choyée par une maîtresse bienveillante et dirigée par un médecin des plus éclairés; mais rien n'a pu réussir. L'intensité du mal a fait croire à une pyosalpingite ; les culs-de-sac vaginaux sont très sensibles, mais sans tumeur ni empâtement. L'opération (15 octobre 1891) est faite en un quart d'heure ; utérus volumineux, trompes et ovaires à peu près sains. Retournée dans son pays, la malade se plaint encore un peu ; mais en novembre « elle n'a plus de douleurs, elle mange et dort très bien ». Dans le courant de l'année 1892, à diverses reprises elle m'annonce des troubles nerveux et sa prochaine arrivée à Paris ; mais elle ne vient pas. Je la vois enfin le 22 octobre 1892 : elle est bien portante et n'a plus trace de névralgie pelvienne. Seulement, toujours nerveuse, elle se plaint d'une douleur singulière autour de l'ombilic, qui « l'empêche de s'asseoir et contre laquelle je dirige d'abord une thérapeutique tout à fait inoffensive. Puis, sur la persistance de cette douleur qui l'obsède et la rend impotente, je me décide à faire, immédiatement au-dessus de l'ombilic, une courte incision qui me donne accès dans le ventre et que je referme aussitôt. Comment cette laparotomie a-t-elle pu agir ? Est-ce par la suggestion, est-ce en modifiant la circulation et l'innervation locale ? Toujours est-il que la malade est sur pieds depuis cette époque et travaille activement. N'exagérons pas la beauté du résultat : je ne puis faire que cette malade ne soit pas une neurasthénique. Elle a une grande dilatation de l'estomac, du ballonnement, des digestions difficiles. Mais c'est déjà beaucoup d'avoir guéri sa névralgie pelvienne et de l'avoir mise en état de gagner sa vie.

(N° 85). Femme de quarante et un ans, deux

grossesses normales et une fausse couche. Après avoir eu des attaques d'hystérie dans sa jeunesse, elle est restée très nerveuse et a eu des douleurs vives depuis son premier accouchement. Les règles sont anormales : aménorrhée complète de février en mars, et depuis cette époque métrorrhagies peu abondantes, mais à peu près continues. Il y a de plus des troubles dyspeptiques, des vomissements opiniâtres, une incapacité de travail absolue. De nombreux médecins l'ont traitée, mais ce qui paraît avoir dominé, c'est la cautérisation répétée de prétendus ulcères du col. L'état névropathique s'est encore accentué depuis quelques mois ; la malade croit avoir une tumeur, elle est sans courage et sans forces. Devant cette pénible situation, et malgré l'absence de lésions pelviennes, je n'hésite pas à prendre les voies rapides, en enlevant l'utérus et les annexes (17 novembre 1891). L'opération, très facile et de onze minutes de durée, est suivie d'une prompte guérison ; la dyspepsie, les douleurs pelviennes et avec elles le découragement disparaissent ; je revois la malade après six mois, après deux ans (12 décembre 1893) ; elle ne souffre plus et s'applaudit sans réserve d'avoir subi l'opération.

(N° 87). Femme de vingt-huit ans, trois enfants.

Il serait difficile, je crois, de trouver un cas plus démonstratif que celui-ci en faveur de l'intervention chirurgicale. La malade est, depuis huit ans, presque toujours couchée ; la souffrance est si grande qu'elle peut à peine quitter son lit quelques heures de suite et qu'elle marche pliée en deux. Les règles, très diminuées aujourd'hui, étaient fort abondantes et constamment douloureuses ; les trois grossesses ont eu lieu dans ces conditions et se sont heureusement terminées. Depuis deux ans, elle ne se lève plus du tout : elle se nourrit à peine et a beaucoup maigri. Tout a été mis en œuvre ; on l'a portée en Suisse, mais elle n'a retiré du voyage aucun profit. Félizet, l'ayant vue en province, admet chez elle une forme grave d'hystérie, avec douleurs pelviennes excessives, antéflexion mobile, crises vésicales sans lésions de l'appareil urinaire. Quelques mois après cet examen, elle vient à Paris et se remet entre mes mains ; je lui trouve un utérus petit et mobile, penché en avant, une sensibilité exquise du tissu utérin, des culs-de-sac vaginaux et de la paroi abdominale au niveau des fosses iliaques, le moindre contact provoquant des nausées ; une cystalgie violente revenant par accès, avec fréquence des mictions, et sans altération de l'urine. Elle est faible, pâle, immobile dans son lit et se nourrit d'un peu de lait et de bouillon.

L'opération est faite le 21 novembre 1891 avec l'assistance de Félizet, et dure dix minutes ; ablation intégrale de l'utérus et des annexes. Le troisième jour, elle n'a plus l'air d'une opérée, à peine d'une malade ; elle boit du champagne, du lait stérilisé, accepte bientôt des aliments solides, ne souffre plus à la palpation, oublie sa vessie, reprend des couleurs et des forces. Avant son départ, cependant, une nouvelle crise vésicale la tient au lit quelques jours ; mais elle est bientôt sur pieds, marche, va et vient, et retourne chez elle absolument transformée. Depuis ce moment, il y a eu quelques retours atténués de la cystalgie, quelques plaintes relatives au sommeil ou aux fonctions digestives ; le contraire ne serait pas vraisemblable. Il faut dire qu'elle n'a pas, au fond de sa province, les distractions et les plaisirs qui lui feraient sans doute oublier bien des maux. Mais elle vit, en somme, dans des conditions normales, s'occupe, se promène ; les lettres qu'elle m'adresse, les personnes qui la voient me la dépeignent comme une ressuscitée. Elle est venue plusieurs fois à Paris, et je l'ai toujours vue en parfait état.

(N° 90). Femme de trente-neuf ans, trois enfants et une fausse couche. Les douleurs, qui durent depuis treize ans, ont doublé après la fausse couche; elles sont continuelles, paradoxales, étant données la mobilité de l'utérus et l'intégrité des annexes. Le col est un peu gros et scléreux, l'ensemble de l'organe légèrement hypertrophié; rien de plus. Il n'y a pas d'indications pour le curage utérin, et je ne sais quel autre moyen conservateur adopter qui ait chance d'être efficace. L'âge de la malade, qui rend l'utérus inutile, me décide à une opération radicale et en même temps fort simple (26 novembre 1891); elle est achevée en cinq minutes, et cette fois je laisse dans le ventre les deux ovaires, petits et mobiles, auxquels je n'attache pas d'importance. La malade nous quitte à la fin de décembre en parfait état, sans douleur; puis elle m'échappe et je la cherche en vain. Heureusement, elle est venue se montrer au bout de huit mois environ; je l'ai revue encore le 30 mai 1893, et j'ai pu constater la solidité de sa guérison.

(N° 137). Femme de trente-sept ans, deux grossesses difficiles. Mariée à dix-sept ans, malade aussitôt après. Sa mère affirme qu'elle n'était pas nerveuse, mais il semble bien qu'elle a eu en 1891 une

« crise de nerfs » sur laquelle je n'ai pas de renseignements précis. Elle tait cependant très souffrante et se plaignait sans cesse de son ventre. Elle a mené une existence agitée, cherchant partout la guérison, commençant jadis par Depaul, allant de Bourges à Paris et à Bordeaux, passant en revue les guérisseurs et les médecins de bonne renommée. L'électricité, à deux reprises, paraît lui avoir fait quelque bien ; lavages de l'estomac, cautérisation du col, plaques dynamodermiques, tout y a passé. Elle s'adresse à moi en mars 1891 ; je lui trouve un utérus légèrement adhérent, une grande sensibilité avec très peu de lésions, somme toute une névralgie pelvienne invétérée. Elle reste encore une année à la campagne, puis, lasse de souffrir et encouragée par son médecin, elle revient à Paris et subit l'opération. L'utérus, retenu par quelques vieilles adhérences au cul-de-sac de Douglas, est enlevé par morcellement, et les annexes avec lui ; les trompes sont normales, un ovaire « scléro-kystique » et l'autre augmenté de volume par un kyste hématique de la grosseur d'une noix. Rien, dans ces quelques altérations, n'est en rapport avec la violence et l'ancienneté des douleurs. Je n'ignore pas ce qu'on peut dire sur le petit kyste et les vieilles adhérences : il y avait « quelque chose », mais c'était moins que les métrites signalées plus haut (p. 136), et je dirai mon avis, en temps utile, sur la valeur de ces lésions minuscules (p. 275).

L'opération (10 avril 1892) eut les suites les plus bénignes; de plus, la douleur disparut franchement, et déjà la malade s'applaudissait du résultat obtenu, lorsqu'au bout d'une quinzaine de jours elle fut prise d'étouffements et d'accès fébriles que rien ne pouvait expliquer. Je lui connaissais bien une arythmie cardiaque singulière, que son médecin m'avait signalée; mais elle ne s'accompagnait ni de souffle ni d'aucun symptôme alarmant; nous l'avions considérée comme un phénomène nerveux et nous étions loin d'y voir le signe d'une sérieuse affection du cœur. La malade quitta Paris, délivrée de sa névralgie et ne sentant plus son ventre, mais encore ébranlée par ces troubles inattendus.

Retournée en province, elle eut bientôt une insuffisance mitrale avérée, avec souffle intense, œdème malléolaire, albuminurie, cachexie progressive ; elle mourut enfin dans le courant de l'année suivante. Je ne crois pas que les ennemis les plus déclarés de l'hystérectomie l'accusent d'engendrer les maladies organiques du cœur; je n'ai donc qu'à enregistrer cette coïncidence malheureuse, en regrettant amèrement qu'elle soit venue rendre inutile une intervention dont le résultat s'annonçait comme très nettement favorable.

(N° 152). Femme de trente et un ans, une fausse couche et un accouchement laborieux. Depuis ce dernier, c'est-à-dire depuis cinq ans, douleurs utérines violentes, avec leucorrhée, sans métrorrhagies; traitements variés, qui ne changent rien à son mal et qui la laissent découragée. En avril 1892, conseillée par une ancienne malade de Tenon, elle quitte le département du Var et vient à Paris. C'est une femme qui souffre constamment, qui marche pliée en deux; ce n'est pas une hystérique. L'utérus et les ovaires sont mobiles, sans lésions apparentes, et d'une sensibilité exquise. Après une opération d'un quart d'heure (24 mai 1892) et l'ablation d'organes à peu près sains, elle cesse de souffrir et retourne chez elle bien portante. En septembre, on m'écrit que le mieux s'est toujours accentué. Il est vrai qu'elle a eu, dans un avant-bras, des douleurs vives, surtout la nuit, qui ont duré deux semaines et qui ont passé avec de l'antipyrine et des manches de flanelle; il est vrai qu'un peu plus tard elle a a été prise, en se redressant, d'une douleur aiguë

« dans le bas du dos et vers le côté », qui lui a fait garder le lit pendant quelques jours et qui m'a l'air d'un simple lumbago. J'en conclus qu'elle est rhumatisante ; mais l'opération n'en a pas moins supprimé une névralgie pelvienne rebelle et qui durait depuis cinq ans.

(N° 167). Femme de trente-six ans, mère de plusieurs enfants, déjà venue à l'hôpital Tenon pour se faire soigner d'une « métrite simple ». Le curage, fait par un de mes internes le 23 mai, ne donne pas de résultat, sans doute parce que la métrite est peu de chose et l'indication mal définie. Il est vrai qu'on n'a pas fait d'opération sur le col, qui est dur et augmenté de volume. Deux mois après, devant la continuité des douleurs, j'hésite sur la conduite à tenir; une amputation sus-vaginale, destinée à supprimer les tissus sclérosés et à produire l'atrophie du corps utérin, serait assez bien indiquée dans l'espèce. Toutefois, l'intensité et la continuité des douleurs, l'état nerveux très accentué, y compris la sensation de boule hystérique, le souvenir des cas où j'ai dû faire, après une intervention limitée, l'hystérectomie vaginale secondaire, me déterminent à aller plus loin. L'utérus est enlevé d'un seul bloc (16 juillet 1892), malgré les adhérences molles du cul-de-sac de Douglas, et avec lui les deux ovaires scléro-kystiques et les trompes saines. La malade, qui est concierge, retourne à sa loge, et d'abord je la crois guérie ; mais quelque temps après son fils m'apprend qu'elle se plaint toujours, se désole, s'attribue une maladie grave, en un mot qu'elle a toutes les allures d'une hypochondriaque, chez laquelle l'opération a été impuissante à modifier l'état nerveux. C'est la moins heureuse de toutes mes interventions dans cet ordre d'idées, celle dont la valeur est le plus contestable.

(N° 182). Je venais de publier les faits qui précèdent et la Société de chirurgie les avait discutés [1], lorsque j'observai une malade dont l'histoire emprunte à cette discussion, comme on va le voir, une partie de son intérêt.

Mon opérée est une femme de trente-cinq ans, vive, intelligente, mondaine, arthritique nerveuse dans toute la force du terme. Il y a neuf ans, quatre années après une couche normale, elle a commencé par des « évanouissements » sans douleur. Un spécialiste fort connu lui dit qu'elle n'avait rien à l'utérus, qu'elle était anémique, lui fit prendre du fer (!)

[1] L.-G. Richelot, *De l'intervention chirurgicale dans les grandes névralgies pelviennes*, Soc. de chir., 9 novembre 1892.

et lui déclara qu'elle en avait pour trois ans (?). Elle se mit à souffrir; un confrère instruit et des plus honorables, à qui elle s'est confiée depuis lors, lui fit quelque bien avec des tampons de glycérolé au tannin, mais ne réussit pas avec un pessaire, qui la rendait « folle, enragée » et qu'elle finit par abandonner. Elle avait alors de vives douleurs et consulta Siredey, qui lui dit : « Vous n'avez rien, vous êtes nerveuse, » et lui conseilla l'hydrothérapie et les « fortifiants ». L'hydrothérapie fut longtemps continuée et, comme de juste, produisit de bons effets; on l'envoya à la mer, qui heureusement ne lui fit pas trop de mal.

Cependant la tristesse, les idées noires l'envahissaient. Il fallait toute son énergie, sa volonté de vivre pour les siens et de faire bonne figure à ses amis pour triompher de la souffrance, du découragement, du fer et du quinquina. Siredey lui conseilla d'aller en Suisse ; elle partit, « hurlant de douleur » dans la voiture qui l'emportait à la gare.

Nous sommes en 1887. Elle retourna en Suisse tous les ans, s'imposa des excursions, des courses de montagnes. Elle revenait à Paris pour s'occuper de son fils, faire ses visites et cultiver ses amis. Siredey lui répétait qu'elle n'avait rien, et bientôt elle était reprise et absolument immobilisée. Siredey tomba malade et mourut.

Il est bien rare, dans l'histoire compliquée d'une névropathe, de ne pas voir apparaître un charlatan. Ces périodes-là sont même ordinairement les plus longues, mais aussi les plus faciles à résumer. Chez notre malade, nous gagnons ainsi dix-huit mois, pendant lesquels la douleur du côté gauche devint prépondérante et fit porter le diagnostic de « salpingite ».

Un jour, comprenant qu'elle faisait fausse route, elle alla trouver un accoucheur célèbre, qui lui dit : « Je vais vous traiter, commençons, » et en même temps fit sur l'utérus, avec le doigt, une poussée violente qui détermina une « douleur horrible » et le fit traiter d'assassin. Puis il recommanda les douches et un pessaire; les douches furent seules reprises.

Alors, pour la première fois, un chirurgien entre en scène, mais c'est pour lui dire qu'elle n'a rien, qu'elle est nerveuse, et qu'il faut aller à Néris. La première saison lui fait un « bien énorme », la seconde réussit moins, la troisième n'a aucun effet. « L'ovaire est tout à fait pris, » la vie est entravée plus que jamais, la famille désolée, si bien que la chirurgie apparaît enfin comme le seul refuge, et que la malade vient me trouver en octobre 1892. Elle a un petit utérus mobile, à peine incliné en arrière ; tout est souple dans la cavité pelvienne, aucune tuméfaction, aucun empâtement des culs-de-sac; le seul symptôme est une légère sensibilité du col au doigt qui l'explore, et une douleur très nette à gauche, en déprimant le cul-de-sac vaginal. Celle-ci est tolérable au moment de mon examen, mais elle se réveille et devient terrible pendant les paroxysmes. La malade est pleine d'entrain, elle sait son histoire par cœur et la raconte avec esprit, juge et apprécie très sainement les événements et les hommes, examine tranquillement les chances que peut lui donner la chirurgie, la valeur relative de la castration ovarienne et de l'extirpation totale, et se déclare absolument prête, après tous les maux qu'elle a subis et les déceptions de la thérapeutique, à une intervention décisive. L'état général est bon, la constitution solide, les règles prolongées, mais assez régulières. Il y a eu souvent des migraines; l'estomac est difficile, surtout au moment des crises, et elle suit un régime approprié, mais sans être obligée à une grande rigueur. Elle n'a jamais eu d'attaques d'hystérie.

En présence d'une telle situation, le conseil que je donnai se devine aisément. Mais où l'histoire devient curieuse pour moi, c'est quand la malade, après avoir recueilli mon opinion, se mit en devoir de consulter divers chirurgiens, y compris ceux, qui au même instant, à la Société de chirurgie ou dans la presse médicale, discutaient mes observations et faisaient de grandes réserves sur la possibilité de guérir par une opération les névralgies pelviennes. Tous lui déclarèrent qu'il fallait l'opérer; ce qui me donne à penser que, si la question revenait sur le tapis, il y aurait au moins une de mes observations qui trouverait grâce devant eux.

Seulement, tous ne furent pas du même avis sur le choix de la méthode. Un des plus autorisés lui dit que, si on faisait l'hystérectomie vaginale, « on lui crèverait la vessie, on lui décrocherait les reins » (*sic*) ; un autre, partisan à peu près exclusif de la laparotomie, lui déclara que, dans son cas, l'hystérectomie vaginale était la seule opération rationnelle, ce qui me donna un instant l'espoir que j'avais fait une conversion encore inavouée. Bref, la malade additionna les avis, trouva une majorité en faveur de l'hystérectomie vaginale, et vint se remettre entre mes mains.

J'enlevai, le 1er décembre 1892, l'utérus et les annexes. Le premier n'avait rien d'anormal, les trompes étaient saines, les ovaires « scléro-kystiques », altération banale et qui ne signifie rien ; il y avait à gauche de petites adhérences celluleuses, et voilà tout. Remise sur pied, la malade prit aussitôt la clef des champs et jouit sans réserves de la santé qui lui était rendue, allant au bal plusieurs fois dans une semaine, allant à Londres et écoutant à la file *Lohengrin*, la *Walkyrie*, *Siegfried* et *les Maitres Chanteurs*, ce qui prouve qu'elle a les nerfs solides. Douleurs et troubles nerveux ont disparu ; à part quelques précautions dont son estomac a besoin, elle est vaillante, consolée, radicalement guérie.

(N° 184). Quelques jours après cette opération, Ricard m'envoyait à l'hôpital Tenon une malade de province âgée de vingt-neuf ans, pourvue de trois enfants et malade depuis huit années. Premier médecin : morphine, teinture de noix vomique, antipyrine, sulfate de quinine ; cautérisations du col avec le nitrate d'argent ; liniment d'huile de jusquiame et de chloroforme. Ces premières tentatives durent cinq ans. Deuxième médecin : eau de Contrexéville, sels de lithine, noix vomique ; deux ans. Troisième médecin : badigeonnages du col avec la teinture d'iode ; bromure de potassium et chloral. Quatrième médecin : vésicatoires, pointes de feu ; six mois. Cinquième médecin : cachets de naphtol, bismuth, belladone et magnésie calcinée ; propose le drainage de l'utérus, mais la malade s'y refuse et vient à Paris adressée à Ricard, qui, n'ayant pas alors de service et jugeant que « les ressources de la thérapeutique ont été épuisées », me la confie et assiste à l'opération, le 10 décembre 1892.

Opération facile, utérus mobile, trompes et ovaires petits qui viennent avec l'utérus. La femme n'avait aucune lésion tangible, ni déviation, ni métrite, ni tuméfaction des annexes ; mais des douleurs continuelles, toujours entravée, incapable de marcher ni de faire aucun travail ; constipation, digestions pénibles ; règles abondantes et très douloureuses. Aujourd'hui la guérison est complète, « tous les symptômes se sont dissipés » et « elle se croit dans un monde nouveau après huit années de souffrances ».

(N° 185). Femme de trente-cinq ans, trois enfants, deux ans de maladie. Les douleurs ont commencé à se faire sentir pendant les règles, ont augmenté progressivement et sont à peu près continuelles depuis six mois. Elles ont pour siège les lombes, l'hypogastre, les régions inguinales et crurales. Les règles durent de huit à quinze jours ; il n'y a pas de leucorrhée. La malade, qui est « ménagère », a déjà fait plusieurs séjours à l'hôpital ; elle est sérieusement empêchée dans son travail et ne peut s'occuper de ses enfants ; aussi l'opération radicale me semble-t-elle légitime, en présence d'un appareil génital qui n'offre pas de lésions et contre lequel je n'aurais à diriger que des traitements empiriques et probablement sans aucune valeur. L'opération est faite le 22 décembre 1892 par mon interne Dudefoy et réussit parfaitement ; les ovaires, d'apparence normale, sont laissés en place. La malade est revenue bien portante en février 1893; elle travaille sans fatigue. Un an plus tard (février 1894), elle accuse çà et là des points névralgiques, de petits maux qui ne sont rien auprès de ses anciennes douleurs.

(N° 224). Femme de trente-sept ans, deux enfants, onze ans de maladie. Elle croit avoir commencé par une « péritonite », quatorze mois après sa première couche. En tous cas, les douleurs sont devenues de plus en plus intolérables, et elle garde le lit, à peu près sans interruption, depuis quatre ans. Elle a très souvent des crises violentes, qu'on appelle des « poussées de péritonite ». Le médecin fort distingué qui la soigne me décrit avec étonnement les symptômes qu'elle éprouve; il croit à une forme singulière d' « hydrosalpinx intermittent. » Presque chaque mois il se forme à gauche, me dit-il, une grande poche oblongue qui remonte vers le rein, les douleurs s'exaspèrent, le ventre augmente de volume, puis tout à coup elle est soulagée par une évacuation abondante de sérosité, et la poche disparaît. Il y a là, sans doute, en même temps que la douleur extrême et prédominante à gauche, du météorisme, de la contracture musculaire, puis, à la fin de la crise, une exsudation séreuse, qui donnent le change et font croire à une tumeur abdominale. Quoi qu'il en soit, je ne trouve rien qu'un utérus mobile et bien placé, sans trace de lésions annexielles. Mais le tissu utérin et les culs-de-sac vaginaux sont très sensibles au toucher ; la femme est, non pas une hystérique vraie, mais une arthritique nerveuse avec congestions utérines et grave névralgie pelvienne, condamnée depuis quatre ans à l'immobilité. Hystérectomie vaginale très facile (25 mai 1893) ; les trompes saines n'ont jamais été distendues par la moindre collection; les ovaires sont « scléro-kystiques ». Depuis son retour en province, la malade est sur pieds, sans douleurs et sans troubles nerveux, c'est-à-dire depuis huit mois.

(N° 236). Femme de trente-quatre ans, fausse couche gémellaire de six mois il y a dix ans. Depuis cette époque, métrorrhagies fréquentes et abondantes ; il n'y a cependant ni métrite ni lésion appréciable des annexes. Le toucher, les mouvements imprimés à l'utérus sont très douloureux ; il n'y a pas de localisation précise. La malade ne présente aucun signe d'hystérie ; elle est mariée, courageuse, et ne demande qu'à retourner à son ménage, mais elle souffre constamment, ne peut rien faire, et au moindre effort pour se remettre au travail elle est obligée de s'arrêter et de se mettre au lit. Elle a séjourné dans plusieurs services de médecine et se désole d'être à ce point « pilier d'hôpital ». Je la garde plusieurs semaines en observation, je n'arrive à trouver ni déviation, ni catarrhe, ni aucune lésion pelvienne à laquelle je puisse m'attaquer ; en fin de compte, je lui propose l'hystérectomie vaginale, qu'elle accepte avec joie, et j'enlève un utérus qui ne porte aucune altération visible, avec des annexes également saines et mobiles (7 juillet 1893). Peut-être me dira-t-on que le fait est bien récent ; toujours est-il que la femme ne souffre plus du tout et qu'elle est en parfaite santé.

(N° 247). Bien qu'il mérite le même reproche de

n'être pas ancien (4 août 1893), le cas suivant est d'ores et déjà très heureux; mais il est si bizarre que, jusqu'aux dernières nouvelles reçues, je voulais à peine y croire. Il s'agit, en effet, d'une malade de cinquante et un ans, et c'est la première fois que je rencontre à cet âge une névralgie pure, ayant pour siège l'appareil génital, sans lésions pouvant lui servir de prétexte, une névralgie violente et rebelle au point de créer une impotence complète et de faire désirer le secours de la chirurgie.

Il est vrai que cette femme était parfaitement réglée tous les mois et que, chez elle, l'activité des fonctions utérines se prolongeait au-delà du terme ordinaire. Peut-être faut-il dire, sans chercher d'autre raison, qu'elle était profondément arthritique.

Quoi qu'il en soit, lorsque cette malade me fut annoncée, je ne mis pas en doute un instant l'existence de lésions abdominales. Puis, l'examinant à tête reposée et ne trouvant rien, j'en conclus d'abord qu'il ne fallait pas m'occuper de son utérus, et passai en revue toutes les affections, médullaires ou autres, qui pouvaient expliquer ses douleurs. Après toutes les éliminations, j'étais encore si près de me croire le jouet d'une illusion, que j'hésitai beaucoup avant de poser l'indication chirurgicale. Lorsqu'enfin j'eus la certitude qu'il n'y avait pas d'autre parti à prendre, j'étais fort peu satisfait et surtout très sceptique sur le résultat de mon intervention.

Et cependant, il fallait bien en arriver là. C'était une femme solide et vigoureuse, ayant souffert autrefois d'une sciatique, ayant maintenant quelques douleurs dans les poignets et les coudes, un peu de catarrhe bronchique et de la leucorrhée depuis vingt ans. Elle se disait « très impressionnable », mais n'avait jamais eu d'attaques d'hystérie. Aucun trouble de l'urine, ni albumine, ni sucre; l'estomac et l'intestin fonctionnaient assez régulièrement. Depuis deux ans malade, avec des pertes blanches plus abondantes et « sentant mauvais », mais sans hydrorrhée ni odeur cancéreuse, elle souffrait d'une douleur continuelle et excessive dans tout le bas-ventre et la région lombaire. La douleur hypogastrique était générale, sans localisation, mais plus violente à gauche; celle des lombes était plus cruelle encore. En somme, la malade ne pouvait faire trois pas sans être arrêtée et obligée de se remettre au lit; quand je voulais l'examiner debout, elle mettait pied à terre avec précaution, toute pliée en deux, puis se redressait lentement sans arriver à l'extension complète, avançait une jambe, puis l'autre, et bientôt demandait grâce. Au toucher, le tissu utérin et les culs-de-sac étaient très sensibles ; au palper, les fosses illiaques, le fond de l'utérus l'étaient également. Mais il n'y avait ni tumeur ni déviation, ni gros col, ni annexes malades, ni soupçon d'adhérences dans l'excavation.

Après cet examen négatif, tout fut étudié avec soin, organes abdominaux, rachis, force musculaire, coordination des mouvements, actes réflexes, et chacune des pistes suivies dut être abandonnée. Restait la douleur seule, dont la nature arthritique n'était plus douteuse pour moi. Or, le lumbago le plus chronique et le plus violent m'aurait trouvé désarmé; mais il y avait aussi la névralgie pelvienne, intense et grave par elle-même, et entre les deux existait sans doute une étroite relation. Voilà ce qui pouvait ouvrir à la chirurgie une voie salutaire; mais je n'y entrai pas sans défiance, ni sans me demander quelle était l'importance de cette relation, et jusqu'à quel point la suppression de l'utérus avait chance de guérir la névralgie lombaire et de rétablir les fonctions.

Je fus déterminé par l'inefficacité absolue de tous les moyens qu'on avait employés : bromure, iodure, pointes de feu, écouvillonnage de l'utérus, injections chaudes longtemps continuées. Celles-ci avaient beaucoup diminué le catarrhe utérin, mais n'avaient eu sur la douleur aucune influence. La malade, ne sachant plus à quel saint se vouer, avait entrepris le voyage de Paris, très pénible pour elle, et se déclarait prête à tout. Je pensai bien à l'hydrothérapie, à l'électricité, qui n'avaient pu être appliquées là-bas et qui maintenant pouvaient l'être avec méthode. La connaissance que j'ai maintenant des névralgies pelviennes dans leurs formes les plus graves et les plus tenaces me porte à croire qu'elles auraient échoué. Toutefois, il était rationnel d'en faire l'essai, et volontiers j'aurais mis la malade en traitement d'une façon ou de l'autre. Mais elle était à bout de patience et ne voulait rien entendre ; c'étaient, d'ailleurs, de pauvres gens qui ne pouvaient s'installer à Paris dans les conditions requises pour que le traitement eût chance de réussir.

On le voit, l'opération n'était pas, à la rigueur, la seule chose à tenter ; c'était la seule qui, dans le cas particulier, fût possible. Je l'aurais regretté, si j'avais trouvé dangereux d'enlever un utérus mobile chez une femme encore vigoureuse ; or, ce péril n'existait pas, mais encore une fois c'était le succès thérapeutique qui m'inspirait une médiocre confiance.

Cependant, la malade sortit de l'hôpital sans douleurs et marchant droit. Elle sortit au bout d'un mois ; c'est dire que la plaie vaginale n'était pas entièrement cicatrisée, et qu'elle avait encore des soins à prendre. L'aptitude à la marche, depuis si longtemps perdue, ne pouvait revenir du jour au lendemain. Mais elle ne souffrait pas, ne demandait plus son lit, se tenait debout volontiers et se redressait sans peine, allait et venait sous mes yeux pour me montrer ses forces nouvelles. Le changement avait été si complet, si rapide, qu'elle en était toute joyeuse et ne trouvait pas de mots pour exprimer sa reconnaissance. Elle retourna en province dans les premiers jours de septembre, et j'en ai reçu tout récemment d'excellentes nouvelles.

(N° 250). Ma dernière opérée de l'année 1893 est absolument typique ; elle donne un exemple parfait des grandes névralgies pelviennes, avec leur évolution clinique et les erreurs dont elles sont la cause.

C'était une femme de trente-huit ans, accouchée une première fois d'un enfant mort, ayant aujourd'hui trois filles. Mariée depuis vingt et un ans et malade depuis vingt ans. Sa deuxième couche, il y a dix-sept ans, fut « terrible » ; pendant six mois elle fut soignée par Budin, qui parla de « cellulite pelvienne » et de « pelvi-péritonite ». Troisième couche, non moins difficile, il y a quinze ans, et quatrième il y a dix ans.

La malade se dit elle-même très rhumatisante, elle a souvent des migraines, des douleurs dans les bras, les épaules ; « ses filles ont aussi des névralgies ». Elle n'a jamais eu la moindre « attaque de nerfs » et n'offre pas les stigmates de l'hystérie. Abondantes pertes blanches, règles de huit jours dont elle sortait affaiblie. Son estomac est un peu difficile et la force de choisir ses aliments. Elle a surtout, depuis dix-sept ans, des « crises » analogues à celles d'aujourd'hui ; une d'elles, il y a deux ans, fut très grave, la plupart sont moins violentes; mais parmi elles figure, cependant, une soi-disant « colique de miserere » qui survint pendant un voyage en Suisse et parut de la dernière gravité. C'était, selon toute probabilité, une crise nerveuse pareille aux autres, avec une erreur de diagnostic.

Aujourd'hui, la malade est au lit depuis cinq semaines ; elle vient de subir un rude assaut : douleur abdominale subite, excessive, généralisée, ballonnement, nausées continuelles, vomissements, anorexie, constipation absolue, pouls filiforme, facies grippé ; on ajoute « fièvre au début », mais je n'en suis pas sûr. Son médecin la voyait trois fois par jour et ne pouvait l'alimenter ; le lait même n'était pas supporté ; la malade, moribonde, a reçu l'extrême-onction et respire tout juste avec des ballons d'oxygène. Tel est son état au moment où je la vois, se relevant à peine, absorbant un peu de kéfir, ayant encore un pouls rapide, misérable, et une extrême faiblesse. Diagnostic porté avant mon examen et pendant la crise : pyosalpinx bilatéral et pelvi-péritonite des plus graves.

Au déclin de ces accidents tumultueux, l'erreur eût été moins excusable : je lui trouve un utérus mobile, en antéversion légère, des annexes petites et mobiles que les doigts atteignent facilement à travers une paroi abdominale mince et dépressible ; la face antérieure du corps utérin et les culs-de-sac vaginaux offrent une assez vive sensibilité à la pression, mais il n'y a ni tuméfaction, ni poche, ni aucun empâtement qui mérite d'être noté. La malade vient de traverser une crise violente de névralgie pelvienne, avec un état de « péritonisme » qui a fait croire à des lésions inflammatoires menaçantes, et qui, en fait, l'a rendue très malade et a déprimé ses forces au point de me faire hésiter un moment sur l'opportunité d'une intervention.

Cependant, le pouls restant faible et l'alimentation insuffisante, je crains que la malade ne continue à dépérir, et je sais par expérience (n° 87, p. 161) que l'opération peut transformer du jour au lendemain ces femmes affaiblies par la souffrance. J'opère le 23 septembre 1893, et je trouve un utérus un peu gros et congestionné, sans fongosités, qui descend très bien sous mes tractions ; des annexes qui viennent avec lui, parfaitement mobiles et sans la moindre adhérence celluleuse ; des ovaires et des trompes d'apparence normale. Les suites de l'opération marchent naturellement et sans fièvre ; le jour de l'ablation des pinces, le pouls est à 120, la figure fatiguée, il y a un peu de ballonnement ; tout s'arrange avec un verre de limonade.

Il y a cinq mois que l'opération est faite ; les crises nerveuses, les troubles gastriques sont oubliés, la santé paraît solidement rétablie.

(N° 170). Cette fois, j'ai gardé les deux échecs pour la fin. Il s'agit, en premier lieu, d'un cas où la mort vint dénouer, après l'opération la plus simple, une situation désespérée. Ce n'est pas la chirurgie qu'il faut accuser, c'est la malade elle-même, c'est la peur exagérée de l'opération, qui porte un si grand nombre de malheureuses à repousser nos soins tant qu'elles ne sont pas à bout de forces et à les réclamer quand il n'est plus temps. Cette malade, âgée de trente-cinq ans et vierge, était venue me voir en 1889, fatiguée par ses visites à l'Exposition et ayant de vives douleurs dans le côté gauche du ventre. Elle pensait avoir eu, en 1886, une péritonite (?) qui l'avait tenue neuf mois au lit. C'était une grande nerveuse sans attaques, déjà très souffrante et très découragée, mais n'ayant pas trop mauvaise mine. Je ne lui trouvai pas de lésions abdominales, mais une névralgie pelvienne inquiétante par ses retours et son intensité ; je conseillai un traitement palliatif, car je n'étais nullement disposé à recourir d'emblée aux moyens extrêmes. Mais je n'aurais pas voulu qu'elle attendît si longtemps. Elle passa dans son lit presque toute l'année suivante ; au mois d'avril 1891, elle m'appela en Seine-et-Oise et je la trouvai immobilisée par la douleur. Elle vivait sans manger, buvait un peu de bouillon, et toutes ses fonctions semblaient ralenties, immobilisées comme elle. La situation me parut si grave que je proposai d'intervenir au plus vite ; mais elle refusa net. Puis elle resta dans son lit. On m'apprit à la fin de l'année qu'elle allait un peu mieux et prenait quelque nourriture ; mais en 1892 il y eut une telle aggravation qu'elle se décida et me fit venir le 24 juillet. Elle était couchée depuis vingt-trois mois, souffrait sans repos ni trêve et continuait à ne pas manger. Quand je voulus l'examiner, elle pouvait à peine tourner la tête vers moi ; elle était très amaigrie et beaucoup plus faible que je ne l'avais encore vue ; son ventre était creux et d'une extrême sensibilité au-dessus du pubis. En pareil état, l'opération était bien risquée, sans doute ; cependant, comme elle devait être assez simple et rapidement faite, je comptais un peu qu'elle n'excéderait pas la résistance de cet organisme appauvri, mais sans fièvre, sans altération de l'urine, sans lésions matérielles. Ajoutons que je ne pensai à la castration ovarienne que pour la rejeter comme insuffisante, et que je résolus d'extirper à la fois l'utérus et les annexes.

L'opération, faite le 24 juillet 1892, ne fut gênée que par l'étroitesse du vagin ; ovaires et trompes enlevés des deux côtés, la malade fut remise dans son lit en très bon état et sans avoir perdu de sang. Pendant un jour et demi, tout alla bien, elle-même se croyait sauvée. Mais, dans l'après-midi du second jour, le pouls faiblit à diverses reprises, malgré les injections d'éther. Il n'y avait ni ballonnement, ni douleur, ni la moindre élévation de température, mais simple collapsus, et la mort vint doucement au bout de quarante-huit heures.

Je ne crois pas avoir besoin d'insister beaucoup pour montrer que, dans cette issue malheureuse, la chirurgie n'a rien à se reprocher, que la malade abandonnée à elle-même était absolument perdue, qu'une certaine opération était dangereuse, mais avait encore des chances de succès, et qu'un chirurgien capable de la faire n'avait pas le droit de s'abstenir.

(N° 245). La seconde malade que j'ai perdue, femme de trente-cinq ans, avait eu six enfants qui tous étaient morts. Elle était continuellement malade depuis sept ans, avec des paroxysmes douloureux qui revenaient plusieurs fois par mois, l'obligeaient à garder le lit pendant des périodes plus ou moins longues, la mettaient dans un état des plus graves en apparence, avec météorisme, vomissements, facies abdominal, et qu'on appelait des « poussées pelviennes » ou des « péritonites ». La douleur utéro-ovarienne prédominait à gauche ; la malade ne pouvait marcher et vivait presque dans son lit ; elle avait aussi des maux de reins, des névralgies intercostales, un estomac difficile, intolérant, et depuis un an quelques petites « attaques de nerfs », espacées, sans jamais perdre connaissance. Depuis quatre mois, les crises se renouvelaient plus souvent, avec plus de violence, et je fus appelé au moment où l'une d'elles finissait.

Je la trouvai pâle, amaigrie et dans un piteux état. C'était une femme de caractère doux et traitable. Aucune lésion apparente; utérus mobile, non dévié, sans catarrhe, sans tumeur des annexes. Les règles étaient assez régulières et peu douloureuses; l'urine ne contenait ni sucre ni albumine. Le toucher éveillait partout une vive sensibilité; le médecin fort éclairé qui la soignait avait trouvé de temps à autre, au niveau des culs-de-sac, une trompe ou un ovaire paraissant augmenté de volume, peut-être un peu congestionné, peut-être aussi quelque œdème du tissu cellulaire pelvien. Au moment de mon examen, la souplesse des tissus était à peu près entière et je ne sentais pas les annexes.

La malade, entourée des meilleurs soins, n'avait pu guérir par aucun traitement; ni médicaments, ni repos, ni injections chaudes n'avaient diminué ou retardé les crises. La situation était fort périlleuse, sinon désespérée comme la précédente, et me rappelait par l'intensité du mal la dépression des forces, la nutrition languissante, deux cas presque aussi difficiles (nº 87, p. 161 ; nº 250, p. 183). Dans la maison de santé où elle fut transportée la veille de l'opération, elle jetait des cris de douleur et passa une nuit sans sommeil et sans repos.

Néanmoins, je comptais sur le succès, car l'opération devait être simple, et ne présenta, en effet, aucune difficulté. Tous les organes étaient mobiles, sans adhérences, les ovaires « scléro-kystiques ». Pendant les deux premiers jours, les vomissements semblaient dus au chloroforme et n'avaient rien d'inquiétant; mais le troisième, le quatrième jour et au delà, ils continuèrent violents, incessants, incoercibles, tandis que le ventre était souple, sans douleur ni ballonnement, la température normale, le facies naturel et le pouls encore solide. Puis les événements se précipitèrent, je tentai en vain de calmer les vomissements qui rendaient toute alimentation impossible, et, rien ne survenant du côté du ventre, l'intelligence absolument nette jusqu'à la dernière nuit, le pouls faiblit et la malade succomba le matin du sixième jour.

J'ai pensé à l'empoisonnement iodoformé, j'y ai même cru un instant, n'ayant pas sur lui, ou du moins sur ses formes graves, d'expérience personnelle. Mais je n'ai pas trouvé, chez mon opérée, les symptômes décrits dans la thèse de Brun [1], goût d'iodoforme, « signe de l'argent, » insomnie absolue, délire nocturne et agitation extrême suivis d'un abattement profond, etc. ; et je reste persuadé que j'ai eu affaire à des vomissements « nerveux », que je ne saurais mieux comparer qu'aux vomissements incoercibles de la grossesse, chez une femme qui depuis longtemps ne se nourrissait plus, dont l'estomac fonctionnait à peine et dont le système nerveux était épuisé.

Si maintenant on me disait que deux morts sur dix-sept opérées ne sont pas encourageantes et ne plaident pas en faveur du traitement chirurgical des névralgies pelviennes, ma réponse serait facile. Je n'ai pas soutenu qu'en opérant ces malades on ne prenait jamais de grave responsabilité. Bien au contraire, j'ai dit que l'opération était légitime, parce que les femmes que j'ai en vue ont une existence pitoyable ou immédiatement menacée. L'opération est simple ; elle peut devenir périlleuse par le défaut de résistance d'un organisme profondément troublé. Or, quand le mal est fait, ne devons-nous pas nous conduire ici comme dans toutes les situations

[1] Brun, *Des accidents imputables à l'emploi chirurgical des antiseptiques*, thèse d'agrégation, 1886.

compromises et donner à la malade sa dernière chance de salut? Mais aussi n'est-il pas raisonnable d'agir avant que la femme en soit arrivée là? C'est alors que l'opération réussit à peu de frais. Les services rendus sont incontestables, et j'en ai donné assez d'exemples.

Sur seize malades guéries de l'opération — quinze du tableau (p. 63) et une ancienne (p. 156) — une seule (n° 167) n'en a retiré aucun bénéfice ; onze, chez lesquelles le succès n'est pas niable, sont antérieures à l'année 1893 ; et les quatre plus récentes (n°s 224, 236, 247, 250) sont dans un état d'intégrité fonctionnelle qui n'inspire aucune réserve pour l'avenir.

Si ces dernières, cependant, paraissaient trop neuves, il y en aurait toujours onze qui ne mériteraient pas ce reproche. Parmi elles, une malade (n° 137) ne souffrait plus du ventre, mais elle a succombé à une affection organique du cœur ; une autre (n° 73), fort améliorée depuis deux ans, présente encore des troubles neurasthéniques ; neuf sont des exemples de guérison franche, qui durent depuis quinze mois, deux ans et six ans. Il y en a deux (n°s 87, 250) qui étaient fort gravement malades et que l'opération a ressuscitées; deux au moins (nos 182, 247) dont les troubles paraissaient défier tout essai d'intervention, et qui sont encore, pour la chirurgie, un véritable triomphe.

Je suis loin d'avoir épuisé tous les commentaires; mais ils viendront plus tard. J'ai voulu réunir avant tout les documents et les montrer sous leur vrai jour, avec les détails nécessaires pour servir de base à la discussion.

HYSTÉRECTOMIES VAGINALES SECONDAIRES

J'ai fait vingt fois l'extirpation vaginale d'un utérus resté malade après la castration ovarienne. Les femmes ont été opérées sur des indications diverses, mais il y a avantage à les réunir en un chapitre, car ce sont là de pures castrations utérines qui forment un groupe naturel et seraient difficiles à classer d'autre façon; de plus, elles concourent à démontrer l'insuffisance possible de la laparotomie et le triomphe de sa rivale dans certaines conditions, et à ce titre encore il est utile de les rapprocher.

Sur ce nombre, il y en a quatre chez qui la laparotomie, faite pour des lésions matérielles sérieuses, salpingo-ovarites avec métrorrhagies (n° 21), pyosalpinx (n°s 109, 169), hématosalpinx avec adhérences étendues (n° 174), avait laissé après elle de gros utérus fongueux et saignants, rétrofléchis, adhérents au cul-de-sac de Douglas, et chez qui les douleurs n'étaient pas de la névralgie pure. Une d'entre elles cependant (n° 174) est un type de névropathe en proie à des angoisses continuelles, que l'ablation de l'utérus a merveilleusement calmées.

Il y en a sept que j'avais opérées pour des lésions positives, rétroversion et ovaires polykystiques (n° 53), rétroversion adhérente (n° 96), double hydrosalpinx (n° 62), kyste parovarien (n° 124), maladie kystique des ovaires (n°s 159, 228), pyosalpinx (n° 163), mais qui n'avaient aucun reliquat inflammatoire ; leurs utérus étaient petits et mobiles avec une muqueuse saine, et cependant elles souffraient cruellement, preuve que l'élément névralgique dominait la situation.

Il y en a neuf enfin qui doivent être ajoutées au chapitre des névralgies pelviennes. Chez elles, la névralgie seule est à considérer, car leurs annexes étaient saines ou à peu près. Trois d'entre elles (n°s 95, 129, 165) avaient gardé un utérus congestionné, hémorrhagique, et les autres (n°s 36, 45, 148, 155, 255, 262) un utérus petit, atrophié et purement douloureux.

Parmi les cas où j'ai commencé par la voie sus-pubienne, il en est qui datent d'une époque antérieure aux applications nouvelles de l'hystérectomie vaginale, et d'autres plus récents où j'avais des motifs — j'en aurais encore aujourd'hui — pour choisir l'incision abdominale, c'est-à-dire une opération d'abord exploratrice.

Telle une jeune fille de vingt ans qui m'est amenée par sa mère (n° 159), toutes deux à bout de patience et préparées à tout. La jeune fille est vierge, elle a des organes parfaitement sains d'apparence ; mais, depuis l'âge de treize ans, elle a des ménorrhagies prolongées, douloureuses et ne peut faire aucun travail. « Enlevez-lui la grappe, » me dit la mère. Naturellement, je me fais prier ; je la tiens en observation, je fais une dilatation et un curage inutiles ; enfin, à la longue et sur de nouvelles instances, je me décide à intervenir. Naturellement encore, je préfère la laparotomie, par laquelle j'éviterai toute mutilation ou la ferai aussi restreinte que possible. L'incision me conduit sur deux ovaires polykystiques, absolument dégénérés, sans un atome de tissu normal ; je les enlève sans scrupule (26 mars 1891). Les hémorrhagies s'arrêtent, mais la douleur revient au bout de quatre mois et persiste aussi vive, comme pour nous démontrer qu'elle n'avait aucun rapport avec la maladie ovarienne; si bien qu'il faut en venir à l'extirpation de l'utérus (14 juin 1892). Aujourd'hui, la jeune fille est parfaitement guérie. Donc, le sacrifice était inévitable, et j'aurais eu avantage à faire immédiatement l'hystérectomie. Mais il faut avouer que je n'en savais rien ; aucun signe ne me prouvait la dégénérescence des ovaires, et c'était bien le moins, chez une vierge de vingt ans, de ne pas choisir d'emblée le chemin qui conduit à la suppression des fonctions génératrices.

Une femme de trente-cinq ans (n° 95) souffre cruellement et depuis neuf années au niveau de l'ovaire gauche; règles fréquentes et extrêmement pénibles. C'est une mère de famille au caractère doux, régulier, docile, n'ayant pas les allures d'une hystérique, néanmoins très hypnotisable; quand elle souffre trop, elle vient demander à son médecin de l'endormir pour obtenir quelque soulagement. Je ne lui trouve rien d'anormal dans les annexes, l'utérus est à peu près sain. La persistance et l'acuité de la douleur déterminent son médecin et elle-même à recourir à la chirurgie; la fixité de ce symptôme, toujours à gauche, m'engage à une castration unilatérale, que j'entreprends sans avoir un diagnostic absolu, mais croyant à un ovaire altéré. Je trouve deux organes d'une intégrité parfaite; je laisse le droit et j'enlève le gauche, qui est de volume ordinaire, sans adhérences, et dont la coupe nous montre un tissu normal avec le corps jaune de la dernière menstruation. Le confrère qui m'avait amené cette malade était presque confus de m'avoir poussé à une opération qui maintenant lui semblait à peine justifiée. Néanmoins, la douleur fut supprimée pendant sept ou huit mois. Malheureusement les règles venaient encore trop souvent, presque tous les quinze jours, et je me repentais d'avoir épargné l'autre ovaire; puis la névralgie reparut à son tour, aussi vive et aussi rebelle, ce qui nous conduisit, le 5 décembre 1891, à une hystérectomie vaginale secondaire suivie d'une guérison complète.

J'ai traité avec la même réserve (n° 155) une fille habituée à la morphine et ayant une douleur extrême et permanente au niveau de l'ovaire gauche, mais chez laquelle un minutieux examen ne me révélait rien d'anormal. Après plusieurs séjours inutiles dans des services de médecine, la chirurgie était mise en demeure d'intervenir; sa famille et ses médecins croyaient à des lésions graves et me demandaient une opération radicale, qu'elle-même désirait ardemment. Mais je ne me souciais pas d'aller si vite, je voulais voir ses ovaires et ne l'en priver qu'à bon escient; je voulais exploiter la confiance qu'elle avait dans l'opération, en me bornant, si possible, à une de ces laparotomies exploratrices qui donnent quelquefois des résultats inattendus. Je trouvai l'ovaire gauche, où existait la douleur, absolument sain; le droit avait le même aspect, mais il était allongé par un petit kyste occupant son extrémité externe et doublant son volume. C'était un vieux corps jaune rempli de sérosité; je l'enlevai et suturai le tissu avec du catgut, puis je bornai là mon intervention, et la malade garda ses deux ovaires. Sortie de l'hôpital, elle retourna en province, eut les mêmes douleurs et se remit à la morphine, dont elle fit un tel abus qu'elle devint blafarde, sans appétit, sans sommeil et sans forces. Bientôt elle me fut ramenée dans un état pitoyable, et je ne vis plus d'autre parti à prendre que celui auquel je m'étais refusé d'abord : l'hystérectomie. Dès ce moment, la malade ne souffrit plus, et, paraissant déshabituée de la morphine, elle prit dans mon service le métier d'infirmière, qu'elle exerça tout d'abord avec zèle et sans se plaindre. Malheureusement, l'amour de la morphine datait chez elle de trop loin pour s'éteindre, et bientôt je découvris que, malgré l'absence de douleurs pelviennes, elle continuait de s'empoisonner. Je me résigne donc à ne pouvoir la citer comme une malade guérie par mon intervention, et je ne rapporte le fait qu'au point de vue des indications respectives de la laparotomie et de l'hystérectomie vaginale. Ici, la réserve que j'avais apportée dans mes actes, en évitant d'abord une mutilation, a manqué son but, et j'aurais pu aller plus vite en besogne; mais je ne crois pas avoir eu tort de procéder avec lenteur et de me laisser forcer la main par une situation de plus en plus grave et compromettant la vie. J'aurais pu agir autrement si l'âge de la malade m'avait imposé moins de ménagements, ou si, dès le début, son état physiologique m'avait paru désespéré.

Voilà des observations qui montrent que l'utérus laissé en place peut être une entrave à la guérison, et son ablation mettre fin à des maux que la suppression des ovaires n'avait pas dissipés. Il est curieux de voir, plus souvent qu'on ne le dit, des congestions et des hémorrhagies prolongées après l'ablation facile et intégrale des deux ovaires; plus curieux encore de voir de petits utérus atrophiés, sans trace de lésions, donner lieu à de si vives douleurs.

Et c'est bien eux qui font souffrir, car toutes les malades à qui je les ai enlevés secondairement — avec la seule réserve que j'ai dû faire au sujet d'une morphinomane — sont aujourd'hui parfaitement guéries. Mais cela ne veut pas dire, encore une fois, qu'il eût fallu, dans tous ces cas, faire d'emblée l'hystérectomie, car il peut être sage, pour des raisons multiples, de commencer par une laparotomie discrète et n'entraînant qu'un sacrifice limité.

FIBROMES UTÉRINS

Nous voici bien loin des affections inflammatoires ou névralgiques. L'ablation des tumeurs fibreuses par la voie vaginale est une question à part, sur laquelle je ne pourrai dire toute mon opinion qu'en la rapprochant de l'hystérectomie abdominale et de la castration ovarienne (p. 292). Son manuel opératoire est aussi très spécial, et j'y consacrerai, à la fin de ce livre, les développements nécessaires. Ici, je veux seulement noter sa grande bénignité, qui la fait ressembler à l'extirpation des utérus mobiles dans les conditions les plus simples, et cela malgré la longueur et la difficulté de certaines opérations.

J'en donnerai un exemple, choisi parmi les cas les plus laborieux. C'est celui d'une femme de trente-cinq ans (n° 149), chez laquelle un de mes collègues, qui assistait à l'opération, fut un peu étonné, je crois, de me voir choisir la voie vaginale. Le fibrome atteignait l'ombilic, et on sentait vers la gauche, au-dessus du pubis, une tumeur simplement rénitente qui paraissait être le corps de l'utérus dévié. Au toucher, une masse énorme remplissait le cul-de-sac de Douglas ; c'était le fibrome occupant la paroi postérieure de l'utérus et se prolongeant dans le segment inférieur. Le col était presque effacé et repoussé derrière le pubis. Certes, on pouvait hésiter et choisir la laparotomie ; c'est la saillie vaginale de la tumeur et la mobilité assez grande de toute la masse qui fixèrent ma ligne de conduite.

Je pus saisir le col, l'attirer un peu, le dégager comme à l'ordinaire et placer sans trop de peine les deux premières pinces longuettes sur les artères utérines ; puis, par une incision transversale, je divisai le segment inférieur en deux valves, j'abattis d'un coup de ciseaux la valve postérieure et je maintins solidement l'antérieure avec une pince à traction. J'avais devant moi, au fond de la plaie, la surface arrondie de la grosse tumeur encore voilée par une couche de tissu utérin. Avec la pince-érigne et les ciseaux, j'arrivai bientôt sur le tissu blanc du fibrome. Alors commença un morcellement très long, très patient, difficile sans doute, puisqu'il s'agissait de faire descendre par petits fragments une tumeur qui affleurait l'ombilic, mais aussi plein de sécurité, car le péritoine, à ce moment, n'était pas ouvert. Après avoir tout extrait, j'attaquai l'utérus lui-même, devenu flasque et complaisant ; je le traitai facilement à droite, mais je fus gêné à gauche par une grosse masse qui ne voulait pas descendre — celle qu'on trouvait rénitente au palper abdominal — et qui n'était autre que la région de la corne utérine très augmentée de volume. Son tissu était mollasse, dissocié et comme caverneux par la présence de tumeurs fibreuses multiples, grosses comme des pois, quelques-unes comme des noisettes. Cette partie elle-même fut morcelée, et l'opération terminée au bout d'une heure quarante-cinq minutes.

Le poids total de la masse atteignait 1,300 grammes. Et ce qu'il y eut de merveilleux, ce fut l'apyrexie parfaite, le calme absolu, la guérison facile qui suivirent ces manœuvres prolongées.

Maintenant, pour être fidèle à mes habitudes, je citerai *in extenso* le seul revers que j'aie eu sur mes quarante-trois cas de fibromes. On verra qu'il ne compromet en rien la méthode. Je le dois à une circonstance bien malheureuse, à une fausse manœuvre. Voici l'histoire : Femme de soixante-deux ans (n° 138), de robuste constitution, malade depuis vingt années, vue autrefois par Nélaton, qui avait diagnostiqué une rétroversion utérine. Pendant quinze ans, elle a eu des métrorrhagies fréquentes, excessives, comme les femmes savent en avoir au grand ébahissement de leurs médecins. Depuis plusieurs années, aux pertes, qui n'ont pas totalement disparu, s'ajoutent des douleurs qui vont toujours grandissant et deviennent insupportables. Je passe les détails; médecins et chirurgiens des deux mondes ont été consultés, charlatans mis à l'épreuve, tous les moyens employés sans résultat, y compris l'électricité, qui a fait du mal. L'état général n'est pas trop mauvais, bien que le teint soit jaune; il y a encore un certain embonpoint, l'urine est bonne. A l'examen, fait en novembre 1891, je trouve un col porté en avant derrière le pubis, et le cul-de-sac de Douglas, occupé par une tumeur qui semble grosse comme les deux poings, alourdit le corps de l'utérus, le renverse en arrière et aplatit le rectum. Le fibrome est enclavé dans le petit bassin et se laisse à peine soulever par le doigt. Le cas est grave, sans doute, la tumeur volumineuse; la femme âgée, affaiblie ; mais l'existence est tellement misérable que je n'hésite pas à proposer, dès le premier jour, une opération radicale. L'ablation des ovaires, à cet âge, n'est pas en cause ; l'hystérectomie abdominale est impossible, et une laparotomie aurait toute chance de rester purement exploratrice. Il s'agit donc d'une extirpation de l'utérus par la voie vaginale.

La malade, très effrayée, reste plusieurs mois sans me donner de ses nouvelles. Mais les douleurs vont en augmentant, les forces diminuent, et elle arrive bientôt à un tel degré de souffrance et de désespoir, que, malgré sa terreur extrême et bien des avis contradictoires, elle finit par se remettre entre mes mains. Opération le 11 avril 1892 : l'utérus ne descend pas du tout; morcellement du segment inférieur, ouverture du péritoine en avant. Le corps utérin se dérobe et tend à remonter sans cesse au lieu de venir sous mes tractions, si bien qu'à un moment je l'abandonne et le perds de vue, pour saisir avec une pince-érigne le fibrome arrondi qui plonge en arrière et dont j'aperçois la surface blanche. Je le maintiens doucement, je l'explore avec le doigt, je constate que son volume l'empêche de faire un pas vers moi, et j'entreprends d'en enlever peu à peu de petits fragments avec la pince-érigne et un long bistouri, de l'évider au centre, de l'attaquer à droite, puis à gauche ; bientôt je commence à trouver de meilleures prises ; enfin, l'énucléation s'achève, et le dernier morceau entraîne avec lui le fond de l'utérus qui tient par ses cornes et que j'enlève sans difficulté.

L'opération a duré deux heures, mais elle a été d'une régularité parfaite ; la perte de sang est insignifiante, l'hémostase complète ; on a versé sur la compresse 90 grammes de chloroforme ; le pouls est excellent quand la malade est remise dans son lit, et le réveil se fait naturellement.

Le lendemain, en voyant la température à 37°,2 et la malade aussi calme, aussi rassurée qu'elle était agitée et tremblante avant l'opération, j'étais bien près de chanter victoire, et je m'applaudissais d'avoir pris une aussi lourde responsabilité. Au bout de quarante-huit heures, les pinces furent enlevées comme à l'ordinaire, et tout se passa bien. Il y avait eu quelques vomissements les deux premiers jours ; le soir du troisième, quelques nausées persistaient, mais le pouls était calme et plein, la langue humide, le ventre plat, insensible. C'est ici que je fus mal inspiré, en voulant trop bien faire : en présence des nausées, qui n'avaient rien que de naturel, je pensai à l'iodoforme et j'eus peur que, chez une femme de soixante-deux ans, il n'y eût un peu d'intoxication, de troubles nerveux, de gêne dans l'alimentation : il fut donc convenu que, dès le quatrième jour, j'enlèverais les tampons. Plusieurs fois j'ai fait ou prescrit cet enlèvement avant le terme habituel, qui est pour moi de six jours au minimum, et plus souvent de huit jours; jamais je n'ai observé d'accidents, mais quelquefois une douleur vive à la première injection. C'est assez pour ne rien hâter sans motifs sérieux, mais j'avoue que je n'aurais jamais cru à un danger véritable, et je reste persuadé qu'il n'y en a pas en général, car le péritoine est très vite protégé par de solides adhérences. Que s'est-il donc passé ? Est-ce que l'adhésion, je ne sais pour quel motif, était plus faible qu'à l'ordinaire ? Toujours est-il que l'ablation du dernier tampon s'est accompagnée d'une douleur vive, et que cette douleur a redoublé quand j'ai fait l'injection. N'ayant pas prévu les événements, j'ai mal observé et je ne puis dire si un peu de liqueur de Van Swieten est resté dans le ventre, mais j'en suis convaincu. A partir de ce moment, la douleur, l'agitation, le pouls et le facies profondément altérés ne me laissèrent plus aucun doute sur la terminaison fatale, qui survint à la fin du cinquième jour. Inutile d'insister : je tenais le succès, et mon opérée serait vivante si je n'y avais pas touché.

Les deux faits que je viens de raconter donnent une idée suffisante des difficultés avec lesquelles le chirurgien se trouve aux prises. Ils me dispensent de parler des tumeurs petites ou moyennes, qui m'obligeraient à des redites sans intérêt.

PROLAPSUS

On a vu (p. 49) que j'ai considéré autrefois l'hystérectomie vaginale comme une ressource — bien entendu chez les femmes relativement âgées — contre les prolapsus rebelles. Ma première opérée (25 juillet 1886) avait eu, malgré l'extirpation de l'utérus, une chûte secondaire des parois vaginales. Le cloisonnement m'ayant permis, trois mois après, d'achever la guérison, je pensai que la suppression du poids de l'utérus nous garantissait la réussite des anaplasties vaginales, et qu'elle serait excellente contre les prolapsus récidivés, ou d'emblée quand le relâchement des tissus est extrême et fait prévoir l'insuccès des opérations anaplastiques.

Néanmoins, j'attendis trois ans avant de recommencer. J'avais, en 1888, pratiqué la colporrhaphie chez une femme dont l'utérus, tombé depuis vingt-deux ans, m'avait paru sain (n° 1). En mars 1889, elle revint avec une récidive, et je trouvai l'organe volumineux et bosselé ; le développement de petits fibromes jouait sans doute un rôle dans la procidence nouvelle et, de plus, elle avait des métrorrhagies et des douleurs vives. Une colporrhaphie secondaire n'aurait pas empêché l'évolution des tumeurs ; l'hystéropexie n'aurait pas mieux fait ; l'ablation des ovaires n'aurait pas remédié au prolapsus. Bref, l'hystérectomie vaginale me parut seule indiquée. Tout en la faisant, je prévins mes aides que peut-être elle ne me dispenserait pas, dans l'avenir, d'une seconde anaplastie. En effet, la malade resta guérie plusieurs mois, revint en 1890 avec un prolapsus des parois vaginales qui motiva une deuxième colporrhaphie, et depuis lors tout est resté en place.

Remarquez bien qu'il y avait ici des fibromes. Pendant les trois années qui suivirent, j'ai traité mes prolapsus par la colporrhaphie, sans penser même à enlever l'utérus. Puis, en novembre 1892, est entrée à Saint-Louis une femme de trente-trois ans qui avait subi la colporrhaphie au mois de juillet de la même année (n° 177). L'insuccès de l'opération tenait-il en partie à la présence des lésions annexielles? Le fait est que je lui trouvai une chûte presque totale et un hydrosalpinx très volumineux à droite. J'enlevai la trompe et l'ovaire de ce côté après avoir morcelé l'utérus, et je laissai en place les annexes gauches adhérentes. La guérison, depuis un an, ne s'est pas démentie.

Chez une femme de trente-deux ans (n° 190), qui avait eu six couches et conservé cinq enfants, il s'agissait d'une énorme hypertrophie sus-vaginale ; l'utérus alourdi et descendu partiellement avait un gros col déchiré, et la malade souffrait plusieurs fois par jour de crises violentes qui l'empêchaient de se mouvoir. Je vis là une sorte d'indication ; elle fut opérée le 4 février 1893.

Chez une cinquième plus récente (n° 244) — la quatrième du tableau (p. 63), — c'est le relâchement extrême des parois et la procidence totale qui me firent douter de la colporrhaphie et me décidèrent à enlever l'utérus. Je viens de lui faire sa colporrhaphie secondaire (21 février 1894).

Enfin, le 20 décembre 1893, j'ai fait pour la sixième fois l'hystérectomie vaginale, sur la même indication, chez une femme de quarante-huit ans qui avait eu jadis une déchirure périnéale complète, et dont le segment inférieur était vraiment gigantesque, avec deux lèvres informes et un orifice largement béant (n° 272).

Total : six observations. Et, sur ce nombre, il y en a deux où des lésions importantes (fibromes hémorrhagiques et douloureux, altérations bilatérales des annexes) étaient à elles seules un motif suffisant d'exérèse totale. En réalité, je n'ai fait celle-ci que quatre fois pour le seul prolapsus, avec ou sans hypertrophie du col.

DISCUSSION

J'ai terminé l'exposé analytique des faits qui ont passé sous mes yeux, et je n'ai pu me dispenser, chemin faisant, de les commenter dans une certaine mesure. Il me reste à en faire la synthèse, à en discuter la valeur, à en tirer les enseignements qu'ils contiennent. Tout ce que j'ai à dire maintenant s'appuie sur eux, et je ne formulerai pas une opinion qui ne soit le résultat de ce que j'ai vu.

En mettant à part l'*inversion totale irréductible*, question fort secondaire sur laquelle je n'ai pas eu l'occasion de m'arrêter, il nous reste, pour motiver l'hystérectomie vaginale, les *lésions inflammatoires*, les *tumeurs hématiques*, les *névralgies rebelles*, les *fibromes*, les *prolapsus utérins*. Sous ces rubriques viennent se ranger la plupart de mes opérées; autour d'elles peut se concentrer la discussion.

Cette discussion doit être impersonnelle et fuir toute polémique. J'ai mieux à faire que de prendre à partie mes collègues et de me livrer à des argumentations fastidieuses. Ayant quelque chose à dire, je le dis, et tout lecteur peut apprécier à sa guise les faits dont je l'entretiens, comme tout médecin peut voir ce que je fais à l'hôpital et juger ma conduite.

L'ABUS DES OPÉRATIONS

On a beaucoup discouru, dans ces derniers temps, sur la « folie opératoire » dont seraient possédés la plupart des chirurgiens. L'abus ne peut être nié. Il se trouve, dans notre métier, de grands industriels pour qui la science des indications repose, non sur l'étude des lésions et des symptômes, mais sur celle de la crédulité des malades, et qui ne voient d'autre danger dans une opération que celui qu'elle peut faire courir à leur renommée. Il s'en trouve aussi d'un rang moins élevé, qui guettent les malades au coin des rues, qui les opèrent sans rime ni raison ; le diagnostic, l'habileté manuelle importent peu, car l'antisepsie plus ou moins bien faite leur donne souvent une impunité relative. C'est d'eux qu'Ambroise

Paré semble dire qu' « ils seront cent fois plus à craindre que les brigans et meurtriers guettans par les bois et chemins, parce qu'on les peut éviter et chercher un autre chemin ; mais le chirurgien est cherché du pauvre malade qui tend la gorge, espérant avoir secours de celui qui luy oste la vie ». Et que pouvons-nous y faire? Il y aura toujours des charlatans, et s'en plaindre sera toujours prêcher dans le désert.

Mais le reproche d'abus ne s'est pas arrêté là. Les hommes les plus honnêtes et les plus consciencieux ont été, dans un langage vague, assimilés aux exploiteurs, accusés de ne pas savoir ou de ne pas vouloir soigner leurs malades, et de rechercher toujours les opérations brillantes. C'est l'esprit même de la chirurgie moderne qu'on a persiflé, calomnié.

Or, parmi les « abstentionistes » il faut faire des catégories, et il y aurait mauvaise grâce à ne pas reconnaître, avant tout, la sincérité du plus grand nombre. Des médecins fort instruits s'étonnent de bonne foi et parlent de *prurigo secandi* dès qu'on leur propose une intervention. Habitués aux médications palliatives, ils doutent que la chirurgie puisse mieux faire ; ils croient même que les procédés chirurgicaux sont d'ordre inférieur, comme s'il était plus décent, plus « honeste » au vieux sens du mot, d'administrer un bromure ou un sulfate que d'opérer avec art. Tout acte chirurgical leur paraît une mutilation. Si les médicaments restent sans effet, il leur suffit d'avoir classé les symptômes. Ils trouvent même assez naturel que les malades ne guérissent pas.

Et cependant, Bouchard leur a bien fait entendre qu'il n'est pas plus scientifique d'agir indirectement sur une lésion réputée inaccessible que d'aller la saisir dans la profondeur des tissus. Il leur a dit que le curage des abcès froids, la destruction des foyers tuberculeux valent bien l'« inutile dépense » qu'on faisait d'huile de foie de morue, de toniques et d'amers ; que le traitement local, toutes les fois qu'il est possible, est un bienfait ; que le chirurgien moderne a vu son domaine rapidement s'élargir, a appris à connaître un bon nombre de maladies intérieures; qu'il sait, comme le médecin, poser les indications, et qu'il a sur lui l'avantage de pouvoir les remplir [1].

Si l'amour de l'abstention est naturel à celui qui reste incrédule parce qu'il n'a pas vu, je le comprends moins chez celui qui est armé pour agir et

[1] Ch. BOUCHARD, *Leçon d'ouverture du cours de pathologie et de thérapeutique générales*. Union médicale, 27 mars 1888.

qui possède l'éducation chirurgicale. Et je ne fais pas allusion, pour l'instant, à la prudence de quelques-uns de nos maîtres qui sont nos conseillers naturels, et dont l'influence modératrice est bienfaisante, non seulement pour ceux qui les écoutent avec le désir de les suivre, mais pour ceux-là même qui tiennent le plus à conserver leur indépendance. Autant nous devons d'affectueux respect à ces hommes qui demeurent nos modèles, autant je fais mes réserves sur d'autres sagesses moins autorisées, qui font miroiter aux yeux des malades la guérison de leurs maux sans opération ni douleur. Ceux-là risquent d'endormir leurs patients dans une fausse sécurité, de prolonger les traitements jusqu'à la désillusion, de discréditer enfin les procédés conservateurs en les appliquant hors de propos. A ceux-là nous devons dire que l'abstention mal motivée est elle-même un abus, et souvent plus funeste que l'autre.

Sans doute on peut citer quelques fautes commises. Il y a de jeunes opérateurs à la décision prompte. fiers de leur savoir, entraînés par leur habileté naissante. Mais combien pouvons-nous en compter, sans parti pris? Et combien surtout y en a-t-il en France à qui la sagesse ne vienne vite, et dont les erreurs n'aient pour cause une inexpérience de bonne foi et bientôt corrigée? Est-ce une raison pour ne voir, dans ceux de nos internes qui vont s'établir en province et y répandent les méthodes nouvelles, que des imprudents qui cherchent l'« opération à faire » pour étonner le monde et fonder leur renommée? J'en connais plusieurs, dans nos grandes villes, qui ont procédé plus simplement, dont la réputation est grandement méritée, et qui travaillent à « décentraliser » la chirurgie, pour le plus grand bien des malades encore innombrables que nous pourrions sauver, et que l'ignorance ou la peur empêchent de nous demander secours. J'applaudis à leur œuvre, je la crois bonne, et je me félicite d'avoir mis le bistouri à la main de quelques-uns d'entre eux.

A tout âge, d'ailleurs, l'étude des questions nouvelles est entourée d'écueils, et bienheureux serait celui qui, en prenant sa part des recherches communes, ne ferait jamais un faux pas. Pour mon compte, je n'ai pas cette prétention ; mais j'ai celle de ne pas opérer à la légère et sans motifs suffisants. C'est par un travail sans trêve, dans un milieu où les cas abondent, que j'ai voulu me faire une opinion sur les faits que j'étudie en ce moment. Si j'ai un grand nombre d'opérations, ce n'est pas que j'aie fait le moindre effort pour les multiplier ni que j'aie tenu pour nécessaire de dépasser un certain chiffre ; c'est que, dans un service d'hôpital dont le chef est toujours présent, le mouvement des malades est tel qu'il n'est nul besoin de guetter les occasions, de saisir des prétextes pour opérer, de se décider sur des examens sommaires. En parcourant mes observations, on peut voir que toutes mes malades souffraient de lésions sérieuses, invétérées, rebelles aux traitements, que leur vie était menacée ou leur aptitude au travail absolument compromise. Dans la pratique de la ville, j'ai toujours procédé comme à l'hôpital et pris les mêmes responsabilités, estimant que la chirurgie n'est pas un métier qui consiste à « tirer son épingle du jeu » et à dire, quand la malade est morte : « Au moins je ne l'ai pas tuée. » Il n'est plus permis au chirurgien de se laver les mains des malheurs qu'il aurait pu conjurer. Il ne faut plus considérer l'acte opératoire comme une abdication de la thérapeutique, mais bien comme un procédé normal pour obtenir la guérison. C'est à notre bon sens de nous dire de quelles hardiesses notre main est devenue capable, et à notre conscience de nous éclairer sur les entreprises légitimes.

Ceux qui nous gourmandent sur le chiffre de nos opérations prétendent qu'avec de la patience les malades « pourraient guérir autrement ». Il en est cependant bien peu qui, avant de recourir à la chirurgie, n'aient été injectées, tamponnées, cautérisées, électrisées pendant des mois et des années entières; bien peu à qui on n'ait dit, pour les livrer aux traitements les plus divers, que « l'opération est presque toujours mortelle ». Moi qui ne me repens pas d'avoir écrit que l'électricité est le meilleur traitement palliatif des tumeurs fibreuses, moi qui pense que le massage peut faire quelque bien, je consens à n'opérer jamais que des femmes à qui massage et électricité n'auront pas réussi.

J'ai vu beaucoup de malades qui étaient depuis dix ans victimes des « traitements de douceur ». J'en ai vu qui avaient subi le curage utérin, parce qu'il est convenu maintenant que cela guérit sans coup férir les lésions des annexes, et dont les douleurs, les pertes blanches ou rouges avaient doublé. J'en ai vu qui avaient subi des opérations variées, dites conservatrices, et qui figuraient comme guéries dans les statistiques pendant qu'elles venaient m'exposer leurs souffrances et me demander une intervention plus radicale. Ces opérations limitées, curages et anaplasties cervicales, dont je suis très chaud partisan quand elles sont bien indiquées, je les ai faites à contre-cœur chez des femmes qui résistaient à mes conseils ou sur l'avis d'un consultant qui ne voulait pas aller plus loin, et je n'ai pas obtenu de résultats sérieux. Je les ai faites de mon plein gré dans certains cas où je les croyais suffisantes, et j'ai dû recourir, l'année suivante, à l'extirpation des organes. Que dirai-je encore? Si quelques malades ont été opérées à tort par des chirurgiens trop pressés, bien autrement nombreuses sont celles qu'une réserve inopportune laisse mourir ou traîner une existence misérable. Si bien qu'en choisissant parmi ces dernières et sans aller plus loin, le chirurgien le plus sage, mais convaincu de l'utilité de ce qu'il fait, n'est pas long à recueillir les éléments nécessaires pour juger la question autrement que par des mots.

Un grief qui est toujours d'un effet certain, c'est que les femmes sont mutilées et rendues stériles. Or, c'est là un argument très sérieux ou très ridicule, suivant l'usage qu'on en fait. La suppression des ovaires, à un âge où elle est un sacrifice, est inexcusable si elle n'est pas nécessaire. Mais nous opérons des femmes de quarante ans et au delà ; nous opérons des femmes jeunes, mais pourvues de pyosalpinx à la suite de l'accouchement ou de la blennorrhagie, de lésions parenchymateuses chroniques, avec des masses épaisses, adhérentes, bilatérales, des ovaires polykystiques et des trompes oblitérées ; celles-là sont mutilées d'avance. Enfin, un des types ordinaires, c'est la femme de trente-six ans, mère de trois ou quatre enfants et n'ayant plus de grossesses depuis quelques années. Tant mieux, si nous pouvons la guérir sans lui rien enlever, mais en serons-nous meilleurs citoyens ? Extirper l'utérus et ne pas trouver les altérations prévues, c'est toujours une faute, mais il s'en faut que ce soit toujours un crime contre l'espèce. Additionner les chiffres de plusieurs chirurgiens et s'écrier : « Que de femmes perdues pour la reproduction ! », c'est une naïveté grande ou une bien mauvaise plaisanterie.

Enfin, le thème qui revient le plus souvent et qui prête le plus aux variations, c'est celui des névralgies pelviennes. L'opération est fatalement inefficace ; les malades restent nerveuses ; les névralgies, elles aussi, peuvent guérir autrement ou sont rebelles à tout.

Je reconnais d'abord que sur ce terrain ont vu le jour les audaces les moins justifiées ; que certains opérateurs ont compromis, non pas l'hystérectomie vaginale — trop jeune encore pour avoir été accommodée de la sorte, — mais la castration ovarienne, en l'essayant contre des troubles nerveux et psychiques où elle n'a le plus souvent rien à voir. Mais s'agit-il des névralgies pelviennes dont j'ai montré plusieurs échantillons, sur lesquelles je reviendrai encore, et de leur traitement par l'hystérectomie vaginale dans des conditions nettement définies, c'est nier l'évidence que de contester leur guérison.

« Prenez garde, m'a-t-on dit ; les malades guérissent peut-être, mais il ne faut pas le dire si haut. Vanter l'opération contre une simple douleur, c'est ouvrir la porte à tous les abus. » Ainsi, de nos actes il faudrait faire deux parts, l'une que nous pouvons divulguer, l'autre sur laquelle il est mieux de faire le silence, de peur d'être mal interprétés. Quels sont donc ceux qui pourraient travestir nos déclarations et en tirer de si fâcheuses conséquences ? Les quelques mauvais esprits dont j'ai parlé tout à l'heure n'ont pas besoin d'être excités pour se livrer sur les malades à des entreprises défendues. Pour les autres, nous devons savoir parler notre langue assez clairement pour qu'ils ne puissent se méprendre sur les limites que nous assignons à l'intervention chirurgicale.

Si les faits que je publie sont dangereux, il faut en dire autant de bien d'autres; il faut que la Société de chirurgie se repente amèrement d'avoir discuté un jour et mis en lumière une opération utile et bienfaisante, le curage utérin. Est-ce nous la cause des abus surprenants auxquels cette pratique donne lieu tous les jours? Est-ce nous qui avons mis la curette de Récamier dans la poche de tous les médecins, en leur disant qu'on peut, dès qu'une malade se plaint, la coucher en travers et faire quelques écorchures à sa muqueuse utérine pendant que sa bonne lui soutient les jambes?

Non, il faut que nous puissions dire tout ce que nous faisons. Je sais bien qu'il court, dans les thèses et les mémoires, deux ou trois récits qui mettent en scène des chirurgiens anglais ou américains et des jeunes femmes mutilées à leur insu ; je sais bien que, sans quitter Paris, nous entendons des allusions discrètes à certains chirurgiens qui ont proposé de but en blanc la castration à des jeunes filles un peu souffrantes. Mais cela ne fait pas qu'il n'y ait, dans nos observations, des névralgies rebelles traitées opportunément et guéries par une opération radicale; cela n'autorise personne à traiter comme des erreurs de conduite les faits positifs et rapportés de bonne foi ; cela n'oblige pas les hommes dont l'expérience est faite sur un point déterminé à cacher les services qu'on peut rendre aux malades par une chirurgie audacieuse à propos.

J'en ai dit assez sur le grief d'abus. Je suppose maintenant qu'en présence d'une lésion du petit bassin nous sommes d'accord pour intervenir. Il ne s'agit pas d'un simple abcès à ouvrir, d'une inflammation aiguë ou subaiguë dont la résolution est possible ; nous sommes loin du dernier accouchement, la maladie est chronique, invétérée ; le repos et les traitements simples n'ont pas réussi : quelle opération choisirons-nous ? Puisque j'ai déblayé le terrain en disant mon opinion sur l'incision vaginale simple (p. 95), je n'ai plus guère à mettre en parallèle que l'incision sus-pubienne et l'hystérectomie.

VALEUR COMPARÉE DE L'HYSTÉRECTOMIE VAGINALE

Beaucoup de chirugiens la condamnent à cause de sa *gravité*. Pour traduire cette gravité en une formule exacte, nous manquons des éléments nécessaires ; il y a jusqu'ici très peu de statistiques, il n'y en a pas de suffisantes. Je trouve d'ailleurs que les laparotomistes, malgré l'ancienneté relative de leur pratique, sont un peu logés à la même enseigne. Chaque auteur nous donne ses observations par séries; or, les séries ont entre elles des différences inattendues, et le même auteur n'a pas toujours la même chance. Après avoir publié une cinquantaine d'observations, par exemple, avec deux morts, il en a tout à coup sept ou huit sur un chiffre analogue. C'est que d'abord il avait trouvé des salpingites parenchymateuses, des pyosalpinx énucléables, des pus stériles, et que plus tard sont venues des adhérences complexes et des suppurations fétides. Comment tenir compte de la variété infinie des cas? Pour comparer une méthode à l'autre, quels chirurgiens et quelles statistiques faudra-t-il choisir? Si on prend les plus nombreuses, celle de Segond ou la mienne, avec quel auteur et quel chiffre de laparotomies nous mettra-t-on en parallèle?

Il faut donc renoncer, quant à présent, à la formule exacte, bien qu'elle semble se dégager de la discussion très judicieuse à laquelle s'est livré mon ancien interne Lafourcade et des chiffres qu'il a réunis [1]. Aussi bien, l'expression mathématique de

[1] LAFOURCADE, *De l'hystérectomie vaginale dans les suppurations péri-utérines*. Thèse de Paris, 1893.

la mortalité n'est pas le seul moyen que nous ayons pour juger la valeur de nos actes. Un chirurgien qui a souvent pratiqué l'opération sait mieux à quoi s'en tenir qu'un aligneur de chiffres ; il connaît, par le contact avec les malades, leur degré de tolérance, la facilité de leur guérison après des manœuvres compliquées ; il sait que les morts arrivent dans les cas de gravité extrême, chez les femmes épuisées, mais que les malheurs inattendus, les « désastres opératoires » sont presque une quantité négligeable ; et il a par-devant lui un nombre important de malades qui, sans l'opération, étaient condamnées à brève échéance et qui par elle ont guéri simplement.

Il est facile de démêler, dans les discussions soulevées par les tenants exclusifs de la laparotomie, que le reproche de gravité est fondé en grande partie sur la *difficulté d'exécution.* Beaucoup de nos collègues sont familiarisés avec l'ouverture du ventre, ils l'ont dans la main et n'en ont plus peur. L'hystérectomie vaginale, au contraire, leur inspire une certaine défiance ; ils l'ont faite un petit nombre de fois pour des utérus mobiles affectés de cancer, mais ils connaissent moins les utérus enclavés ; il leur faudrait un effort de plus et quelque patience pour arriver à posséder la méthode et avoir cette nouvelle corde à leur arc. Il y a injustice de leur part à dire peu de bien d'une opération sur laquelle ils n'ont pas de clartés suffisantes, et à conserver certains préjugés sur le manuel opératoire. On ne peut nier la difficulté d'extraire les utérus très adhérents et qui ne descendent pas sous les tractions. Mais rappelez-vous vos débuts en laparotomie, les écoles que vous avez faites, les termes dans lesquels vous mettez en relief, au cours des observations rédigées par vos élèves, la dextérité et le sang-froid dont vous avez dû faire preuve pour rompre les adhérences pelviennes. N'est-il pas vrai que, dans vos premières opérations, l'abdomen était vaste et tous les organes étaient loin de vous, mais que, par l'habitude, votre doigt devenait plus long, le ventre plus petit et qu'il était facile de le parcourir, à travers une courte incision, depuis la face inférieure du foie jusqu'au fond du petit bassin ? Il en est de même pour l'autre voie : les trompes et les ovaires se rapprochent du doigt dont les mouvements sont plus habiles et le tact plus délicat, si bien que leurs limites supérieures ne paraissent plus inaccessibles. Ne dites pas, comme je l'ai entendu, que par l'incision hypogastrique on utilise la vue et le toucher, tandis que par la voie vaginale on n'a que le toucher pour se conduire. D'abord, celui qui voudrait voir tout ce qu'il fait serait un mauvais laparotomiste ; c'est au jugé, le plus souvent, et au bout du doigt qu'il faut « trouver le joint » et disséquer le cul-de-sac de Douglas. D'autre part, la voie vaginale, largement ouverte par les écarteurs, donne accès au regard et pas un coup de bistouri ou de ciseaux n'est donné, pas une pince n'est placée sans le secours de la vue. Quand, après l'ablation de l'utérus, les trompes et les ovaires semblent se dérober, les pinces, au lieu de « gêner l'ablation des annexes », au lieu d'« encombrer le vagin », sont des auxiliaires qui élargissent la route et attirent les organes. Tant pis pour ceux qui sont partis en guerre contre les pinces et ne peuvent plus trouver bonne une opération qui exige leur emploi.

C'est la difficulté d'exécution, c'est-à-dire l'inexpérience des opérateurs, qui leur a fait imaginer des expédients et des procédés hybrides, le plus souvent inutiles ou même dangereux. C'est ainsi que, pour opérer plus à l'aise, on a proposé de faire souvent, sinon toujours, le « débridement vulvaire », c'est-à-dire une grande mutilation, des cicatrices, des relâchements ultérieurs, tandis que l'opération se fait si bien chez les vierges, même pour de gros fibromes, et qu'un de ses mérites, au moins dans certaines conditions, est d'éviter l'altération des formes. C'est ainsi que, dans une opération où la place de l'incision, la pression abdominale, tout concourt à assurer l'écoulement des liquides, on a conseillé de faire de parti pris le « drainage abdomino-vaginal », ce qui veut dire étendre sans raison les limites du champ opératoire, y faire entrer l'intestin, les parties saines du péritoine et la paroi abdominale qui n'étaient pas en cause. C'est ainsi, enfin, qu'on a érigé en méthode de commencer par le vagin l'ablation de l'utérus et des annexes malades, et de l'achever par la voie sus-pubienne.

Entendons-nous bien : quand il s'agit de fibromes, et de gros fibromes ne pouvant suivre la filière pelvienne, même à la faveur du morcellement, il est permis de commencer ou de finir par le vagin l'hystérectomie abdominale. Les uns dégagent le segment inférieur, puis enlèvent l'utérus tout entier par la laparotomie ; les autres font celle-ci d'abord et terminent par l'ablation vaginale du pédicule. Voilà des procédés qui existent, qui ont leur raison d'être et ont donné des succès. Mais nous parlons en ce moment des lésions annexielles. De deux choses l'une : adoptez la laparotomie si vous la connaissez mieux, si le plan incliné vous donne de l'assurance, si vous ne craignez pas trop les poches friables et les pus virulents, les adhérences rebelles, les fistules hypogastriques ; préférez l'hystérectomie si vous attachez quelque importance à l'ablation de l'utérus, à la protection facile du péritoine, si vous comptez sur les oblitérations rapides. Mais ce que je ne puis comprendre, c'est qu'au lieu de poursuivre les avantages d'une hystérectomie vaginale commencée, vous posiez en principe de changer de front tout à coup, de multiplier les manœuvres, et pourquoi ? pour enlever l'utérus d'un seul bloc au lieu de le morceler, ce qui déjà manque d'intérêt, et pour retrouver du côté des annexes, à travers l'incision hypogastrique, les mêmes dispositions, les mêmes adhérences, les mêmes dangers que si vous aviez commencé par là.

Quant à l'« hystérectomie abdominale totale », c'est-à-dire à l'ablation simultanée de l'utérus et des annexes par la seule voie sus-pubienne, quoiqu'elle ait été recommandée en Amérique et tout récemment parmi nous, je ne la crois pas meilleure, sauf pour des cas exceptionnels que je ne voudrais pas nier d'avance. C'est une méthode qui reconnaît l'utilité de la castration utérine, mais qui se donne la peine d'enlever l'utérus par la voie la plus dangereuse. Ceux qui la préconisent ont fait quelques hystérectomies vaginales — leurs écrits m'en fournissent la preuve — sans bien savoir où ils allaient, méconnaissant le but à atteindre et comprenant mal le mécanisme de la guérison. Leur point de départ est une idée fausse que j'ai réfutée en m'appuyant sur des faits nombreux, à savoir que la femme ne peut guérir que par l'ablation intégrale des annexes malades. Voilà pourquoi, tenant à enlever l'utérus et ne pouvant se déshabituer de la laparotomie, ils ont eu l'idée de cette combinaison, qui leur donnera certainement des revers.

Aussi bien, chacun doit agir selon ses aptitudes ; il ne faut pas nous copier servilement. Je comprends qu'on n'aime pas beaucoup l'hystérectomie vaginale, qu'on s'en tienne à la laparotomie, qu'on y revienne après une excursion plus ou moins heureuse dans le domaine voisin ; les malades pourront s'en bien trouver. Seulement, je tiens à signaler deux écueils aux chirurgiens dont l'expérience n'est pas faite : exécuter des variations sur une opération qu'ils ne possèdent pas complètement, ou la déclarer mauvaise parce qu'ils ne la font pas encore très bien.

Après la gravité et la difficulté d'exécution, je

devrais m'arrêter sur un argument qui a défrayé nos polémiques, à savoir les inconvénients de la *cicatrice* que laisse l'incision abdominale, si je ne trouvais qu'en y revenant maintes fois on lui a fait un peu trop d'honneur. La vérité, c'est que la cicatrice de nos laparotomies pour affection des annexes est insignifiante quand elle n'a pas suppuré, et à peu près invisible au bout de quelques mois. Les malades, à cet égard, ne sont pas difficiles à persuader. Il est vrai qu'un point de la suture peut s'infecter malgré nous ; il faut en tenir compte chez certaines malades. Mais, en général, ce n'est pas la coquetterie qui les guide, c'est l'idée que l'opération est plus grave ; elles ont peur qu'on ne leur « ouvre le ventre », elles sont rassurées à la pensée qu'on agira par les voies naturelles. Je vois donc là surtout, en faveur de l'hystérectomie, un subterfuge innocent pour tranquilliser les malades, — à moins qu'on n'en fasse un mensonge pour leur faire accepter une mutilation inutile.

Je vais maintenant quitter les termes généraux de ce parallèle, et mettre les deux méthodes en présence dans certains cas particuliers ; chercher, en un mot, si elles ont des indications respectives bien nettes.

LÉSIONS INFLAMMATOIRES ET TUMEURS HÉMATIQUES

Il y a, tout d'abord, une catégorie de faits dans lesquels l'hystérectomie est la vraie solution d'un des problèmes les plus difficiles de la chirurgie abdominale, et constitue certainement une ressource de plus pour tirer les malades d'un mauvais pas. La chose est incontestable et n'a été que faiblement contestée. Je veux parler des *suppurations complexes* et des *adhérences étendues*.

La cavité pelvienne est le siège de lésions multiples. Il y a du pus dans les trompes plus ou moins dilatées, quelquefois dans les ovaires transformés en coques purulentes, quelquefois aussi dans des lacunes péritonéales limitées par l'intestin, les annexes ou l'utérus lui-même. Il est bien établi que le tissu cellulaire peut suppurer au voisinage de la salpingite, mais cela n'est pas ordinaire ; le phlegmon d'origine utérine ne coïncide pas généralement avec les suppurations de la trompe et du péritoine. J'ai soupçonné quelquefois cette coïncidence au cours de mes hystérectomies, je n'en ai pas eu la preuve. La cellulite accompagne cependant les altérations graves des annexes, mais sous la forme d'une périmétrite sèche, d'un épaississement qui rend la dissection laborieuse.

Au milieu de ces désordres, l'utérus est enclavé, immobile. Les organes pelviens sont soudés entre eux; les anses de l'intestin grêle, fortement agglutinées, forment un dôme solide au-dessus d'eux et un plastron dur sous la paroi abdominale. Si on aborde ces lésions par l'ouverture sus-pubienne, on trouve un magma inextricable d'adhérences, qu'il est très difficile ou même impossible de dissocier sans déchirer les parois intestinales. Si les poches purulentes sont petites et enfouies profondément, il faut renoncer à les atteindre; si elles sont plus développées, on arrive, en louvoyant avec douceur, à en ouvrir une et à la drainer, mais on risque toujours d'en laisser d'autres, et souvent on en laisse, en effet, pour ne pas multiplier les manœuvres dangereuses et prolonger l'opération outre mesure. Celle qu'on a ouverte guérit en plusieurs mois ou reste indéfiniment fistuleuse.

Dans une variété très voisine, il n'y a pas de suppuration; mais, à la suite de plusieurs poussées inflammatoires et de longues années de souffrance, on trouve le petit bassin rempli de masses épaisses, au milieu desquelles l'utérus est pris comme dans du mastic. La disposition des organes et leurs adhérences sont les mêmes ; seulement, au lieu de poches purulentes, il y a des trompes énormes, à parois hypertrophiées et à lumière étroite, ou petites, ratatinées, scléreuses, avec de gros ovaires parsemés de petits kystes. Le plastron n'est pas très élevé au-dessus du pubis ; par l'incision abdominale, on tombe sur un magma de consistance ligneuse ; c'est un véritable « processus fibreux » qui envahit la cavité pelvienne. On sent bien vite l'impossibilité de rompre les adhérences ; ou bien on dissocie péniblement quelques parties de l'intestin, on fait couler du sang, et la malade peut mourir de « choc ». Mieux vaut s'arrêter et refermer le ventre.

Je sais bien qu'avec de l'expérience on vient à bout de laparotomies très ardues. Un de mes collègues me disait même un jour qu'il n'en laissait plus d'inachevées ; mais « certaines de ses malades étaient mortes », et c'est justement pour que certaines malades ne meurent pas qu'il est bon quelquefois de ne pas aller jusqu'au bout. De gré ou de force, il faut bien admettre que plus d'une laparotomie est dangereuse quand on veut l'achever coûte que coûte, ou insuffisante quand on s'arrête en-deçà du danger.

Il est bien entendu que je parle ici des cas extrêmes, dont la complexité défie l'habileté des meilleurs opérateurs, et non des cas simplement difficiles où on se trouve aux prises avec un pyosalpinx volumineux, adhérent, mais dont l'extirpation totale n'est qu'une affaire d'habitude, de sang-froid et de patience. Le diagnostic, après tout, n'est pas impossible ; on peut souvent prévoir les écueils et les surprises que réserve la laparotomie, et si le diagnostic s'est trouvé en défaut, si, après une opération incomplète, on a des fistules rebelles, des douleurs, un état septicémique persistant, alors la preuve est faite, l'incision abdominale a manqué son but ; et, comme une seconde tentative serait plus difficile encore et plus incertaine que la première, il faut abandonner la partie ou chercher une autre méthode.

Or, dans ces conditions, l'hystérectomie vaginale est merveilleuse ; elle guérit d'emblée les désordres les plus graves, ou complète les guérisons inachevées. Je ne veux pas dire qu'il n'y ait aucun danger à courir ; mais il est de toute évidence que la voie vaginale est plus sûre. On a révoqué en doute cette bénignité relative, en disant, au cours d'une laparotomie : « Voyez quels malheurs j'aurais faits, si j'avais tiré à l'aveugle, à travers la filière pelvienne, sur ces poches auxquelles l'intestin est tellement uni qu'il serait déchiré à la moindre violence. » Ceux qui parlent ainsi n'ont pas encore bien compris la question. Il est facile de sentir, après l'extirpation de l'utérus, le degré de fixité des poches purulentes, et il est dans le programme de l'opération de les laisser en place. Elles s'ouvrent d'elles-mêmes au cours du morcellement, et versent leur contenu dans la loge centrale qui leur sert de confluent et d'où le pus s'écoule directement au dehors sans contaminer le péritoine. Puis, après quelques jours de drainage à la gaze iodoformée, elles reviennent promptement sur elles-mêmes par le seul fait de la disparition de l'utérus. La simplicité des suites immédiates et la rapidité de la guérison, obtenue à peu de frais à l'aide de quelques injections vaginales, font un heureux contraste avec l'étendue des lésions, la violence des douleurs et la gravité de l'état général. On n'a pas les transes que donne l'inondation du péritoine, accident contre lequel nous ne sommes pas désarmés, sans doute, mais qui fait cependant quelques victimes. S'agit-il d'un de ces processus fibreux de la cavité pelvienne, sans suppuration, nous avons vu que l'incision abdominale ne mène à rien et demeure exploratrice ; or, quand on a sculpté, morcelé l'utérus par les voies naturelles, constaté la fixité absolue des annexes, leur fusion en un bloc immobile à droite et à gauche et l'impossibilité de les extraire, on voit bientôt, par la suppression de l'utérus, les congestions et les douleurs cesser, le plus gros des produits inflammatoires se résorber et les masses latérales s'assouplir. Bref, les grandes suppurations et les adhérences compliquées sont l'écueil de la laparotomie et le triomphe de l'hystérectomie vaginale ; mais, pour le savoir, il faut en avoir fait l'expérience complète, c'est-à-dire avoir pratiqué les deux méthodes et pouvoir les comparer entre elles autrement que par un effort d'imagination.

Abordons maintenant une autre série, celle des *lésions énucléables*, dans laquelle la supériorité de l'hystérectomie est tout d'abord moins évidente, où l'opérateur peut réussir également par les deux voies, et choisit d'instinct la méthode qu'il possède le mieux. Beaucoup de pyo-salpingites peuvent être données en exemple. Elles sont de moyen volume, dépourvues de plastron, séparables de l'enceinte pelvienne; on sait que l'intestin grêle n'est pas étroitement collé aux annexes et ne doit pas gêner la manœuvre ; on est à peu près sûr d'atteindre au but désiré, l'extirpation totale des parties malades. Pourquoi, dans ces conditions, vouloir innover, déranger nos habitudes, détrôner l'opération qui nous a donné à tous de si beaux succès? Où trouver la raison d'une préférence en faveur de l'hystérectomie? Elle existe pourtant, c'est la qualité variable du pus et la souillure obligée du péritoine dans certaines laparotomies. Malgré l'aspiration et les éponges, quand la trompe se déchire à sa partie déclive, la séreuse est touchée. Or, l'accident n'est pas toujours grave, mais il est mortel avec les pus très virulents. Au début de mes laparotomies, j'étais frappé de voir guérir facilement des femmes dont j'avais inondé le péritoine ; plus tard j'en ai perdu quelques-unes, et j'ai compris ce que tout le monde sait aujourd'hui, c'est que les pus ne se ressemblent pas. Il y en a d'horriblement fétides, avec lesquels lavage, drainage et tamponnement sont peines perdues. Et comment le prévoir? Un état aigu et fébrile donne à penser que le pus est virulent, mais les conditions inverses ne permettent pas d'annoncer qu'il est stérile. On est, en somme, à la merci du hasard et jamais absolument garanti. C'est une arrière-pensée qui me suffit, je l'avoue, pour indiquer nettement mes préférences.

J'ai bien le souvenir que plusieurs fois l'ablation vaginale, à cause de la forme ou de la situation élevée des annexes, m'a paru plus longue et plus difficile que ne l'eût été, dans le même cas, une laparotomie. Mais l'inverse n'est pas moins vrai : certaines annexes prolabées, ou dont la partie déclive tapisse le cul-de-sac de Douglas, sont attirées sans coup férir par le vagin, tandis qu'il eût été laborieux de les poursuivre jusqu'au fond du petit bassin et de les extraire par une incision abdominale. Il est aisé d'en juger après coup; mais ce qui manque, c'est un signe faisant prévoir assez exactement la disposition des organes pour adopter l'une des deux voies en connaissance de cause. Alors que reste-t-il, et quel argument faire valoir qui puisse nous faire oublier la souillure du péritoine? Si, par les voies naturelles, j'ouvre les foyers à leur partie déclive sans m'inquiéter de leur degré de virulence, parce que la protection de la séreuse est presque toujours facile et parce qu'il dépend de moi qu'elle ne soit pas touchée, on m'accordera, j'espère, que l'hystérectomie vaginale est, sinon l'unique méthode, au moins la méthode de choix dans toutes les suppurations pelviennes.

En cas de lésions non suppuratives, parenchymateuses, hydropiques, etc., la situation n'est plus la même. Le danger d'infection étant réduit au minimum, il semble en vérité que les deux opérations aient un égal mérite, que leurs bienfaits soient comparables et que chacun soit libre de suivre son instinct, son tempérament, ses habitudes. Oui, s'il considère seulement la difficulté d'exécution et le pronostic opératoire ; mais ici intervient un élément nouveau dont il est impossible de faire bon marché, c'est le *résultat thérapeutique*.

Les suites éloignées sont plus constamment bonnes, les guérisons plus franches après l'hystérectomie vaginale ; j'en suis convaincu maintenant et je le dis avec assurance. Il y a, en effet, des utérus qui, débarrassés de graves lésions salpingiennes, mais toujours flanqués de tissu ovarien, demeurent en activité ; d'autres qui, bien et dûment privés de leurs ovaires, ne s'atrophient pas du tout, restent gros, congestionnés, hémorrhagiques et douloureux ; d'autres qui s'exposent à une infection secondaire; d'autres qui s'atrophient et semblent passés à l'état de corps étrangers insignifiants dans le petit bassin, avec une muqueuse saine et un corps minuscule, et qui cependant continuent de saigner et de faire souffrir. Voilà qui infirme singulièrement l'opinion d'après laquelle l'utérus, « quand on y regarde d'un peu près, ne paraît pas propre à donner lieu à des manifestations symptomatiques bien intenses ». L'utérus, au contraire, est un organe riche en nerfs et en vaisseaux; que le mal s'étende par la muqueuse ou par les voies lymphatiques, il n'en est pas moins, par les déchirures de son col et par les souillures qu'on lui inflige, le point de départ des infections pelviennes, et son rôle au milieu du petit bassin n'est pas une quantité négligeable. Il faut, dans l'hystérectomie vaginale, considérer deux points : le grand trou, le large débridement qui permet l'évacuation des cavités, leur retrait et leur envahissement par le tissu de cicatrice; d'autre part, la suppression d'un organe qui, par ses connexions vasculaires et nerveuses, réagit sur les organes voisins. De telle façon qu'on a pu dire : les trompes et les ovaires s'atrophient plus sûrement après la disparition de l'utérus que l'utérus après la disparition des annexes.

Terrier, dans le travail qu'il a présenté au dernier Congrès de chirurgie [1], n'admet pas l'infériorité thérapeutique de la laparotomie. Sur cinquante-deux

[1] F. Terrier et Hartmann, *Remarques cliniques, anatomiques et opératoires à propos de 59 cas consécutifs de laparotomie, etc.* Steinheil. 1893.

guérisons de suppurations pelviennes, il a revu quarante-sept malades : « Quarante-trois n'ont plus souffert depuis l'opération, deux souffrent encore bien réellement, deux ont de petites douleurs de temps à autre, deux ont eu des pertes pendant dix et onze mois, deux ont eu des métrorrhagies qui ont nécessité un curage secondaire, une a des règles plus abondantes que normalement... » Voilà qui est bien. Je passe condamnation sur les petites douleurs et sur les règles plus abondantes; mais les autres ne sont pas sans faire quelque ombre au tableau. Néanmoins, l'auteur a raison d'affirmer que les résultats éloignés de ses laparotomies « sont, en somme, excellents ». Excellents relativement à quoi ? A l'expectation, à la chirurgie d'il y a vingt ans et à celle des maladroits. Il s'avance beaucoup, à la page suivante, en les disant « parfaits », tout comme il a tort, au point de vue de la mortalité opératoire, de comparer exclusivement la statistique de Segond à la sienne.

Terrier nous laisse entendre qu'il suffit de bien opérer pour avoir des guérisons irréprochables, et il dit : « Ce qui n'est pas possible pour un chirurgien l'est pour un autre, armé d'une meilleure technique... Vraiment, nous ne savons comment s'y prennent dans leurs laparotomies les prôneurs de l'hystérectomie, pour trouver tant de cas où cette opération devient secondairement nécessaire. » Oui, sans doute, ceux qui ont de mauvais résultats sont en général ceux qui font de mauvaises laparotomies. Mais la question n'est pas là seulement. L'extirpation la plus habile et la plus radicale des annexes peut laisser la malade incomplètement guérie, *à cause de l'utérus*. A ce point de vue, j'aurais voulu que Terrier fît porter son enquête, non seulement sur les laparotomies pour suppurations pelviennes, mais sur celles qu'il a faites pour des lésions non suppuratives. Car ce n'est pas uniquement la présence du pus qui fait souffrir les malades, c'est l'ensemble des lésions utéro-ovariennes; et le degré de persistance de l'affection utérine, des congestions et de la sensibilité, après l'ablation des ovaires, dépend moins de l'opérateur que du tempérament de l'opérée et de ses aptitudes morbides. Voyez la statistique de Reynier, au cours de la discussion sur les névralgies pelviennes : « Sur quinze laparotomies faites pour des lésions caractérisées, salpingites suppurées ou hémorrhagiques, salpingo-ovarites, ovaires polykystiques très adhérents, six malades ne se plaignent de rien; cinq ont des douleurs moindres qu'avant l'opération; quatre continuent de souffrir comme avant, et pour deux même l'état général s'est aggravé. » L'infection puerpérale ou blennorrhagique peut s'attaquer à des femmes lymphatiques et peu sensibles ; que le hasard vous favorise tant soit peu, et sur une cinquantaine de malades vous n'en aurez qu'un petit nombre « qui souffrent encore bien réellement ». Qu'il se glisse dans votre série deux ou trois arthritiques nerveuses, et voilà de gros utérus qui ne s'atrophient pas, des fongosités qui saignent encore, des malades qui continuent de souffrir, quelques-unes au point de réclamer une opération nouvelle.

Voilà comment j'ai été conduit à pratiquer vingt hystérectomies vaginales secondaires (p. 194). On a vu qu'après l'extirpation des annexes, tantôt l'utérus était resté malade, tantôt il n'y avait ni lésions de sa muqueuse ni reliquats inflammatoires autour de lui pour expliquer les douleurs et les hémorrhagies persistantes. Or, à l'exception d'une morphinomane dont l'exemple ne peut servir d'argument, la suppression de l'utérus a toujours amené la guérison complète. C'est là un fait clinique dont il est impossible de nier l'importance.

Je pourrais citer d'autres malades qui n'ont pas voulu subir une seconde intervention ; notamment une opérée du 20 juillet 1890, qui avait un pyosalpinx du côté gauche et des annexes parenchymateuses à droite. J'ai enlevé les deux trompes et les deux ovaires; donc, le péril de la suppuration était conjuré, mais la malade ne se trouvait nullement guérie, car elle avait encore des règles ménorrhagiques et très douloureuses. L'année suivante, elle a refusé l'hystérectomie vaginale, mais elle se plaignait toujours au même degré; puis, elle a quitté la France et je l'ai perdue de vue. Une femme de vingt-cinq ans, opérée le 25 janvier 1890 — extirpation intégrale d'un double pyosalpinx, — a tiré de l'opération un bénéfice immédiat; ses règles ont duré jusqu'au mois de février 1891, puis ont disparu; les douleurs étaient réduites à quelques points névralgiques sans importance, et la guérison, en somme, était acquise. Mais, cette année même, elle est venue me trouver à Saint-Louis : gros col, périmétrite, empâtement du tissu cellulaire, utérus à demi enclavé. Ce n'est pas un état inflammatoire passager; la cellulite et les douleurs sont établies depuis une année et réclament un traitement local, mais la malade reste indécise et continue de souffrir. Je pense qu'elle a été bien guérie d'abord et s'est infectée secondairement; ceci n'est plus une question de pathologie générale, mais il est clair que, si l'utérus avait été supprimé, il n'y aurait pas d'infection secondaire et de périmétrite; et cette considération toute pratique a bien aussi sa valeur.

Existe-t-il maintenant une classe de malades chez lesquelles l'hystérectomie est contre-indiquée et doit céder le pas à l'incision sus-pubienne? Assurément : la laparotomie est obligatoire *si la lésion bilatérale n'est pas démontrée et si la femme est jeune.* Nous allons voir, par des exemples, dans quel esprit et dans quelle mesure il faut obéir à cette loi.

Au mois de mars 1890, une jeune femme de vingt-huit ans, mariée depuis seize mois et désirant beaucoup avoir des enfants, souffrait violemment du côté droit, surtout au moment de ses règles. Elle avait un utérus petit, un col ordinaire ; le côté gauche paraissait indemne; il y avait à droite une grosse tumeur rénitente, faisant saillie dans le cul-de-sac de Douglas, et une vive douleur au palper bi-manuel. J'enlevai cette tumeur par la laparotomie. Si la discussion actuelle eût été soulevée à cette époque, j'aurais pris la même décision et repoussé l'hystérectomie, car cette malade n'avait pas une métrite avec propagation bilatérale aux annexes. Étant données l'intégrité de l'utérus, la tumeur à droite, la souplesse et l'indolence du côté gauche, je devais penser qu'il s'agissait d'une lésion primitive n'ayant rien d'infectieux, et que l'autre ovaire pouvait être sain. Or, je trouvai un kyste gros comme une orange, enclavé, mais sans adhérences, développé aux dépens de la partie moyenne de la trompe, avec intégrité du pavillon et de la corne utérine, et contenant à sa face interne une série de végétations papillaires. L'ovaire gauche fut laissé en place ; la femme devint enceinte quelques mois plus tard et accoucha heureusement.

En novembre 1891, j'avais dans mon service deux femmes, de trente et un et de vingt-quatre ans, ayant une tumeur douloureuse dans la région des annexes, la première à gauche et la seconde à droite. Elles n'avaient ni métrite ni cause apparente d'infection. Par les signes physiques, par l'évolution du mal, je soupçonnai chez l'une et j'admis chez l'autre un hématosalpinx; la femme de vingt-quatre ans avait même présenté des symptômes de grossesse au début. Or ces hématomes, quand il s'agit de grossesses tubaires, sont franchement unilatéraux ; ils paraissaient bien l'être ici, car de l'autre côté on ne trouvait rien, ni douleur ni empâtement. D'autre part, l'âge des malades commandait la prudence.

Je leur fis à toutes deux la laparotomie, le 15 et le 21 novembre. J'enlevai à chacune un gros kyste hématique de la trompe, et je laissai les annexes du côté sain. Il n'y avait pas d'autre conduite à tenir.

Le 17 novembre de la même année, j'opérai une femme de trente et un ans, après de violentes douleurs et une métrorrhagie abondante. Elle avait à gauche une tumeur adhérente, grosse comme le point. J'hésitai entre un hématome tubaire et un pyosalpinx ; à cause de l'âge de la malade et de la souplesse parfaite du côté droit, j'adoptai la laparotomie, et je fis l'énucléation, assez difficile, mais très régulière, d'un vieux kyste purulent de la trompe, contenant de la sérosité louche et un magma jaunâtre étalé à sa face interne. Du côté droit, la trompe était normale, perméable au stylet, et l'ovaire surmonté d'un kyste à paroi mince qui doublait son volume. Je réséquai cette petite tumeur, et suturai au catgut le tissu ovarien. Du moment que j'avais pu laisser une trompe saine, un ovaire incomplet, mais de bonne apparence, le choix de l'opération était justifié. Néanmoins, cette malade figure parmi les hystérectomies vaginales secondaires (n° 109), parce qu'elle conserva un gros utérus, un col catarrheux, des poussées de périmétrite et des souffrances continuelles.

Le 2 janvier 1892, laparotomie chez une jeune fille de dix-huit ans qui avait eu, trois mois auparavant, une vaginite blennorrhagique et présentait depuis cette époque un état fébrile continu et des douleurs lancinantes à gauche. On trouvait de ce côté une masse épaisse, une trompe enflammée sans doute, peut-être même suppurée, vu la rapidité de certaines infections blennorrhagiques. A droite, elle ne souffrait pas et on ne sentait presque rien ; cependant, l'origine du mal ne me laissait guère de doute sur la propagation bilatérale. Mais je n'avais pas de certitude absolue, je pouvais croire à une lésion commençante et capable de se résoudre, et l'âge de dix-huit ans m'imposait la plus grande réserve. Je trouvai à gauche une trompe énorme, parenchymateuse, adhérente et un gros ovaire dégénéré ; je fis l'extirpation totale. De l'autre côté, procédant avec mesure, je rencontrai des lésions semblables, mais moins avancées ; mon doigt décolla doucement un ovaire adhérent et congestionné, puis une trompe encore petite, mais dure, bosselée, déjà parenchymateuse à un faible degré. Je rompis toutes les adhérences, je libérai entièrement les organes et laissai tout en place. Il me serait difficile de dire si j'ai bien fait, si le mal ne doit pas évoluer de ce côté et la douleur venir, si la jeune fille ne sera pas obligée plus tard de subir une nouvelle opération. J'augure assez mal de sa fécondité ultérieure. Cependant, la résolution n'est pas impossible, et, si petites que soient les chances du retour à l'état normal, son âge, encore une fois, m'engageait à les lui laisser.

On voit que j'arrive à des cas où mes raisons pour tenter l'ablation unilatérale sont un peu « tirées par les cheveux ». Le 31 juillet 1891, il s'agissait d'une fille de vingt ans, ayant eu déjà un enfant et une fausse couche, et actuellement très malade, avec une grosse tuméfaction à droite et des signes moins précis à gauche. Après l'incision, je trouvai des adhérences intestinales et épiploïques difficiles à dissocier, et, cherchant d'abord du côté gauche, il fallut bien extirper une trompe parenchymateuse et un gros ovaire collés au petit bassin. De l'autre côté, magma inextricable, isolement pénible de quelques anses, et ouverture d'une cavité purulente grosse comme une noix. J'enlevai plusieurs lambeaux membraneux, et je me trouvai dans un foyer à parois rugueuses, entouré par l'intestin, et au milieu duquel je ne distinguais ni trompe ni ovaire. Après l'avoir épongé et vidé, je fis un lavage à l'eau salée, et je refermai le ventre sans drainage ni tamponnement. La guérison fut simple et rapide. Dans ce cas, en vérité, je ne pouvais guère m'attendre à respecter les annexes gauches, bien qu'elles fussent les moins malades, et j'avais choisi l'ouverture abdominale surtout pour obéir aux instances d'un de mes internes, moins édifié que moi sur la marche habituelle de ces lésions. Je ne me repens pas d'y avoir cédé, mais il faut reconnaître que cette laparotomie n'avait sur l'autre méthode aucune supériorité.

Je pourrais citer bien d'autres faits semblables, où la laparotomie entreprise avec l'idée de ne pas aller trop loin m'a conduit à la castration double : le 5 avril 1892, chez une fille de vingt-quatre ans qui avait des ovaires polykystiques et de grosses trompes oblitérées ; le 27 juin 1891, chez une femme de vingt-cinq ans, ayant à gauche un pyosalpinx et à droite des lésions non suppurées, mais qu'il était impossible de laisser dans le ventre, et dont l'ablation, d'ailleurs, ne l'a pas dispensé d'une hystérectomie vaginale secondaire (n° 163). Avec les propagations infectieuses de la métrite, il faut s'attendre à voir ainsi les meilleures intentions déçues, à se trouver mis en demeure de renoncer à la castration unilatérale qu'on espérait, quelquefois à regretter de n'avoir pas fait d'emblée l'hystérectomie vaginale, pour n'avoir plus à y revenir.

Depuis un an (février 1893), à l'hôpital Saint-Louis, j'ai fait vingt-huit laparotomies pour des affections tubo-ovariennes, et ce nombre me défendra, j'espère, contre le reproche d'abuser de la voie vaginale et de sacrifier d'avance des organes peut-être sains. Trois cas sont hors de cause : une femme de trente-six ans, qui me demanda expressément la laparotomie; une péritonite enkystée, consécutive à une castration ovarienne faite par un de mes collègues; une suppuration bilatérale des ovaires, compliquée d'un énorme hydrosalpinx et m'ayant fait croire à des fibromes. Ces faits mis à part, j'ai opéré vingt-cinq fois avec l'intention formelle d'épargner l'un des ovaires, chez des femmes entre dix-huit et trente-deux ans; mais quinze fois seulement j'ai atteint mon but. Il y avait, sur ce nombre, quatre suppurations unilatérales, et un cas dans lequel je n'ai rien enlevé, me bornant à rompre des adhérences multiples. J'ai dû neuf fois sacrifier les deux côtés, quatre fois pour une suppuration bilatérale que j'avais crue simple. Enfin, dans le vingt-cinquième cas, mes scrupules m'ont mal servi, car la malade est morte. C'était une fille de vingt et un ans, qui avait un utérus enclavé en rétroversion. Après avoir temporisé, cherché à ne rien faire, j'ai voulu faire le moins possible, examiner, redresser et fixer l'utérus, que sais-je? Mais j'ai dû, au milieu d'un magma d'adhérences, énucléer à grand'peine une trompe suppurée, fétide, à pédicule friable. Aucun flot de pus n'a souillé le péritoine, et je ne vois pas bien ce que le plan incliné ou tout autre moyen technique m'aurait donné de garanties. Mais la région était infectée ; toute effraction, toute rupture d'adhérences était un prétexte à l'inoculation septique ; bref, malgré lavage, tamponnement et drainage, sans vomissements ni météorisme, sans extension aux parties voisines du péritoine, la malade a succombé rapidement. Si j'avais, au-dessous des adhérences et par la voie vaginale, évacué le même pus fétide, je compterais un échec de moins.

J'insiste encore : dans les faits que je viens d'analyser, le motif de mon choix n'a pas été le pronostic bénin de la laparotomie en présence d'une lésion circonscrite. Je sais bien qu'au fond de beaucoup d'argumentations, c'est le sentiment qui règne ; on a peur de l'hystérectomie, on la trouve difficile et grave. Mais j'ai dit que cette peur n'était pas justifiée ; le vrai motif, c'est que la lésion bilatérale n'est pas démontrée et que la femme est jeune. Or, cette préoccupation de respecter l'un des ovaires s'impose naturellement quand les signes physiques et les signes rationnels semblent d'accord pour démontrer qu'il est sain, quand il n'y a pas d'endométrite, quand on suppose une tumeur hématique, séreuse, une lésion spéciale de la trompe ; tels sont les premiers exemples que j'ai rapportés (p. 247). La conduite à tenir est moins claire dès qu'il s'agit des propagations infectieuses de la métrite ; il faut beaucoup de chance pour tomber sur une lésion franchement unilatérale. Quand on cède au désir de faire le moins possible, on s'expose à laisser dans le ventre une salpingite qui paraissait bénigne, mais qui évoluera fatalement et ramènera les douleurs. Il y a longtemps que les chirurgiens ont mis à l'épreuve la castration incomplète ; mais il a fallu reconnaître qu'on peut faire ainsi d'assez mauvaise besogne. A telle enseigne que, chez une femme d'un certain âge et ayant fait ses preuves de fécondité, cette recherche de l'opération parcimonieuse devient un préjugé condamnable. Si, au contraire, la femme est jeune et s'il y a l'ombre d'un doute, il est de toute évidence qu'on doit raisonner autrement et tenter la conservation. Il ne faut pas se leurrer, alors, sur la valeur de l'incision exploratrice du cul-de-sac de Douglas; de quelques précautions qu'on entoure l'hystérectomie, il est impossible de faire par cette voie les distinctions délicates, et de reconnaître exactement l'état du tissu ovarien ou la perméabilité de la trompe. Ayons donc recours à la laparotomie, « opération de contrôle » qui permet de saisir les moindres chances favorables et d'éviter sûrement les sacrifices inutiles.

J'ajouterai que le doute sur la lésion bilatérale n'existe pas aussi souvent que le disent les adversaires de l'hystérectomie. Il semble, à les entendre, que le diagnostic des affections abdominales soit devenu tout à coup impossible. Des auteurs qui écrivaient de longues pages, il y a quelques années, pour nous dire qu'on doit reconnaître la place, le volume, la direction des organes avec une précision mathématique, prétendent aujourd'hui qu'on ne sait jamais ce qu'il y a dans le ventre. Nous ne sommes ni si clairvoyants ni si aveugles. Bien souvent, il est vrai, le détail des lésions nous échappe; il nous arrive de confondre la trompe et l'ovaire, de ne pas savoir s'il y a du liquide, etc.; les plus fins y ont été pris, et il est toujours bon de faire des diagnostics réservés. Mais, en tenant compte des signes physiques, de l'origine et de l'ancienneté du mal, du degré et de la continuité des souffrances, nous savons ordinairement reconnaître si les deux côtés sont pris, et quelle étendue peut avoir notre intervention. Et comme souvent, dans les situations douteuses, l'âge de la femme. sa fécondité depuis longtemps passée ou sa stérilité reconnue interviennent pour enlever tout scrupule, on voit qu'il ne faut pas s'exagérer le nombre des cas où le chirurgien a d'autres soucis en tête que le pronostic opératoire et la perfection du résultat thérapeutique.

NÉVRALGIES PELVIENNES

Si la crainte de sacrifier un ovaire sain ou moins malade suffit pour détourner de la voie vaginale, à plus forte raison faut-il hésiter quand l'existence même d'une lésion pelvienne n'est pas démontrée.

Je pense avoir fait déjà toutes les réserves que la question comporte (p. 151); avoir bien fait entendre que, dans les pures névralgies pelviennes, le chirurgien doit agir avec la plus extrême prudence, le plus souvent s'abstenir et n'opérer qu'à titre exceptionnel; avoir montré que, si on pense au nombre de femmes nerveuses qui nous passent entre les mains, la somme de mes observations ne peut donner l'idée d'une pratique tumultueuse et aveugle.

On m'a fait, cependant, des objections graves et pressantes. On m'a dit que la question était pleine d'obscurités ; j'ai soutenu qu'elle me paraissait claire, et, pour le démontrer, je vais reprendre en quelques mots les arguments qu'on m'a présentés et les réponses que j'y ai faites.

Je répète que j'ai en vue, exclusivement, « les phénomènes douloureux graves, permanents, rebelles qui ont pour siège l'utérus et les ovaires, ne correspondent à aucune lésion définie, et s'accompagnent d'un état névropathique plus ou moins accentué », et que j'ai l'intention formelle de laisser de côté « l'hystérie vraie, sans localisations douloureuses dans le petit bassin ».

Le mot dont je me suis servi, *grandes névralgies pelviennes*, a été traité de « néologisme fâcheux ». Je ne pensais guère, cependant, faire une innovation en appelant névralgies les douleurs sans lésion déterminée, non plus qu'en distinguant par un adjectif les formes les plus graves. N'y a-t-il pas aussi des migraines tolérables qui laissent le malade aller et venir, et d'autres qui l'anéantissent, le rendent incapable de tout travail, l'obligent à changer de carrière? De même, nous voyons des femmes qui souffrent modérément, et que je me garderais bien d'opérer; si j'ai dit « grandes névralgies pelviennes », c'est précisément pour faire entendre que seuls les cas extrêmes peuvent amener une intervention.

On m'a dit qu'il n'y avait plus de névralgies *sine materia*, que toute douleur avait pour cause une lésion anatomique. Je veux bien qu'il soit très scientifique de nier la névralgie pure comme on la comprenait autrefois; mais il n'en reste pas moins des douleurs qui ne correspondent à aucune lésion matérielle appréciable. Les minimes altérations qu'on signale dans le tissu ovarien sont inconstantes et n'ont pas de signification précise. Ranvier, Malassez, Quénu, etc., sont d'accord pour trouver sains ou bien peu malades la plupart des ovaires douloureux qu'on enlève. Pourquoi nous écrier toujours que nous ne savons rien, que nous vivons dans les ténèbres? Si Ranvier et Malassez n'ont rien trouvé, c'est apparemment qu'il n'y a pas grand'chose. Quand on aura pénétré plus avant dans l'intimité du cylindre-axe et de la myéline, peut-être les chirurgiens n'en seront-ils pas plus forts. Quand on aura, aux détails histologiques déjà vus, ajouté quelques détails de plus, la lésion se dérobera toujours à l'examen clinique, les femmes ne souffriront ni plus ni moins, et les indications chirurgicales seront les mêmes. Je suis loin de contester l'intérêt des fines recherches et leur utilité pour l'avenir; mais c'est maintenant, c'est aujourd'hui même, que nous sommes tenus d'être cliniciens.

On m'a dit que je confondais tout, que j'oubliais les diverses variétés, que je méconnaissais la névralgie ilio-lombaire (qu'on s'obstine à écrire iléo-lombaire), que cette manière de grouper tout ensemble « est antiscientifique et heurte de front les tendances analystes de notre époque ». Or, quand une femme souffre modérément, quand il s'agit, non de chercher un remède plus ou moins radical à une situation grave, mais de faire le diagnostic d'un utérus congestionné, d'une lésion annexielle au début ou d'un simple point névralgique, il faut sans doute localiser avec soin la douleur et apporter dans les recherches une grande précision; chacun peut et doit satisfaire ses tendances analystes. Mais le propre des grandes névralgies est d'être mal localisées; elles peuvent prédominer quelque part et l'ovaire gauche ne perd pas ses droits, mais elles sont partout à la fois, et cela surtout pendant les crises. Si le maximum de la douleur se fait sentir en un point fixe, on aurait tort d'y ajouter trop d'importance et d'oublier la part qui revient aux autres parties ; névralgie ovarienne, hystéralgie n'expriment pas la vérité, c'est l'appareil tout entier qui est responsable.

On m'a demandé comment j'établissais mon diagnostic, à quels signes principaux, à quel criterium j'avais recours pour justifier mon intervention. Pour que j'admette une grande névralgie pelvienne, il faut d'abord que l'examen local soit resté négatif. L'utérus est à sa place, non dévié ; le col est de volume ordinaire, sans déformation ; les culs-de-sac vaginaux ont conservé leur souplesse et n'offrent ni saillie ni empâtement d'aucune sorte. Mais il y a, sauf de rares accalmies, une exquise sensibilité au toucher du col et des culs-de-sac, au palper bi-manuel du corps, aux mouvements imprimés à l'utérus. La pression sur les fosses iliaques est aussi très douloureuse, et souvent la paroi abdominale se laisse à peine effleurer.

Quels sont les caractères de la douleur spontanée? C'est d'abord son *intensité*. Les malades souffrent terriblement, tous les jours, avec des redoublements et des crises ; les rémissions incomplètes ne leur permettent pas de s'occuper sérieusement; elles marchent pliées en deux, quelques-unes sont immobilisées et gardent le lit. L'histoire de plusieurs d'entre elles est curieuse: elles ont été vues au début de leur maladie par un médecin autorisé, et leur première crise a été désignée sous les noms de péritonite, salpingite, phlegmon du ligament large; elle s'est reproduite, plus ou moins fréquente, pendant plusieurs années, et toujours le diagnostic a été celui d'une lésion anatomique positive et d'un état général menaçant. Puis, un jour, on m'appelle pour un cas très grave: c'est une pelvi-péritonite qui fait mine d'envahir l'abdomen, c'est une femme « qui fait quelque saleté » dans son petit bassin, c'est un pyosalpinx avéré, une grosse tumeur à côté de l'utérus et qu'on sent dans la fosse iliaque ; pouls, facies abdominal, ballonnement, rien n'y manque ; il y a certainement du pus, etc. J'arrive au déclin du paroxysme, et je ne trouve rien; l'utérus est mobile, on ne sent même pas les annexes. Mais le toucher éveille encore une vive douleur; la malade est pâle, déprimée, commence à peine à se nourrir; elle a eu tous les symptômes qu'on rappelle devant moi, ceux du « péritonisme » le plus effrayant; et, comme la sensibilité extrême du vagin rendait le toucher difficile, comme le ballonnement nuisait au palper et que la moindre pression faisait contracter le muscle droit, on a cru sentir une tumeur.

Un second point, c'est la *durée*. Une seule de mes malades souffrait depuis deux ans ; chez les autres, il fallait remonter à cinq, dix, treize et vingt ans. C'est alors que le mal est invétéré, et qu'on a bien peu de chances de le voir disparaître un beau jour par une émotion morale ou par une médication jusque-là négligée. Il ne m'est jamais venu à l'esprit d'opérer des femmes qui souffraient depuis six mois, ni même depuis un an, ni de penser qu'une extirpation d'organes fût alors nécessaire. Et, quand on nous raconte l'histoire de ces malades qui, après avoir imploré notre intervention, déjouent subitement toutes les prévisions en guérissant toutes seules, il faudrait bien nous dire non seulement la quantité, mais l'ancienneté de leurs douleurs, et s'il s'agit d'un organisme depuis longtemps affaibli, dompté, incapable de réaction, ou bien d'un état nerveux sans racines profondes et pouvant s'évanouir comme par enchantement, sous quelque influence inattendue.

Enfin, l'*incurabilité* reconnue, les malades ayant « épuisé toutes les ressources de la thérapeutique ».

Cette formule est assez banale. N'a-t-on rien oublié? A-t-on mis en œuvre, surtout, les traitements les plus rationnels? Ici, j'avouerai qu'un bon nombre d'entre elles ont été soumises aux pratiques les plus inutiles : injections, tampons, cautérisations, électricité. Mais, d'autre part, il en est bien peu qui n'aient pris tous les médicaments qui réussissent contre la douleur : le sulfate de quinine et surtout le bromure de potassium, l'antipyrine et toutes les choses en *ine* de la thérapeutique moderne. Elles ont passé de mains en mains, ont été soulagées par quelques-uns, exploitées par beaucoup d'autres ; on leur a conseillé de se distraire et d'oublier qu'elles sont malades. Elles ont été aux eaux, mais n'en ont tiré qu'un mince bénéfice. Et alors, découragées, ayant perdu toute confiance, elles viennent à nous et réclament à grands cris une opération qui les délivre. Quelques-unes même, clouées dans leur lit et se nourrissant à peine, s'affaiblissent de jour en jour et sont gravement compromises. J'en ai cité une qui était presque mourante quand je lui ai porté secours (n° 170, p. 186), une autre qui ne valait guère mieux (n° 245, p. 189), et je ne les ai pas sauvées. Une troisième, qui est un triomphe pour la chirurgie, marchait à grands pas vers la même solution quand j'ai pu intervenir (n° 87, p. 162).

Telles sont les grandes névralgies pelviennes, et voilà dans quelles situations j'ai pu, sans être excessif, conseiller l'intervention chirurgicale. Je pense que les plus sages d'entre nous peuvent consentir, devant le tableau que j'ai tracé, à prendre le bistouri. Cependant, on m'a signalé de grands écueils et fait prévoir des désillusions.

D'abord, comme il arrive souvent, la discussion a quelque peu dévié. On m'a cité, par exemple, des malades opérées pour des lésions abdominales diverses, alors qu'elles présentaient des symptômes de lésions médullaires, tremblement, parole saccadée, figure hébétée, pleurs et rires ; les choses ont mal tourné, je le regrette, mais ces cas n'ont rien à voir avec les névralgies pelviennes.

On m'a cité les neurasthéniques, les hypochondriaques, qui souffrent ou croient souffrir de leurs ovaires et de bien d'autres points, qui ont des craintes et des idées fixes, qui s'attribuent ou semblent avoir, à un examen superficiel, des troubles utéro-ovariens, et qui ne sont que des « fausses utérines ». L'expression est fort juste ; mais il faut être bien léger pour faire naïvement le diagnostic que la malade propose, bien peu clinicien pour ne pas discerner l'exagération de ses paroles, le peu de valeur de ses plaintes, et croire à des localisations qui n'existent pas.

Que dire de ces malades qui sont de véritables aliénées? Elles sont bizarres, préoccupées avant l'intervention chirurgicale; elles sont ensuite des persécutées, des lypémaniaques qu'il faut envoyer à Sainte-Anne, et cela après les opérations les plus diverses, fibrome utérin, kyste ovarique, pyosalpinx. Quand on les voit devenir tout à fait folles, on apprend qu'elles ont été enfermées trois ans auparavant ou qu'elles ont voulu se couper la gorge. Moi-même, j'ai cité des faits de ce genre (p. 105); mais quel rapport avec les névralgies pelviennes?

On m'a dit enfin qu'après les médullaires, les hypochondriaques et les aliénées, il ne restait plus, pour souffrir du ventre, que les hystériques. « L'hystérie est à l'heure actuelle une maladie si commune, qu'elle n'en est plus une. Peu de femmes en sont indemnes... Supprimez l'hystérie, vous verrez vite se désemplir le cabinet des gynécologues. » Voilà qui est net et tranché: toute douleur sans lésions anatomiques sérieuses, en un mot toute névralgie pelvienne, a pour origine l'hystérie. Or, les opérations chez les hystériques ne réussissent pas ; donc, elles ne peuvent réussir contre les névralgies pelviennes. Syllogisme parfait ; reste à savoir si les prémisses, et par suite la conclusion, peuvent être admises.

Je proteste absolument contre cette manière d'esquiver les recherches délicates et les subtilités nécessaires de la clinique. Nous sommes des sceptiques et des gens pressés ; devant une femme qui souffre sans raisons bien claires et qui nous semble exagérer ses douleurs, le mot est vite lâché : « C'est une hystérique. » Or, il y a déjà longues années que, suivant les leçons du dimanche à la Salpêtrière, j'ai entendu dire à Charcot : « L'hystérie est une névrose déterminée, ayant ses symptômes, son évolution ; elle n'est pas n'importe quoi, et tout ce qui est nerveux n'est pas elle. »

Mes contradicteurs, à la Société de chirurgie, oubliaient tout bonnement l'arthritisme. Dit-on, par hasard, que la migraine, la sciatique ont toujours l'hystérie pour cause ? Depuis quand les névralgies pelviennes obéiraient-elles à une loi spéciale ? Chez une de mes malades (n° 155, p. 198), les douleurs avaient commencé, huit ans auparavant, par un rhumatisme articulaire aigu ; il y avait eu, en janvier 1891, une névralgie intercostale ; puis elle avait séjourné à Necker pour une bronchite, et finalement à l'hôpital Tenon, dans un service de médecine où, loin d'en faire une hystérique, on avait supposé une lésion grave des annexes. Une autre (n° 137, p. 164), malade depuis vingt ans, avait eu, pour la première fois, en 1891, une « attaque de nerfs » sur laquelle je n'ai pas de renseignements précis, et qui d'ailleurs n'était pas revenue ; mais elle avait surtout, à part ses douleurs pelviennes, des troubles dyspeptiques (lavages de l'estomac) et une affection mitrale qui a fini par l'emporter. Une troisième (n° 152, p. 167), depuis son opération, eut dans un avant-bras des douleurs qui passèrent avec de l'antipyrine et des manches de flanelle, puis un lumbago qui l'obligea de rester quelque temps au lit. Je citerai encore une vieille rhumatisante (n° 247, p. 178), ayant souffert autrefois d'une sciatique, ayant maintenant quelques douleurs dans les poignets et les coudes. Je rappellerais enfin l'aspect de ces malades, leur constitution, leur « diathèse » en un mot, si pareilles considérations, dans la gynécologie actuelle, n'étaient presque démodées.

Ce n'est pas ma faute si tant de médecins méconnaissent l'arthritisme, et si les malades, chapitrées à faux, nous demandent toujours de les « fortifier ».

L'anémie, cette explication si commode, est encore à l'ordre du jour ; elle suffit toujours au public, elle répond à ses théories préférées, et on voit celui-ci, on voit les médecins eux-mêmes faire les confusions les plus étranges, accuser de faiblesse et de lymphatisme les plus solides rhumatisantes, les nourrir de vin de Bordeaux et de viande de boucherie, ruiner leur estomac par le fer, le quinquina, l'huile de foie de morue. Il faudrait au moins, pour avoir le droit de faire la portion congrue à la chirurgie, soigner les malades par les procédés qui peuvent atténuer leurs névralgies au lieu de les exaspérer. Or, jugez le cas suivant : une jeune fille de vingt-quatre ans, de grande et forte taille, grasse, musclée, rouge, pléthorique, née d'une mère emphysémateuse et de robuste constitution, me consulte le 28 juin 1893 ; elle a bon appétit, bonnes digestions, bon sommeil ; elle mène une vie active et normale. Aucune maladie apparente, aucune lésion d'organe, aucun trouble menstruel ; mais elle a, depuis trois ans, un point névralgique à l'ovaire droit, fixe, persistant, qui l'inquiète, lui fait croire à une tumeur, et l'a déterminée à refuser plusieurs mariages, parce qu'« elle ne veut tromper personne ». Elle a eu des points intercostaux, sus-orbitaires, mais jamais aucune crise nerveuse. Elle a consulté plusieurs médecins ; je n'ose pas citer les noms. La seule bonne chose qu'on lui ait conseillée, c'est l'hydrothérapie ; mais on lui a dit maintes fois qu'elle était anémique et avait besoin de fortifiants, on l'a gorgée de vin de Bordeaux, de viande, de quinquina et de fer, à donner des douleurs à une lymphatique. Mon premier soin fut de l'engager à rompre avec ses mauvaises habitudes et de lui prescrire le régime qui convient aux arthritiques.

Aujourd'hui que les chirurgiens ont maille à partir avec les maladies internes, moins que jamais ils doivent ignorer la pathologie générale. Les notions pathogéniques utiles ne se résument pas dans l'existence du microbe ni dans les infections locales justiciables de la curette ou de la créosote. Il faut connaître aussi les « tempéraments morbides ». Qu'on donne des états constitutionnels l'interprétation qu'on voudra, qu'il s'agisse de bacilles, de toxines, de ralentissement de la nutrition, que les divers agents pathogènes se plient d'une façon ou de l'autre au grand fait de l'hérédité, l'arthritisme existe, il forme une famille naturelle que « les tendances analystes de notre époque », si légitimes qu'elles soient, n'ont pas désagrégée, et les malades dont nous parlons sont des *arthritiques nerveuses.*

Je n'ignore pas les relations étroites qui unissent l'arthritisme et l'hystérie. J'irai même très loin dans cette voie, au risque de donner beau jeu à ceux qui voient l'hystérie partout. Je pense qu'elle est un aboutissant, une forme, une modalité de l'arthritisme ; et j'en trouverais la preuve dans l'histoire de toutes les malades dont j'ai étudié avec soin les aptitudes morbides, l'hérédité, les coïncidences et les successions pathologiques, si je ne craignais de m'aventurer dans une trop longue dissertation. Mais je crois aussi que les tumeurs, et le cancer en particulier, se développent sur le terrain arthritique, et il ne s'ensuit pas que tous les rhumatisants doivent mourir de cancer. De même, il y a de francs arthritiques, il y en a qui souffrent de névralgies cruelles et tenaces, et qui cependant n'ont aucun des attributs de l'hystérie. La plupart des malades que j'ai citées au chapitre des névralgies pelviennes (p. 151) sont des arthritiques nerveuses, et rien de plus ; trois ou quatre sont notées comme hystériques, sous des formes et à des degrés divers ; quelques-unes seraient difficiles à classer, car c'est une question où abondent les « faits de passage ». Mais ce qui n'est pas douteux, c'est qu'un bon nombre de névralgies pelviennes sont des névralgies comme tant d'autres, et ne relèvent pas de l'hystérie.

Et c'est bien pour cela qu'on obtient des guérisons solides et durables; car le temps marche, et les faits que j'ai cités d'abord avec quelque timidité deviennent de plus en plus démonstratifs. Sans doute, il ne faut pas s'attendre à des résultats constants, absolus, puisqu'il y a des tempéraments divers et entre eux des nuances délicates. On pourrait même établir une division, une sorte de schéma qui ne dirait pas absolument la vérité, mais qui n'en serait pas loin : aux arthritiques pures, les guérisons franches; aux vraies hystériques, les résultats nuls, incomplets, temporaires, les récidives; aux formes intermédiaires, aux « faits de passage », les retours atténués, les petites douleurs persistantes qui sont encore des guérisons.

Cette formule n'est pas d'une exactitude parfaite, car les retours atténués peuvent se voir dans toutes les catégories; et, d'autre part, il n'est pas vrai que toute opération chez une hystérique soit frappée d'impuissance. J'ai des exemples qui prouvent le contraire (nos 85, 87); je citerai bientôt une malade (p. 284) qui avait tous les attributs de cette névrose, et chez qui la castration mit fin aux douleurs pelviennes, aux grandes attaques, à tous les troubles nerveux; elle est parfaitement guérie depuis trois ans. Je l'ai opérée *malgré* l'hystérie, à cause de sa douleur extrême, et je sais qu'en pareil cas les résultats sont douteux. Néanmoins, les faits heureux ne sont pas niables.

Mais pourquoi les opérer sérieusement, puisqu'elles sont hystériques? Pourquoi les mettre en danger ? Ne savez-vous pas que les laparotomies exploratrices, les opérations simulées peuvent donner des résultats surprenants? Je le sais. J'ai publié, dans *l'Union médicale* du 15 septembre 1891, l'analyse détaillée d'un important mémoire de White (de Philadelphie), où sont étudiés « les effets curatifs des opérations *per se* ». Avant l'apparition du travail de White, j'avais présenté à la Société de chirurgie une série d'observations qui montraient bien l'influence merveilleusement curative de certaines laparotomies frustes, sans ablation d'organes, même chez des malades où l'hystérie n'est pas en cause [1]. Ces faits ne me sont donc pas inconnus, pas plus que l'observation fameuse d'Israël; je sais que les opérations de ce genre peuvent réussir, et j'en suis partisan quand il y a des motifs sérieux pour éviter

[1] Bull. de la Soc. de chir., 29 juillet 1891.

une mutilation. Mais il ne faut pas trop s'y fier, même en y ajoutant tout l'appareil de la suggestion. J'ai complètement échoué sur une hystérique, en 1892; vainement j'ai voulu la délivrer, par une incision au-dessus de l'ombilic, de spasmes rythmiques du diaphragme dont elle souffrait terriblement. Dans la série de mes hystérectomies vaginales secondaires figure une jeune fille (n° 155, p. 198) que je voulais absolument guérir par la laparotomie sans lui rien enlever; j'ai laissé les deux ovaires et j'ai refermé le ventre, mais la douleur a continué de plus belle. Voilà pourquoi j'ai dit à la Société de chirurgie : « Parmi toutes ces façons d'agir, la plus réservée peut vaincre des accidents graves et la plus radicale manquer son but, tant sont bizarres et capricieux les troubles dont il s'agit; mais les opérations complètes et rationnelles donnent le plus souvent de bons résultats, et c'est ce que je veux démontrer. »

Comme, après tout, j'apportais mes preuves, la controverse a bientôt suivi une autre piste. On a dit que mes observations se contredisaient, parlant de névralgies pures et montrant des lésions positives: que j'avais méconnu les petites lésions accompagnées de grandes douleurs, adhérences, dégénérescences de l'ovaire, etc., lesquelles nous autorisent à prendre le bistouri, car « toutes les fois qu'en même temps il y a une lésion matérielle, même très petite, il y a indication ».

Dans ces petites lésions qui viennent si à propos, je demande à faire plusieurs parts. Il y a des femmes qui souffrent beaucoup pour des altérations diverses du col ou de la cavité utérine ; je n'appelle pas névralgies pures les douleurs qui accompagnent une rétroversion. Les irrigations d'eau chaude, pratiquées avec méthode, font résorber les exsudats de la périmétrite et calment, au moins temporairement, des salpingites commençantes. Dilatation, curage, réparation du col, redressement du corps font cesser du jour au lendemain des douleurs intenses. Il y a donc une petite gynécologie qui fait déjà beaucoup de bien ; il y en a une moins élémentaire, plus chirurgicale, mais réservée et prudente, qui analyse les lésions et les répare sans détruire aucun organe. Celle-là n'est pas aimée des chirurgiens qui trouvent fastidieux d'examiner l'utérus en détail, qui vont droit aux grandes opérations et ne pensent qu'au rôle des annexes dans la pathologie féminine. Bien loin de considérer l'utérus comme une quantité négligeable, elle lui attribue, au contraire, beaucoup d'actes morbides, elle le traite et le guérit patiemment. Elle n'admet pas que l'ablation des ovaires soit le remède à tous les maux et tarisse infailliblement la source des douleurs, des pertes sanguines et de tous les réflexes dont la cavité pelvienne est le point de départ.

Mais, à côté de ces maladies utérines justiciables de la gynécologie utérine, il y a — qu'on me passe l'expression — des petites lésions qui n'en sont pas. La plupart d'entre nous ont fait leur connaissance à l'époque où la castration ovarienne commençait à gagner la faveur des chirurgiens. Aujourd'hui, nous disons d'une façon générale « affections des annexes », mais alors on ne parlait que de salpingites. Or, plus d'une fois, à l'ouverture du ventre, et non sans étonnement, nous avons trouvé la trompe saine. Il y avait seulement quelques petites adhérences celluleuses, nous les décollions d'un air grave ; ou bien, sur l'ovaire, une petite bosselure transparente et quelques sillons, c'était l'ovaire scléro-kystique. Nous donnions la pièce à un histologiste, qui n'y trouvait rien d'extraordinaire. Les petites adhérences? Quelle femme peut se vanter de n'en pas avoir ? Un peu de tissu fibreux, quelques vésicules dilatées, un vieux corps jaune rempli de sérosité, c'est monnaie courante à partir d'un certain âge. Pourquoi donc la femme que j'opère en souffre-t-elle, quand sa voisine ne sent rien?

Si les petites adhérences et l'ovaire scléro-kystique vous suffisent pour dire : « Je n'opère que s'il y a quelque chose, » prenez garde : je dis que c'est une échappatoire, une excuse après l'incision faite et l'intégrité des organes constatée. Avouez donc que vous opérez quelquefois sur le symptôme douleur, soupçonnant une lésion, mais n'ayant rien trouvé à l'examen le plus attentif ; et vous n'en êtes pas plus criminels, si la femme était très malade. Ces opérations-là, vous les avez faites comme moi, plus que moi peut-être, et nous les ferons encore lorsqu'il le faudra, parce que nous rendrons ainsi de grands services.

Je vais plus loin : certaines lésions petites, mais réelles et incontestables, accompagnent la névralgie, mais ne la créent pas, et ne sont pour l'opération que des prétextes. J'ai parlé (p. 144) de ces métrites douloureuses qui sont rebelles aux traitements les mieux institués et les mieux suivis, à plus forte raison aux manœuvres empiriques. C'est au tempérament morbide qu'il faut demander la cause de la persistance des douleurs et de l'inutilité de la thérapeutique ; c'est lui qui fait d'une petite lésion une maladie grave, au point de nous pousser quelquefois aux interventions radicales. Ne dites pas alors que c'est « une lésion matérielle, même petite », qui crée l'indication ; c'est encore le symptôme douleur qui nous force la main.

Quand le toucher vous révèle, à côté de l'utérus, une poche arrondie, fluctuante et de médiocre volume, et qu'en présence de douleurs vives et anciennes vous croyez à une hydro-salpingite ; si vous trouvez, au cours de la laparotomie, entre les deux feuillets du ligament large et sans rapport avec des annexes parfaitement saines, un kyste séreux gros comme un petit œuf, à paroi mince et transparente, me ferez-vous croire que ce petit kyste parovarien [illegible], à lui tout seul, une maladie qui réclamait l'ouverture du ventre?

Tous les chirurgiens disent que l'ovaire polykystique est par lui-même très douloureux ; je n'en suis pas convaincu. Et je parle, encore une fois, de la transformation du tissu ovarien en une agglomération de kystes séreux, maladie primitive, sans ovarite ni péri-ovarite, ni adhérences, ni salpingite; et non de ces ovaires malades, infectés en même temps que la trompe, dans lesquels on trouve quelques vacuoles et du tissu sclérosé. La maladie kystique de l'ovaire est comparable à la maladie kystique de la mamelle. A-t-on assez discuté sur la nature de celle-ci, à propos des descriptions de Brissaud, Malassez, Quénu, etc., et des confusions faites au lit des malades ! S'est-on assez demandé s'il s'agissait d'une mammite chronique ou d'un épithéliome, d'une tumeur bénigne ou maligne ! On aurait pu remarquer davantage la bilatéralité, certaines coïncidences pathologiques, telles que des fibromes utérins, l'aspect des malades, leurs antécédents morbides, leur diathèse. Qu'on fasse le même travail pour l'ovaire polykystique, non moins bilatéral et non moins diathésique, et on appréciera mieux sa valeur. Il s'agit là d'une altération glandulaire spéciale, qui n'est pas vraiment inflammatoire et qui ne survient que chez certaines femmes. Voici une jeune fille de vingt ans (n° 159, p. 196) qui saigne constamment et souffre le martyr depuis qu'elle est formée. Je note en passant qu'elle n'est pas hystérique ; elle n'a ni boule ni autre stigmate. Pour les raisons que j'ai dites plus haut, je pratique la laparotomie et j'enlève deux ovaires polykystiques, absolument dégénérés, mais très mobiles dans une région saine. La malade est vierge ; où est la métrite initiale, l'inoculation, la propagation infectieuse, les traces d'inflammation sur la trompe ou le péritoine pelvien ? Les douleurs et les pertes ont commencé à l'âge de treize ans ; faut-il insister pour démontrer que la lésion est venue d'elle-même, sans provocation banale ? En supprimant les ovaires, j'ai bien cru enlever tout le mal ; et, cependant, la douleur a repris de plus belle, pour ne cesser qu'après l'ablation de l'utérus, qui était sain. La dégénérescence ovarienne n'était donc pas la vraie, la seule cause des symptômes, tout l'appareil y prenait part. Là encore, c'est la douleur que j'ai visée, c'est une névralgie pelvienne que j'ai guérie.

La petite lésion a pris tout récemment, sous la plume de Stapfer, une forme inattendue[1]. La tendance de son intéressant travail est de rapporter les souffrances et les infirmités des femmes à la cellulite pelvienne, à des « œdèmes localisés, douloureux, apyrétiques, du tissu conjonctif ». Il s'agit d'une variété non suppurative ; ne pas confondre avec le phlegmon. On les trouve autour de l'utérus et des annexes, dans les ligaments de Douglas, sur la paroi abdominale, dans les points où Valleix

[1] Stapfer, *Cellulite et myo-cellulite localisée douloureuse*, Annales de gynécol. et d'obstétrique, juillet-août 1893.

et Beau ont placé leurs névralgies lombo-abdominale et ilio-lombaire. On les constate en faisant un pli à la peau ; ils sont causés par un trouble circulatoire ; les masseurs suédois les décrivent admirablement, mais ils sont « généralement inconnus hors de Suède » ; le massage les guérit, ce que ne démontrent pas tout à fait les trois observations citées par l'auteur à l'appui de sa thèse.

La cellulite pelvienne, dit Stapfer, « a été l'occasion des diagnostics surprenants qui ont vu le jour dans ces derniers temps : grande névralgie pelvienne, etc. ». Laquelle des deux est la plus surprenante, ma névralgie ou sa myo-cellulite ? Voilà la question. Je lui accorde bien qu'il y a autour des organes souffrants de petits œdèmes de voisinage qui échappent aux touchers inattentifs ; que ces œdèmes, ayant pour siège le tissu cellulaire, peuvent s'appeler cellulite. Mais je dis, à mon tour, qu'en l'absence de grosses lésions anatomiques des organes pelviens, ces « troubles vaso-moteurs », comme il les appelle lui-même, ressemblent furieusement à ceux qui accompagnent quantité de névralgies, celles de la face par exemple ; que, s'il raye d'un trait de plume la coccyodynie, la contracture du sphincter, etc., pour y substituer la cellulite anale et coccygienne, il pourrait aussi bien décrire la névralgie du trijumeau sous le nom de cellulite faciale. Je lui demande aussi pourquoi ces petits empâtements, si légers qu'il faut être Suédois pour les percevoir, sont « douloureux, très douloureux, et même atrocement douloureux » ; pourquoi « beaucoup de femmes atteintes de cellulite sont des névropathes ». Je lui demande de ne pas trouver surprenant que j'établisse un étroit rapport entre ces douleurs disproportionnées et le tempérament qui les engendre ou les accentue, et qu'enfin je localise un peu moins, au bout de mon doigt, la maladie et son traitement.

Car c'est, en dernière analyse, au traitement que nous voulons en venir ; c'est une manière de guérir les malades que Stapfer a en vue, c'est aux résultats de certaines opérations que pensaient les chirurgiens qui m'ont dit, comme argument suprême, que je ne pouvais pas les guérir ; c'est aux résultats de mes opérations que je pense quand j'affirme que la chirurgie est puissante. Seulement, pour réussir, il ne suffit pas d'accepter sans contrôle ce que la tradition recommande ; il faut choisir la méthode qui s'adapte le mieux aux cas pathologiques, analysés, discutés comme nous l'avons fait. Tel est le dernier point sur lequel je veux m'appesantir.

Toutes les batailles se sont livrées jusqu'ici autour de la laparotomie. C'est elle que vantent les auteurs qui ont osé traiter chirurgicalement les accidents nerveux; c'est d'elle que certains ont abusé ; c'est à elle que s'en prennent les sages qui réprouvent l'abus, ou les abstentionistes qui blâment toute opération ; c'est à elle que j'ai entendu faire allusion beaucoup de nos confrères qui exercent dans les villes d'eaux, y reçoivent chaque année des femmes opérées, mais continuant de souffrir, et soutiennent au nom de leur expérience que la chirurgie ne réussit pas toujours. Ils ont bien raison, et je leur réponds invariablement qu'avec la laparotomie il doit en être ainsi. Je citerai cependant trois faits à son actif.

1° Une de mes malades, opérée à vingt-huit ans, le 22 octobre 1890, est toujours bien portante. Elle avait un enfant de sept ans et était malade depuis cinq années, avec des pertes blanches, des métrorrhagies répétées, des douleurs violentes, toujours nettement localisées du côté gauche. On ne sentait pas d'annexes volumineuses, mais l'examen éveillait une très vive sensibilité. Par l'incision abdominale, je trouvai à droite un ovaire un peu gros, sans adhérences, et une trompe normale ; après ablation, j'arrivai à découvrir dans le tissu ovarien deux ou trois petits kystes insignifiants. A gauche, là où je m'attendais à trouver des lésions positives, rien ; petit ovaire sain, trompe saine, si bien que je les replaçai dans l'abdomen. C'était sans doute un scrupule exagéré dans l'espèce, et même une imprudence. Mais je n'eus pas à m'en repentir ; la malade fut guérie instantanément et complètement. Avant de quitter Avignon, c'était une impotente, immobilisée à chaque instant et condamnée par tout le monde ; on la croyait morte, quand elle annonça son retour de Paris ; on vint la chercher à la gare avec une voiture, pensant qu'elle ne pouvait marcher, mais elle rentra chez elle d'un pas ferme, à la stupéfaction générale. Ainsi, la castration unilatérale portant sur un ovaire à peu près sain, non sensible, et épargnant l'ovaire douloureux, avait fait disparaître une névralgie rebelle, vieille de cinq ans et sans aucune lésion matérielle.

2° J'ai revu pendant deux ans et demi une fille de vingt-trois ans, opérée le 10 mars 1891. Fausse couche à dix-sept ans ; grande nerveuse, longtemps soignée à l'hôpital, ayant des attaques fréquentes et une humeur capricieuse, rendant la vie intolérable à ceux qui l'entouraient, et qu'on n'osait plus laisser sortir. Elle avait une sensibilité ovarienne excessive, prise dans un service de médecine pour une salpingite grave. Laparotomie d'un quart d'heure, ablation d'ovaires sains et mobiles, cessation complète des douleurs et des troubles nerveux. Aujourd'hui, elle est tranquille, elle vit régulièrement, elle travaille et la guérison ne s'est pas démentie.

3° Enfin, une religieuse de vingt-sept ans, à qui j'ai enlevé des ovaires sans lésions, parfaitement sains d'aspect, le 6 mai 1890. Elle souffrait depuis cinq ans d'une névralgie pelvienne qui l'empêchait de marcher et de vaquer à ses occupations, la tenait au lit la majeure partie de son temps, revenait par crises violentes sans la quitter jamais, et s'accompagnait de métrorrhagies abondantes. J'en avais eu de bonnes nouvelles pendant quelques mois après l'opération ; je sais maintenant, pour l'avoir revue plusieurs fois, qu'elle est toujours guérie et complètement débarrassée de ses douleurs.

Il me serait facile, en parcourant mes notes, de retrouver plusieurs faits anciens analogues à ces derniers et dont, aujourd'hui seulement, je comprends la valeur. Ce sont des laparotomies que j'ai faites à mes débuts et que j'ai rangées sous des rubriques banales : salpingo-ovarites légères, périovarites, ovaires à petits kystes, etc. Les malades sont des arthritiques nerveuses ; j'en ai revu longtemps un grand nombre et j'en revois encore plusieurs, qui viennent me consulter pour de petits maux, des points névralgiques, des troubles de l'estomac, ce qui ne les empêche pas d'aller et venir, de travailler sans fatigue et sans douleurs abdominales, d'être guéries en un mot.

Il est donc bien établi que la laparotomie peut réussir ; et c'est fort heureux, car diverses conditions, et notamment l'âge des malades, nous forcent quelquefois d'apporter dans nos actes la discrétion que permet seule une laparotomie, puisqu'elle peut rester purement exploratrice, ou mener à la rupture de simples adhérences, à la résection partielle d'un ovaire, à la castration unilatérale. Néanmoins, il faut le reconnaître, les opérations partielles, y compris la castration double, sont celles qui ont le plus de chances de manquer leur but. Et voilà pourquoi, malgré les étonnements et les répugnances de quelques-uns, j'ai préconisé l'hystérectomie vaginale comme la méthode la plus sûre contre les grandes névralgies pelviennes.

Cette opinion s'appuie sur tous les considérants que j'ai développés jusqu'ici, et que je vais essayer, pour conclure, de résumer en une formule précise.

Depuis quelques années, l'idée de l'infection a dominé l'esprit des chirurgiens et réglé étroitement leur conduite. La métrite est devenue l'endométrite infectieuse, et les succès du traitement local ont paru justifier cette doctrine exclusive. Mais, depuis que les petits moyens gynécologiques sont à la portée de tout le monde, employés à tort et à travers, sans esprit médical, depuis qu'on fourre la curette dans tous les utérus sans se demander s'il y a quelque chose à gratter, les échecs sont devenus innombrables. Quelle est aujourd'hui la femme qui, venant nous consulter pour des douleurs persistantes, est encore vierge de curage ?

Nous ne réduirons à sa juste valeur cette thérapeutique irréfléchie et banale, nous ne ferons clair et compréhensible pour tous le traitement des maladies utéro-ovariennes, qu'à la condition d'étudier non seulement l'utérus, mais la femme, et de voir que nos malades se divisent en deux grandes catégories, dont je supprime, afin de ne pas m'encombrer, les variétés neutres, indécises, les hybrides de toutes sortes, pour ne garder que les types essentiels: lymphatiques et arthritiques.

Leurs pathologies ne sont pas les mêmes. Les

lymphatiques sont tolérantes; elles n'ont ni éréthisme nerveux ni tendances néoplastiques ; elles s'accommodent des blessures légères, ne souffrent que des grosses lésions et ne sont malades que lorsqu'elles sont infectées. Chez elles, on voit toute la série des maux que peuvent donner l'accouchement et la blennorrhagie, depuis la simple métrite cervicale jusqu'aux pyosalpinx les plus graves et aux pelvi-péritonites les plus étendues; mais leur col malade est toujours le gros col déchiré d'Emmet, leurs hémorrhagies sont toujours causées par des altérations suffisantes et non par des congestions inexpliquées, leurs douleurs ne sont très vives que si l'inflammation est très aiguë, les distensions ou les compressions très menaçantes. Ces douleurs, si étroitement liées à leur cause visible, disparaissent avec elle. L'endométrite est guérie par le curage, l'ectropion cervical par l'opération de Schrœder. Enlevez-leur une trompe suppurée, tout est fini, la trompe saine ou peu malade ne dit rien ; supprimez une double salpingite, l'utérus peut rester sans dommage. Elles donnent raison aux laparotomistes quand même, et justifient les opérations partielles.

Tout autres sont les arthritiques. Elles aussi peuvent être infectées par l'accouchement et la blennorrhagie et montrer leur col sous le même aspect, avec cette différence que pour la même lésion leur sensibilité est plus vive; les mêmes traitements locaux peuvent être utiles et suffisants. Mais toujours il reste, avec elles, une arrière-pensée: la réparation locale n'entraîne pas forcément la guérison des symptômes; après l'extirpation d'une poche purulente, le danger immédiat est passé, mais l'utérus peut rester douloureux. Il y a plus, ces malades ont des lésions qui leur appartiennent, et qui ne sont pas le résultat pur et simple de l'inoculation septique. Quel rôle précis attribuer à l'infection chez ces femmes saines et robustes, qui n'ont dans leur passé ni blennorrhagie ni accidents puerpéraux, dont le col est régulier, sans déchirure, mais dur, sclérosé, hypertrophique, rempli d'œufs de Naboth, le corps épaissi, parenchymateux, la cavité légèrement agrandie, mais sans catarrhe purulent ni fongosités? Elles ont des « métrites chroniques douloureuses » comme elles ont des bronchites et des congestions pulmonaires. L'amputation du col peut leur être utile, mais la sus-vaginale vaut mieux que l'opération de Schrœder, parce qu'elle emporte une plus grande partie de l'utérus, atrophie mieux et décongestionne le reste. Elles ont des ovaires polykystiques comme elles ont des néoplasies de diverses natures, portant sur les tissus épithéliaux et glandulaires. L'ablation des ovaires peut leur rendre service, mais ne les préserve pas toujours des poussées congestives et des hémorrhagies. Enfin, parmi elles se rencontrent les pures névralgiques, utérus mobile, col ordinaire, souplesse des culs-de-sac, et en même temps douleurs extrêmes, localisées ou diffuses, revenant par crises et finissant par altérer gravement la santé. Je répète que ces dernières ont souvent donné lieu à des diagnostics anatomiques trop précis, que l'opération n'a pas confirmés ; alors on s'est étonné que la destruction facile de lésions peu profondes ne fût pas suivie d'une guérison franche, et c'est maintenant une opinion courante que la laparotomie guérit moins bien les petites lésions que les grosses. On n'a pas vu que les petites lésions ne font parler d'elles et ne réclament notre intervention que chez une catégorie de malades ; on n'a pas vu que leurs salpingites catarrhales, leurs adhérences, leurs micro-kystes ne sont pas, au fond, la cause de leurs grandes douleurs ; et que la castration ovarienne, fût-elle bilatérale, leur laisse tout un appareil circulatoire et nerveux en pleine activité. Que fait-on, *a fortiori*, quand on enlève des ovaires qui n'offrent même pas les quelques altérations sus-dites? Une opération localisée contre une douleur qui ne l'est pas, et qui a pour siège tous les organes vivants du petit bassin. Et par ce dernier mot je réponds d'avance à une objection qu'on peut faire : après les ovaires, il reste l'utérus ; après l'utérus, il reste encore des nerfs et des vaisseaux pelviens. Oui, mais l'expérience prouve qu'il n'en reste plus assez.

Me voici au but que je me proposais d'atteindre. J'ai cité des exemples de laparotomies suivies de guérison durable; mais j'ai montré aussi, par des faits, que l'incision abdominale suivie d'une opération sur les annexes ne réussit pas toujours à calmer les douleurs, et c'est justement le nombre des insuccès qu'on invoque pour la déclarer injustifiable. Au contraire, les hystérectomies vaginales que j'ai faites d'emblée ou après l'échec de la laparotomie, m'ont donné une série heureuse à peu près ininterrompue.

Si donc je me fonde sur la simplicité relative de l'opération dans les cas de ce genre, sur l'inutilité de conserver l'utérus après l'ablation des ovaires, sur les raisons théoriques qui militent en faveur de l'extirpation totale, enfin sur mes observations, je pense qu'il faut regarder l'hystérectomie vaginale comme la méthode de choix contre les névralgies pelviennes. Encore une fois, je ne recommande pas de l'appliquer toujours, sans autre examen. Bien au contraire, les malades de cette catégorie ne peuvent se traiter sommairement; les conseils d'abstention, de réserve, d'intervention exploratrice et limitée doivent être écoutés et obéis comme je l'ai fait plus d'une fois. Mais il faut bien avouer qu'il y a des cas où la souffrance et le désespoir des malades imposent un complet sacrifice, et c'est alors que les chirurgiens sans timidité et sans système ont le devoir d'abandonner, s'il le faut, leurs vieilles habitudes pour suivre jusqu'au bout l'indication vraie.

FIBROMES UTÉRINS

Je n'entreprends aucune polémique sur la bénignité de certains fibromes, la valeur des traitements palliatifs, le danger qu'il peut y avoir à les laisser grossir. Je suppose une tumeur fibreuse en voie d'évolution et manifestant ses tendances par des douleurs et des pertes sanguines. L'indication opératoire est nettement posée; il nous reste à choisir entre la castration ovarienne et l'extirpation par l'une ou l'autre voie.

Longtemps nous avons préconisé la *castration ovarienne*, pour deux motifs : l'hystérectomie vaginale avec morcellement n'existait pas, et l'abdominale était grave. Nous avons même obtenu par elle de bons résultats, qu'il ne faut pas nier aujourd'hui; mais ils n'étaient pas constants et ne pouvaient l'être. Dans un travail communiqué en 1890, j'ai voulu établir dans quelles conditions et dans quelle mesure l'ablation des annexes devait atteindre son but, et j'ai dit que le succès était en grande partie subordonné au siège de la tumeur, à ses rapports avec la paroi utérine. Il en est de même pour toute méthode indirecte, agissant par l'intermédiaire de la circulation et du système nerveux. « Si on pense que tout fibrome reconnu appelle et légitime l'électricité, on néglige une distinction à faire entre les fibromes interstitiels et ceux qui s'énucléent pour se développer sous le péritoine. Les premiers, incorporés à la masse utérine, participent à la vie de l'organe ; ils y excitent la contraction, la douleur, l'afflux sanguin ; eux seuls sont hémorrhagiques [1].

[1] Il n'est pas question ici des « polypes » qui s'énucléent d'eux-mêmes à travers le col, et dont la thérapeutique ne soulève pas les mêmes controverses.

Tout ce qui modifie la circulation et la nutrition de la paroi utérine agit en même temps sur eux. Ainsi fait l'électricité, quand elle réussit contre les pertes ; ainsi fait aussi l'ablation des ovaires, qui supprime les congestions périodiques et atteint le même but par une voie différente.

« Mais que voulez-vous faire avec des courants sur ces corps fibreux énucléés, végétant pour leur propre compte, pourvus d'une circulation peu active et désintéressés des actes physiologiques de la paroi utérine ? C'est alors qu'on ne peut espérer aucune réduction de leur volume, aucune atténuation des compressions et des douleurs...

« On peut faire une comparaison curieuse entre la castration ovarienne et l'électricité, quant à leur manière d'agir et à leurs indications. Toutes les deux produisent la décongestion de l'utérus ; mais il ne faudrait pas pousser trop loin le parallèle, car les résultats diffèrent profondément. Avec les courants, on exerce une action temporaire, on enraye un symptôme, et la malade est maintenue en état de guérison apparente, à la condition d'y revenir souvent. Quant au retrait de la masse, on le guette, on le mesure en millimètres, on l'évalue à grand'peine à travers la paroi mobile du ventre, mais il est assez rare qu'il saute aux yeux; je ne le nie pas, mais bien des auteurs nous disent qu'ils n'en ont observé aucune trace. Après la castration, au contraire, les conditions physiologiques de l'utérus sont radicalement changées; les tumeurs interstitielles subissent une réduction quelquefois très rapide — certaines, qui montaient à l'ombilic, dépassent à peine le pubis au bout d'un mois — et une réduction permanente. L'électricité, si utile qu'elle puisse être, n'est qu'un palliatif; l'ablation des ovaires donne des guérisons définitives... Toutes deux influencent les tumeurs qui vivent avec l'utérus : celle-ci les modifie temporairement, et leur activité ralentie peut toujours se réveiller ; celle-là les guérit en créant la ménopause. Si bien que les deux méthodes agissent de même et conviennent aux mêmes cas, mais la castration est de tous points supérieure.

« Elle est supérieure, mais elle ne suffit pas à tout. Bien des cas lui échappent : les grosses tumeurs, végétant hors de la paroi utérine, développées vers l'abdomen, et causant l'ascite, la gène et la compression de l'intestin, le volume excessif du ventre, l'épuisement de la malade, ou bien les petites tumeurs qui nuisent par leur siège, rétro-utérines, enclavées, adhérentes, comprimant les vaisseaux et les nerfs pelviens[1]. »

Je reproduis une observation typique, donnée alors à l'appui de mes idées. Il s'agit d'une femme de quarante-huit ans ; le col est porté derrière le pubis, l'excavation est occupée par une masse ayant le volume d'une tête de fœtus à terme, enclavée, mais non adhérente, car elle est soulevée par le doigt, et les mouvements qu'on lui imprime se communiquent à une autre masse qui paraît grosse comme le poing, saillante au-dessus du pubis, n'atteignant pas l'ombilic et inclinée vers la fosse iliaque gauche. Il est difficile d'affirmer que ces deux masses ne forment qu'une seule tumeur; cependant, je porte le diagnostic de gros fibrome interstitiel occupant la paroi postérieure, et le 15 juin 1889 je procède à la castration ovarienne. Après avoir constaté le développement de l'utérus vers la fosse iliaque, j'enlève les ovaires et les trompes sans explorer le petit bassin ; le 15 juillet, la malade nous quitte en bon état.

Mais tout n'est pas fini. Je la revois en octobre, nerveuse, dyspeptique, sans règles ni pertes ; puis elle revient se plaindre en décembre : mêmes tu-

[1] L.-G. Richelot, *L'électricité, la castration ovarienne et l'hystérectomie*. Soc. de chir., 16 juillet et 5 novembre 1890.

meurs, abdominale et pelvienne, paraissant ne faire qu'une seule masse, et n'ayant pas diminué de volume; mêmes compressions dans le petit bassin, mêmes douleurs dans le ventre, les reins et les jambes, même incapacité de travail. La castration ovarienne, bien qu'ayant supprimé les règles, a pleinement échoué; il me reste à en chercher la cause, et surtout à extirper la tumeur. Or, la seconde laparotomie, pratiquée le 24 décembre 1889, expliqua fort bien l'insuccès de la première : je trouvai d'abord une tumeur grosse comme une orange, interstitielle, née au voisinage de la corne gauche, qui fut énucléée pour diminuer l'utérus et faciliter les manœuvres; puis j'allai chercher dans le cul-de-sac de Douglas et je fis sortir avec peine un second fibrome du volume du poing, pédiculé sur la face postérieure de l'utérus et franchement extra-pariétal. Corps utérin et masse fibreuse furent enlevés en même temps.

Evidemment, l'ablation des ovaires ne pouvait rien contre une tumeur presque indépendante, qui ne produisait ni congestion ni pertes, et ne troublait la santé que par son enclavement dans le petit bassin; les ovaires supprimés, le volume du fibrome et les compressions restaient les mêmes. C'est pour avoir méconnu cette disposition que je n'avais pas choisi d'emblée l'hystérectomie; celle-ci faite, la malade guérit parfaitement.

« En résumé, disais-je après l'exposé de ce fait, la castration ovarienne ne doit pas être employée sans discernement. Il ne faut pas dire qu'elle est bonne pour les petites tumeurs et l'hystérectomie pour les grosses ; elle peut réussir contre les secondes et échouer contre les premières; ce qu'il faut surtout, c'est que les tumeurs soient interstitielles. » Bouilly a repris cette idée au dernier Congrès de chirurgie, en disant que l'opération « ne s'adresse d'une manière utile qu'aux fibromes interstitiels dont la présence entretient dans l'utérus cet état particulier de vitalité excessive et de congestion exagérée qui se traduisent par l'hyperplasie du tissu utérin et, à chaque époque menstruelle, par des hémorrhagies. Il n'est pas besoin d'ajouter que les fibromes sous-péritonéaux qui ont franchi les limites du parenchyme utérin pour se développer dans l'abdomen, soutenus et nourris par un pédicule plus ou moins grêle, ne sont nullement justiciables du traitement par l'ablation des annexes [1]. » Impossible d'être plus entière-

[1] BOUILLY, *Du traitement des fibromes par la castration tubo-ovarienne*, 7e Congrès de chirurgie. Paris, 1893, p. 36.

ment d'accord. Ajoutons seulement que la qualité de fibrome interstitiel ne garantit pas l'arrêt des symptômes à la suite de l'opération ; nous l'avons tous vu, et quelques observations de Bouilly en font foi.

Le même auteur dit fort bien que, pour être bonne, la castration ovarienne doit être facile. Souvent, en effet, les ovaires et les trompes sont déplacés, collés à l'enceinte pelvienne, enfouis derrière la tumeur ; les doigts, pour les atteindre, s'insinuent avec peine et ne peuvent les attirer ; l'opération est laborieuse, incomplète, et aboutit à l'insuccès thérapeutique. Elle peut même être périlleuse, et Bouilly, sur vingt-six opérations, annonce trois morts — avec des circonstances atténuantes.

En somme, que faut-il penser ? La question a changé de face, et l'ablation des annexes est descendue au second rang. Le discours de Bouilly est judicieux, réservé, à cheval sur deux opinions successives ; je me demande si, depuis qu'il l'a prononcé, il a fait beaucoup de castrations ovariennes pour fibromes.

C'est qu'aujourd'hui nous possédons de nouvelles et merveilleuses ressources : une hystérectomie vaginale qui vient à bout des grosses tumeurs, on peut dire sans mortalité, une hystérectomie abdominale perfectionnée et d'un avenir certain. Les deux méthodes ne doivent pas être opposées l'une à l'autre ; chacune a son domaine et ses attributions.

Avant de marquer leur place dans la thérapeutique des fibromes, je veux dire un mot d'une opération qui est, pour ainsi dire, un diminutif de la première, et qui mérite encore notre faveur : c'est l'*énucléation* d'Amussat rajeunie par l'antisepsie et la manœuvre du morcellement. Elle convient aux tumeurs uniques, de volume modéré, contenues dans une loge pariétale saillante vers la cavité utérine. J'en ai deux belles observations recueillies dans ces trois dernières années. La première a trait à une femme de cinquante-sept ans auprès de laquelle je fus appelé d'urgence en octobre 1891 pour des accidents de rétention d'urine et de constipation absolue. Une tumeur volumineuse comprimait la vessie et le rectum ; l'occlusion intestinale était menaçante, la malade s'affaiblissait rapidement et l'opération fut décidée du jour au lendemain. Le fibrome bourrait le segment inférieur et refoulait à droite la cavité utérine. Sa loge fut largement ouverte et le tissu fibreux morcelé de bas en haut ; des lanières de gaze iodoformée remplacèrent la tumeur, dont l'extirpation avait duré une heure un quart et n'avait pas donné, pour ainsi dire, une goutte de sang. Guérison facile.

Chez la seconde, femme de trente-neuf ans opérée en mai 1892, le symptôme dominant était l'hémorrhagie. Traitements prolongés sans résultat; l'électricité n'avait réussi qu'à augmenter les douleurs et surtout les pertes, qui duraient maintenant trois semaines sur quatre. Après examen, je m'attendais à faire une hystérectomie vaginale; mais, en commençant, je vis qu'il s'agissait d'un fibrome unique logé à gauche dans la paroi utérine et refoulant à droite la cavité. Section bilatérale du col, mise à nu et morcellement intra-pariétal du fibrome, tamponnement à la gaze iodoformée, suites bénignes et résultat thérapeutique irréprochable.

L'occasion est assez rare de faire cette opération. Et c'est dommage, car elle offre une grande sécurité, notamment au point de vue de l'hémostase. Il ne s'agit plus d'énucléer la tumeur en masse, comme au temps d'Amussat; on la fragmente peu à peu, on y met une heure et même davantage; l'utérus descend à mesure que la loge se vide, pas un point n'est touché ou sectionné sans être vu, et le fond de la loge est sous les yeux quand les derniers lobes de la tumeur en sont séparés. De cette manière, si la paroi est très mince, on ne risque pas de la rompre et d'ouvrir le péritoine sans le savoir; on peut aussi, chemin faisant, réformer son diagnostic, constater l'existence de plusieurs fibromes et passer, s'il le faut, du morcellement de la tumeur à celui de la matrice elle-même.

Cherchons maintenant une formule qui résume les indications respectives des deux hystérectomies. Nous voulions autrefois, par la castration, esquiver les dangers de l'extirpation sus-pubienne; celle-ci n'était qu'un pis aller pour les tumeurs énormes. Aujourd'hui, quand il le faut, nous l'abordons sans peur, mais nous enlevons de préférence par les voies naturelles tout ce qui, à la faveur du morcellement, peut traverser le petit bassin. En d'autres termes, l'hystérectomie vaginale s'est purement et simplement substituée à la castration, parce qu'elle est encore plus bénigne et beaucoup plus efficace.

J'ai fait quarante-trois fois l'hystérectomie vaginale pour fibrome; je n'ai eu qu'une mort, dans un cas d'une extrême gravité, chez une femme de soixante-deux ans épuisée par les douleurs et les pertes, et encore l'opération avait été parfaitement régulière, la malade allait très bien, et la mort, survenue le cinquième jour, fut causée par une fausse manœuvre de ma part. J'ai donné plus haut la relation de ce fait (p. 203). Parmi les quarante-deux guérisons, je compte des tumeurs volumineuses — j'ai été jusqu'à 1,780 grammes, — des morcellements laborieux, des opérations qui durent une heure, une heure et demie — j'ai été jusqu'à deux heures un quart. Il faut de la conviction et de la patience pour mener à bien l'entreprise ; il y a des utérus friables qui donnent de mauvaises prises et restent longtemps immobiles, des tumeurs qui remontent, se dérobent, si bien qu'à certains moments l'opérateur piétine sur place et même n'ose plus bouger ; puis une pince-érigne bien placée, un coup de bistouri donné à propos viennent éclaircir la situation, et peu à peu les fragments se détachent, des fibromes entiers s'énucléent, la masse se mobilise. Et quelle que soit la durée, si pénibles que soient les efforts, aucune offense pour le péritoine, aucun agent d'infection, aucun risque pour l'intestin. Aussi la facilité de la guérison fait-elle toujours contraste avec la gravité apparente des manœuvres. Après une opération d'une heure et demie, la malade est sans fièvre et n'a pas plus d'accidents qu'après la plus simple des laparotomies. J'ajoute qu'elles sont entièrement débarrassées de leurs maux, et que la fameuse question des « suites éloignées » n'existe pas pour elles.

Mais jusqu'où pouvons-nous aller? Quelles limites assigner au morcellement vaginal? Les utérus à enlever par cette voie sont ceux qui, au lieu de contenir un fibrome unique, saillant du côté de la muqueuse, de moyenne grosseur, énucléable, renferment dans leurs parois une ou plusieurs tumeurs qui ne peuvent disparaître qu'avec l'organe lui-même; et, en même temps, ceux qui n'ont pas un volume excessif et atteignent tout au plus l'ombilic. Mais le volume n'est pas un criterium suffisant. A dimensions égales, il y a des utérus développés tout entiers au-dessus du détroit supérieur, qu'il serait difficile d'attaquer par le vagin, et qu'il y a tout avantage à faire passer par une incision hypogastrique; il y en a d'autres pour lesquels le choix est douteux; il y en a enfin qui se présentent normalement dans la cavité pelvienne, y pénétrant en forme de coin, ou penchés en arrière et faisant saillir le cul-de-sac de Douglas, ou remplissant le segment inférieur et transformant la lèvre postérieure du col en une masse arrondie. Ces derniers sont justiciables du morcellement par les voies naturelles; mais il est bien entendu que l'habitude, le sens clinique du chirurgien suppléent à l'insuffisance de nos définitions et peuvent seuls, en dernier ressort, déterminer sa conduite.

Si, de par le volume ou la disposition des fibromes, la voie abdominale paraît seule praticable, il est bon de savoir que les chirurgiens ont accompli de ce côté d'énormes progrès. Pour mon compte, je fais aujourd'hui avec pleine confiance l'ablation sus-pubienne de l'utérus fibromateux, et je maintiens que son pronostic devient de jour en jour plus comparable à celui de l'ovariotomie. Est-ce le traitement perfectionné du pédicule ou la suppression de l'utérus en totalité qui doit réunir tous les suffrages ? Nous le saurons dans un avenir prochain.

PROLAPSUS

Le petit nombre de mes hystérectomies pour prolapsus (p. 208) est la preuve que, malgré mes sentiments bien connus pour cette opération, je ne lui attribue, dans l'espèce, qu'une valeur assez restreinte. Je ne la réprouve nullement, puisque je l'ai faite encore le 20 décembre dernier ; elle est permise, à la condition qu'on l'applique aux femmes d'un certain âge, dont l'utérus est devenu un meuble inutile ; et je la trouve d'autant plus légitime qu'elle n'est ni difficile ni grave. Mais j'ai presque toujours adopté une autre ligne de conduite, et je ne suis pas sûr que, dans les quatre cas où je l'ai faite sans fibromes ni complications annexielles, les raisons qui m'ont guidé soient indiscutables.

Quénu l'a préconisée dans un rapport à la Société de chirurgie qui date précisément du 20 décembre, et a décrit un procédé qui consiste à unir par la suture les ligaments larges à la plaie du vagin, pour empêcher celui-ci de retomber. Plusieurs de nos collègues ont apporté des observations ; elles étaient peu nombreuses, et les orateurs peu certains des conclusions qu'ils en devaient tirer.

Pour juger la question, il faut, selon moi, partir d'un double principe : 1° la colporrhaphie est une opération très efficace ; 2° la fixation vaginale est illusoire.

Je dis, en premier lieu, que le plus grand nombre des chûtes utérines que nous observons guérissent très bien par la colporrhaphie. Le meilleur procédé me paraît être celui d'Hégar, et je le fais très simplement : surface d'avivement triangulaire aux dépens de la paroi postérieure, que mon doigt décolle rapidement de bas en haut ; avivement elliptique sur la paroi antérieure ; série de points séparés en crin de Florence, que j'échelonne de haut en bas, l'aiguille prenant le tissu cellulaire prérectal pour bien ramasser les tissus ; mépris complet des procédés d'auteur, des étages, des surjets compliqués ; aucune recherche de la régularité mathématique ; avant tout, supprimer assez d'étoffe et rétrécir autant qu'il le faut. Jamais, sur un nombre considérable d'opérations, la réunion primitive n'a manqué ; j'ai eu seulement quelques récidives après plusieurs mois, chez ces femmes dont les tissus ont une puissance de relâchement extraordinaire. Quand la chûte s'est reproduite, j'ai rétréci de nouveau, et je n'ai pas encore vu cette seconde opération manquer son but. Ce qu'il faut, en somme, pour empêcher le vagin de retomber, c'est enlever, dans une large mesure, les tissus exubérants et rétrécir le conduit.

Quant à vouloir accrocher la paroi vaginale, je répète que c'est une illusion. J'ai lu un jour dans le *Bulletin médical* un procédé de « vagino-fixation » que Péan avait employé chez une malade et qu'il vantait beaucoup ; cela consistait à passer des anses de fil dans le tissu cellulaire, à droite et à gauche du vagin, pour y former des brides cicatricielles. Quelques mois plus tard, la malade entrait dans mon service avec une récidive complète, et je la guéris simplement par la colporrhaphie.

Aujourd'hui, Quénu nous recommande un procédé plus séduisant, plus chirurgical à coup sûr, mais auquel je ne me fierais pas davantage. Après avoir enlevé l'utérus et fait l'hémostase par des ligatures à l'exclusion des pinces à demeure, il réunit sur la ligne médiane les deux ligaments larges pour former une sangle, il suture la plaie vaginale à cette sangle et replace le tout dans le petit bassin. Puis il compare les ligaments larges à des lambeaux autoplastiques, admet qu'ils doivent se rétracter vers leur base, c'est-à-dire vers l'enceinte pelvienne, et compte sur eux pour suspendre le vagin.

Malheureusement, les ligaments larges ne sont pas des lambeaux autoplastiques; ils sont flasques, obéissants, et se laissent attirer au dehors, par le vagin ou l'utérus, avec une docilité désespérante. Je puis donner la preuve que les rapports anatomiques réalisés par la suture entre eux et la plaie vaginale s'établissent d'eux-mêmes, naturellement, à la suite de l'hystérectomie *et de l'application des pinces à demeure*. J'ai opéré, il y a longtemps (9 septembre 1886), une femme qui avait un cancer de l'utérus un peu trop avancé, et qui mourut à la fin du troisième jour, douze heures après l'ablation des pinces, avec des phénomènes nerveux singuliers, aphasie et convulsions, suscités par une double néphrite interstitielle. A l'autopsie, le péritoine était sain et complètement formé par les deux ligaments larges qui, inclinés l'un vers l'autre et unis sur la ligne médiane, étaient d'ailleurs collés aux deux lèvres de la plaie vaginale. Après guérison, ligaments et plaie eussent été solidement fusionnés; et cela doit être la disposition normale de la cicatrice, toutes les fois qu'un épanchement sanguin ou une suppuration septique ne viennent pas désunir les tissus. Or il est d'expérience que, malgré la cicatrisation la plus régulière, les parois vaginales réduites après l'hystérectomie peuvent retomber quelques mois plus tard; donc cette fusion du vagin et des ligaments est insuffisante pour les soutenir.

Pour conclure, j'émettrai quelques propositions générales sur le traitement du prolapsus utérin, sans discuter longuement le rôle du périnée (appareil de soutien) ou celui des ligaments (appareil de suspension), recherche trop subtile et dont il est dangereux de vouloir tirer les indications.

Il faut d'abord mettre à part les cas où la chûte s'accompagne de lésions qui peuvent motiver par elles-mêmes l'extirpation de l'utérus. Tels sont les fibromes et les maladies annexielles dont j'ai parlé. Le prolapsus, pour ainsi dire, n'est pas en cause ; il a seulement l'avantage de rendre l'opération plus facile.

Si la chûte est simple, si l'utérus est petit, si l'exubérance et la flaccidité des parois ne sont pas extrêmes, la colporrhaphie bien faite est le traitement par excellence.

Si l'utérus est gros, si l'hypertrophie du col donne à penser que le volume et le poids de l'organe pourront nuire à la réunion ou favoriser la récidive, l'amputation sus-vaginale — non celle d'Huguier, mais celle que nous faisons maintenant — précédera la colporrhaphie.

Si le relâchement excessif des tissus rend douteux le succès de l'anaplastie vaginale, d'emblée ou après la récidive, on peut, l'anaplastie restant la base du traitement, recourir à des moyens auxiliaires, tels que l'opération d'Alexander, ou mieux l'hystéropexie. Et cependant, malgré la fixation de l'utérus, on a vu les parois vaginales se dérouler encore à l'extérieur.

Devons-nous ranger l'hystérectomie parmi ces moyens auxiliaires ? Encore une fois, je ne veux pas la proscrire; mais il faut se rappeler le mécanisme de la procidence : ce n'est pas l'utérus qui pousse le vagin dehors, c'est le vagin qui se déroule et attire l'utérus. Que la suppression d'un organe volumineux et pesant, douloureux, hémorrhagique, paraisse opportune, qu'on la juge bénigne et plus expéditive qu'une amputation sus-vaginale avec suture circulaire de la plaie vaginale au moignon, c'est fort bien. Mais il faut savoir qu'on ne fait rien de plus radical en agissant ainsi; au contraire, l'hystérectomie est accessoire, c'est un premier temps qui sera suivi d'une intervention nouvelle. Aussi serait-elle inférieure, si on la faisait seule, aux traitements qui réussissent du premier coup; aussi devons-nous tenir pour rationnel de ne pas la faire seule, d'assurer l'hémostase par des ligatures à l'exclusion des pinces afin d'avoir le champ libre, et de la faire suivre d'une colporrhaphie immédiate. Et c'est ainsi que, de gré ou de force, nous en revenons toujours à la colporrhaphie.

MANUEL OPÉRATOIRE

L'hystérectomie vaginale sera, peut-être, encore modifiée. Toutefois, sans dire que la technique soit arrivée à la perfection, nous pouvons affirmer qu'aujourd'hui les tâtonnements ont disparu, et que les jeunes opérateurs, prenant la question au point où nous l'avons mise, n'ont plus à craindre de refaire les écoles par lesquelles nous avons dû passer.

Je leur conseille de ne pas innover trop vite et à bâtons rompus, s'ils ne veulent s'exposer à revenir plus d'une fois sur leurs pas.

Pour mon compte, ayant fait l'opération dans les conditions les plus variées et les plus périlleuses, n'ayant jamais reculé quand il me semblait rester aux malades une chance de salut, je ne suis pas loin d'avoir vu toutes les difficultés, et de pouvoir, en exposant ma pratique personnelle, décrire l'opération sous toutes ses faces.

On a mille fois écrit et discouru depuis quelques années sur l'antisepsie, les pansements, les lits et tout le matériel gynécologique ; aussi éviterai-je de parler longuement sur des choses devenues banales, pour m'attacher davantage à tracer un tableau fidèle de l'opération.

Je dois prévenir que je ne décrirai aucun procédé de ligature, et que je m'en tiendrai, comme autrefois, à l'emploi des *pinces à demeure* [1]. Aussi, avant d'aller

[1] Je rappellerai en quelques mots, et sans entrer dans les détails d'une polémique épuisée, l'origine de la pince à demeure appliquée à l'hystérectomie vaginale.

Le 11 novembre 1885, je lus à la Société de chirurgie une première observation d'hystérectomie vaginale faite pour un cancer de l'utérus. La malade était morte d'hémorrhagie, un des ligaments larges ayant été mal serré par les fils de soie. Pour la première fois, je proposai alors de remplacer les ligatures par les pinces à demeure, dans les termes suivants : « Je crois que ces pinces, étreignant les deux ligaments larges, nous dispenseront des ligatures et rempliront parfaitement la double indication que je vous ai signalée : 1° assurer l'hémostase ; 2° abréger la durée de l'opération... En résumé, je ne crois pas me faire illusion en disant que la suppression du temps le plus difficile de l'hystérectomie vaginale constituera un véritable progrès, puisqu'elle diminuera la violence des manœuvres et préviendra sûrement l'hémorrhagie. Le procédé que je vous propose, et que j'emploierai certainement à la première occasion, c'est la pince à pression substituée à la ligature des ligaments larges. L'antisepsie fera le reste, et l'opération ainsi réglée nous donnera, j'espère, de beaux succès. »

A la suite de cette communication, Terrier, Bouilly, etc., adoptèrent le procédé des pinces à demeure, qui bientôt se répandit et contribua à la vulgarisation de l'hystérectomie vaginale. A cette époque, Péan se servait des pinces au cours de l'opération, les enlevait toutes après avoir lié en deux faisceaux les ligaments larges, et fermait la plaie vaginale par la suture.

Comme la question de priorité a soulevé une vive controverse, il n'est pas inutile de citer les principaux passages d'une lettre que j'ai écrite à la *Gazette des Hôpitaux* le 20 avril 1889 :

« ... Permettez-moi de rétablir les faits en quelques mots. Après ma

plus loin, vais-je répondre aux accusations qu'on a portées contre cette façon de pratiquer l'hémostase.

On lui a reproché de ne pas donner de sécurité absolue. On a cité des pinces qui dérapent ; mais il suffit d'avoir de bons instruments et de savoir les entretenir. On a cité des chirurgiens qui se laissent déborder par le sang et n'arrivent pas à placer leurs pinces ; mais l'inexpérience d'une méthode ne prouve rien contre elle. Un novice est exposé à mal placer des fils aussi bien qu'autre chose, et ce n'est pas l'hémorrhagie au cours de l'opération qui peut servir

communication du 11 novembre 1885 à la Société de chirurgie, où je donnais le conseil d'abandonner toute ligature et de faire l'hémostase définitive des ligaments larges en laissant les pinces à demeure, j'ai reçu la lettre suivante :

1er mars 1886.

Mon cher Richelot,

Je ne pense pas que ce soit à dessein que vous ayez oublié de mentionner dans l'*Union médicale* les premiers cas d'hystérectomies vaginales que j'ai pratiquées à Paris, bien qu'ils aient été communiqués en 1883 à l'Académie de médecine et mentionnés par divers journaux. Sans doute, vous n'en avez pas pris connaissance à la bibliothèque de l'Académie.

Aussi, je me fais un véritable plaisir de vous envoyer la leçon clinique où ils ont été mentionnés. Elle est extraite du tome IV des *Cliniques de Saint-Louis* qui paraîtra dans quelques jours.

Ma première opération a été faite à Paris, avant que notre confrère Demons ait fait sa première hystérectomie vaginale à Bordeaux. Les deux suivantes ont été également faites en 1882. Vous voyez qu'elles intéressent la statistique parisienne. Depuis cette époque, j'ai fait trois autres opérations semblables avec deux succès, ce qui, pour ma pratique personnelle, porte à six le nombre des opérées, avec quatre succès et deux insuccès. Je tiens d'ailleurs à votre disposition toutes les observations et toutes les pièces anatomiques à l'appui, si elles peuvent être utiles pour vos recherches.

Votre dévoué collègue,

PÉAN.

d'argument, c'est l'hémorrhagie secondaire. Or, sur deux cent soixante-quatorze opérées, on a vu (p. 82) qu'une seule fois, immédiatement après l'ablation des pinces, ma malade s'est trouvée en danger; et je puis dire, encore aujourd'hui, que la forcipressure me donne toujours une tranquillité parfaite.

Les pinces. dit-on, peuvent blesser l'uretère. Sans doute; il a même été saisi par des ligatures, et je voudrais bien savoir quel instrument serait doué du pouvoir mystérieux de le repousser loin du champ

« On voit que dans cette lettre il n'est pas dit un mot de la forcipressure. C'est que, dans les trois observations communiquées à l'Académie, l'auteur n'utilise pas les pinces à demeure; il recommande expressément — j'ai la brochure sous les yeux — d'enlever toutes celles qui ont servi au cours de l'opération, de les remplacer par des ligatures et de procéder à la fermeture de la plaie, en adossant les feuillets péritonéaux.

« Parut ensuite la thèse de Gomet (*De l'hystérectomie vaginale en France*, juillet 1886), où sont publiées dix nouvelles observations de Péan, jusqu'alors inédites. Dans l'une d'elles, datée du 19 juin 1885, l'auteur s'exprime ainsi: « Il m'aurait été impossible, en raison de la hauteur à laquelle ces pinces étaient placées, de les enlever; je me décidai à les laisser à demeure et je ne fis pas de suture de la plaie. » Dans la même thèse est décrit le procédé de Péan, qui consiste à faire basculer l'utérus, à lier en deux faisceaux chaque ligament large, et à fermer la plaie par dix à vingt points de suture.

« Déjà Bœckel, le 26 octobre 1882, avait laissé deux longues pinces à demeure sur des vaisseaux que les fils ne pouvaient atteindre; Jennings (de Londres) avait agi de même, après échec de la ligature, le 30 octobre 1885.

« Ces faits m'étant connus, je déclarai formellement au Congrès français de chirurgie, le 19 octobre 1886, qu'en me servant des pinces à demeure dans l'hystérectomie vaginale je n'avais fait « aucune invention », et que mes droits de priorité se réduisaient à la formule suivante: emploi systématique des pinces à demeure et suppression de toute ligature, non pas à titre d'expédient et dans les cas difficiles, mais toujours et comme procédé d'élection. Cette phrase n'a rien d'am-

opératoire. Puisque l'uretère se trouve dans la région, il est naturel qu'on doive compter avec lui, qu'un faux mouvement le mette en péril et que sa blessure fasse partie des accidents possibles de l'hystérectomie vaginale. Toute la question est de savoir s'il est plus exposé avec les pinces qu'avec les ligatures; et cela n'est pas, car les pinces doivent être placées, *de visu*, à l'endroit même où seraient passés les fils. En réalité, c'est un ennui qu'il est facile d'éviter en suivant scrupuleusement les règles du manuel opératoire.

On a parlé d'intestin grêle saisi au cours de l'opé-

bigu; aujourd'hui encore, elle me paraît suffire pour répondre aux accusations qui ne m'ont pas été ménagées... »

Autre document. Doyen (de Reims), dans un travail sur le *Traitement chirurgical des affections inflammatoires et néoplasiques de l'utérus et de ses annexes* (Arch. provinciales de chirurgie, 1er décembre 1892), écrit :

« Richelot avait proposé, dès novembre 1885, de laisser les pinces à demeure selon l'idée de Spencer Wells. Le 8 juillet 1886 — Doyen fait erreur, c'est le 28 avril — et de propos délibéré, il mit ce procédé à exécution, puis le communiqua à l'Académie de médecine le 13 juillet. Il est donc bien évident que Péan, tout en ayant auparavant, par exception ou par nécessité, laissé des pinces à demeure après l'hystérectomie vaginale, n'a employé méthodiquement la forcipressure, non plus temporaire, mais définitive, que le 21 juillet, c'est-à-dire dans sa deuxième hystérectomie qui suivit la communication de Richelot (13 juillet). Le 19 juillet, il avait encore lié et réduit les ligaments; cette opérée succomba.

« Ces dates, dont l'exactitude est facile à vérifier, assurent sans conteste à Richelot la priorité dans l'application méthodique à l'hystérectomie des pinces à demeure. Bien mieux, la revendication de Péan au 2e Congrès de chirurgie (1886) est tout artificielle et n'est basée que sur ce fait qu'il laissait des pinces à demeure dans d'autres opérations. Aussi, ne pouvant opposer à Richelot des dates précises concernant l'hystérectomie, ne trouve-t-il rien de mieux à faire que de détourner la discussion en la plaçant sur un terrain général, pour se proclamer l'inventeur de la méthode hémostatique. »

ration, ou mortifié par la pression d'une pince. J'ignore absolument les faits de ce genre ; sans doute on a poussé à l'aveugle, on n'a pas cherché à voir toujours le point saisi, à ne prendre qu'une partie limitée, à ne pas laisser déborder outre mesure l'extrémité des mors.

Les pinces encombreraient le vagin. Bien au contraire, quand on sait les manier, elles servent à écarter les parois, à faire descendre les parties qu'on veut voir ou extraire. Dire que, pour enlever commodément les ovaires, il faut que l'hémostase soit faite avec des ligatures, c'est montrer qu'on ignore absolument la méthode qu'on prétend juger.

Les pinces auraient encore un défaut : elles empêcheraient l'antisepsie. Par quel mécanisme ? En vérité, je n'en sais rien.

La seule critique raisonnable qu'on leur ait adressée, en l'exagérant beaucoup, c'est d'être plus douloureuses que les ligatures. Le fait n'est pas niable. Mais il faut dire que chez quelques femmes — je le sais maintenant — cette douleur est nulle ou peu s'en faut; chez beaucoup d'autres, elle est très modérée ; chez toutes, elle est aisément calmée par une piqûre de morphine. C'est faire un véritable roman que de décrire comme un supplice l'« opération nouvelle » qui consiste à enlever les pinces au bout de quarante-huit heures.

Un mot sur l'*outillage*. Il faut peu d'instruments, et les meilleurs sont de formes très simples. Je n'ai aucune estime pour ces trousses monumentales, ces boîtes énormes contenant l'arsenal de dix opérations, et des engins bizarres sur lesquels s'est exercée l'imagination des fabricants, parfois même celle des chirurgiens. Certains outils, que nous croyions utiles autrefois, même dans les cas simples, ne servent plus à rien aujourd'hui, même dans les cas difficiles. En résumé, voici les instruments qui me paraissent recommandables :

Écarteurs. — Trois écarteurs à lame plate et coudés à angle droit: 1° une valve « postérieure », longue de 6 centimètres et large de 4; 2° deux valves « antérieures », larges de 2 centimètres et demi à 3 centimètres au plus, longues de 10 et 12. Il est bien rare que la valve postérieure, courte à dessein, ne me suffise pas, dans tout le cours de l'opération, pour déprimer la commissure, et l'une des deux autres pour écarter en avant et soulever la vessie. Quelquefois l'une des longues valves est utile en arrière ou sur un côté; jamais je n'en ai mis plus de trois à la fois, pendant quelques minutes.

Bistouris. — Un bistouri ordinaire, un autre à long manche, avec une lame courte et droite. Les formes coudées ne sont pas nécessaires.

Ciseaux. — Longs ciseaux utérins, courbes sur le plat. Les formes droites sont inutiles.

Pinces à traction. — Deux pinces-érignes à mors simples ; deux pinces fortes à mors tridentés; deux ou trois de moyenne force, intermédiaires aux deux séries précédentes. Un instrument dont je ne me sers pas souvent, mais qui peut être utile, est une pince à mors fenêtrés qui saisit très bien les fragments qu'on veut arracher ou couper, les annexes qu'on veut attirer à l'extérieur.

Pinces hémostatiques. — C'est là le point délicat. Il en faut trois séries : 1° huit longuettes à mors droits, et quatre à mors courbes. Elles sont destinées aux ligaments larges ; deux ou quatre à mors droits suffisent très souvent, les autres leur viennent en aide, sont placées temporairement, disparaissent; presque jamais je n'ai besoin des courbes. Elles ont 6 centimètres au plus pour les mors, et 10 ou 11 pour le manche ; quelques-unes ont des mors plus courts. Cette brièveté assure la solidité de la prise ; l'instrument mis en place peut évoluer à l'aise dans le conduit vaginal et servir aux tractions. Laissé à demeure, il est léger, peu saillant au dehors. Il a complètement détrôné les longues pinces courbes sur le champ qui avaient la prétention de s'accommoder à la forme de la cavité pelvienne, mais qui étaient lourdes, se maniaient difficilement et serraient imparfaitement des tissus d'inégale épaisseur. La pince courbe sur le champ est le modèle primitif imaginé par Péan pour faire l'hémostase temporaire des ligaments larges, avant d'y placer des ligatures. Je m'en suis servi pendant deux ans (1886-88). On l'a nommée bien à tort la « pince de Richelot ».

2° Une vingtaine de pinces hémostatiques ordinaires.

3° Une dizaine de même forme que les précédentes, mais longues de 16 centimètres. Ces « longuettes de seize » n'ont rien de monumental; elles servent à pincer quelques vaisseaux dans la profondeur.

J'ai compté environ cinquante-cinq instruments qui peuvent être emportés dans une petite boîte métallique, et ne sembleront insuffisants qu'aux amateurs de grands étalages.

Comme il faut tout prévoir et qu'on peut, à la rigueur, blesser la vessie, il est bon d'avoir des aiguilles. une pince à disséquer, du catgut et des crins de Florence.

J'emploie encore : 1° des *tampons* d'ouate iodoformée, gros comme des noix et très lâches; 2° des *lanières* de gaze iodoformée, qui ne me servent que pour les poches purulentes ; 3° des *éponges*, que rien ne peut remplacer, à mon avis, et qu'il est bien facile de rendre aseptiques. Je ne les compte pas avant et après l'opération, et je n'ai pas besoin de les monter sur des pinces à anneaux dorés. Un chirurgien de sang-froid connaît chacun des instruments qu'il a placés, même quand ils sont nombreux; il peut les retrouver, les désigner; et jamais l'opération ne se termine sans que les pinces logiquement groupées et servant d'écarteurs ouvrent le fond de la plaie et mettent à nu ses moindres détails.

Je ne dis rien de la préparation antiseptique et des autres soins préliminaires du côté de la vessie ou du rectum ; mais j'attire l'attention sur la *position de la femme.* Quelques-uns la placent dans le décubitus latéral gauche, la fesse relevée par un aide. C'est ce que j'appelle une position d'auteur, c'est-à-dire qu'un chirurgien qui en a pris l'habitude peut la trouver bonne et la préférer à toute autre. Mais j'affirme qu'elle n'est jamais nécessaire ni jamais supérieure, en principe, au décubitus dorsal; qu'elle n'offre aucun avantage pour les utérus adhérents et difficiles, la position ordinaire convenant aux autres cas; enfin qu'elle a des inconvénients manifestes et peut être une cause de gêne et d'ennuis pour les chirurgiens qui n'ont pas encore d'habitudes prises. Il faut des aides plus nombreux, leur besogne est plus difficile et plus fatigante; la femme n'est pas bien immobilisée, et ses mouvements peuvent troubler l'opération; enfin, quand une trompe suppurée s'ouvre à l'improviste, le pus n'a-t-il pas tendance à couler vers la partie déclive, c'est-à-dire vers la brèche péritonéale qui à ce moment peut exister derrière la vessie, et que ferme incomplètement la valve antérieure? Au contraire, si la femme est sur le dos, les jambes solidement fixées sur des supports métalliques, deux aides patients, même sans grande expérience, suffisent aux opérations les plus graves; si la table est de bonne hauteur, le chirurgien opère sans fatigue; enfin, quand des poches purulentes se crèvent, le pus s'écoule directement en bas et le péritoine est mieux protégé.

Cela dit, j'ai trois opérations différentes à décrire, trois espèces d'utérus pouvant réclamer l'hystérectomie vaginale :

1° Les utérus mobiles, parmi lesquels se rangent les cancers limités, à titre exceptionnel les utérus névralgiques, certaines métrites rebelles, certains prolapsus;

2° Les utérus adhérents, comprenant les grosses lésions des annexes, les suppurations pelviennes;

3° Les utérus fibromateux, quand le siège ou le nombre des tumeurs rend nécessaire une extirpation totale, et quand la masse n'est pas trop volumineuse pour être enlevée par les voies naturelles.

L'hystérectomie vaginale appliquée aux utérus mobiles s'est perfectionnée, mais elle ressemble encore à celle que nous faisions avant 1888. Les deux autres sont nouvelles venues; le chirurgien qui les aborde est tenu de se faire une seconde éducation, car elles diffèrent grandement de leur aînée. Les utérus mobiles s'enlèvent d'un seul bloc, les autres par fragments. Avec les premiers, l'hémostase par les pinces à demeure est toujours, à mon avis, la méthode de choix ; avec les seconds, les difficultés sont multiples, et la forcipressure n'est plus facultative, c'est la condition *sine qua non* de l'« hystérectomie par morcellement ».

Au lieu de scinder l'opération en plusieurs temps successifs, méthode qui, sous une précision apparente, voile trop souvent l'inexpérience de l'auteur et le vague de la description, je suivrai pas à pas les mouvements de l'opérateur et de ses aides.

UTÉRUS MOBILES

La valve postérieure étant placée, le col saisi par sa lèvre antérieure et abaissé au maximum, on trace avec le bistouri une incision circulaire à sa base, *dans* l'insertion vaginale, pour ne pas risquer d'atteindre la vessie. Le bistouri dessine l'incision, les ciseaux courbes l'approfondissent. Il faut creuser beaucoup, jusqu'au tissu utérin ; puis, pour dégager la face antérieure de l'organe, on refoule avec le doigt la section vaginale, mais doucement, sans violence, et comme elle résiste, on reprend les ciseaux pour couper des faisceaux musculaires qui vont du vagin à l'utérus et empêchent le premier de se décoller complètement. Quand toute bride a lâché, le doigt pénètre et chemine très facilement dans le tissu cellulaire ; à la plus petite résistance, on doit revenir aux ciseaux courbes et couper de nouveau contre l'utérus. Les tissus détachés font bourrelet au-dessus de l'instrument. La vessie est déjà loin; rasant toujours le segment inférieur, le doigt ne la rencontre jamais, et jamais la solidité de sa paroi n'est mise en jeu par la moindre pression.

Le décollement de la vessie n'offre, de cette façon, nul danger. Beaucoup d'opérateurs le rendent périlleux et s'escriment longtemps pour refouler des tissus qu'ils n'ont pas bien sectionnés. D'autres ont besoin d'une rugine spéciale, dont je ne vois guère la place entre l'action des ciseaux et le refoulement par le doigt. J'ai coutume de dire que, pour être sûrement garanti contre une faute opératoire, il faut l'avoir commise; l'expérience des autres et les bons conseils ne suffisent pas. Il faut donc admettre que la vessie peut encore être blessée. Dans ce cas, rapprochez d'arrière en avant les deux lèvres de la perforation, pour faire une suture transversale; et placez des catguts en surjet ou en points séparés, qui prennent en arrière le tissu sous-vésical sans traverser la paroi, et en avant la demi-circonférence antérieure de la plaie vaginale. C'est, je crois, le meilleur mode de réparation, et la guérison peut avoir lieu sans fistule (p. 81).

En arrière, tout est facile, car le rectum est assez

loin, et l'index a bientôt fait de pénétrer jusqu'au niveau du cul-de-sac de Douglas. Une plaie du gros intestin se répare comme celle de la vessie, en ramenant le tissu cellulaire au-devant de la perforation.

Sur les côtés, on a souvent le tort de ne pas creuser la première incision, parce qu'on a peur du ligament large. Au contraire, il faut bien achever, à coups de ciseaux, la désinsertion vaginale, et même commencer d'un millimètre celle du ligament; l'utérus descend mieux. Mais il serait mauvais de pousser trop loin, et d'avoir à pincer dès maintenant quelque branche de l'utérine.

Il n'y a pas d'hémostase à faire; le sang coule peu, se ralentit ou s'arrête de lui-même. Il y a cependant un petit vaisseau en avant du col, à droite et à gauche, dont le jet peut être assez vif pour qu'on soit obligé d'y mettre une pince, quitte à l'ôter au bout de quelques minutes si on la trouve gênante.

Jusqu'ici, tout s'est fait avec la seule valve postérieure. Comme elle est large, le vagin est assez ouvert pour qu'on n'ait pas besoin d'écarteur en avant; le doigt d'un aide suffit pour empêcher la section vaginale de redescendre. Et on peut continuer ainsi avec les vagins lâches et les utérus complaisants. Mais, pour peu que la tonicité vaginale ou la brièveté des ligaments oppose quelque résistance, il est très utile d'abandonner tout écarteur; un doigt seulement au niveau de la commissure, et l'utérus attiré vigoureusement vient au dehors à mesure qu'on dénude ses deux faces; c'est une véritable « énucléation ». Déjà les ligaments larges, devenus très obliques, se ramassent comme deux grosses cordes attachées aux deux angles.

J'insiste sur l'énucléation des utérus mobiles, dont la descente est favorisée par l'absence de tout écarteur. Celui-ci n'est utile qu'au début de l'opération, pour avoir du jour sur le col et tracer au bistouri l'incision circulaire.

Nous cheminons ainsi vers le péritoine, qui se présente et s'ouvre quand il veut. En avant : ne cherchez pas le cul-de-sac antérieur avec anxiété, comme nous le faisions jadis ; gardez-vous d'effondrer sans la voir une membrane tendue qui pourrait être la vessie. Décollez toujours, et bientôt vous verrez, aplati sur la face antérieure de l'utérus, un cul-de-sac de réflexion et un feuillet mince qui glisse. Alors, la pression du doigt suffit pour déchirer la séreuse, ou bien donnez un coup de ciseaux. N'insistez pas si le péritoine se décolle indéfiniment; il n'est pas nécessaire d'ouvrir ce cul-de-sac le premier. En arrière : les ciseaux courbes, cheminant de bas en haut et dirigés vers l'utérus, atteignent très vite le péritoine et y pénètrent sans coup férir; deux doigts agrandissent l'ouverture.

L'utérus tient encore par les ligaments larges, qu'il faut traiter maintenant. J'ai adopté depuis longtemps la *bascule en arrière :* mettant l'index et le médius de la main gauche, face dorsale en bas, à la place de la valve postérieure, je les insinue dans le cul-de-sac de Douglas le plus haut possible et je m'assure qu'une anse d'intestin grêle ne vient pas gêner la manœuvre. Tranquille de ce côté, je vais saisir avec une pince-érigne la face postérieure de l'utérus et je l'attire, tandis que mes deux doigts dépassent le fond, l'accrochent, le poussent de haut en bas; une seconde érigne, au besoin, reprend la même face un peu plus haut, et bientôt le corps utérin sort par la brèche. Pendant ce temps, le segment inférieur est toujours maintenu par la pince à traction, si bien que l'utérus se plie en deux, col et corps dans le vagin, et que les souillures du museau de tanche ne vont pas toucher le péritoine.

Cette manœuvre de la bascule a ramassé chaque ligament large et diminué sa hauteur. Mon index, toujours dans la brèche postérieure, glisse à droite et prend dans sa concavité le bord supérieur du ligament renversé; j'aperçois l'extrémité de ce doigt dans le cul-de-sac utéro-vésical, que j'ouvre à ce moment si ce n'était déjà fait. Puis, prenant une pince longuette, je l'introduis de haut en bas, c'est-à-dire de la base du ligament large à son bord supérieur. Avec des mors de 6 centimètres, je dépasse facilement ce bord, que la face palmaire de mon doigt pousse au-devant de l'instrument. J'éloigne un peu vers la droite le talon de la pince, pour n'être pas au ras de l'utérus; je coupe avec les ciseaux tout près de lui et je le fais sortir en entier. Enfin, le saisissant à pleine main, je place de même, et plus facilement, la pince du côté gauche; un dernier coup de ciseaux termine l'opération.

Si la pince est un peu courte pour dépasser le bord supérieur, il est aisé de mettre au niveau de la corne utérine une longuette supplémentaire avant d'achever la section. Mais si, cette précaution n'ayant pas semblé nécessaire, le bord supérieur glissait entre les mors et s'échappait au cours de l'opération, il n'y aurait pas grand péril. Autrefois, quand j'avais saisi un ligament, je n'osais plus bouger, la plus légère traction me paraissait dangereuse; maintenant, je n'ai plus les mêmes craintes. Ce qui est toujours digne des plus grands ménagements, c'est la région de l'utérine; non qu'il soit très difficile de la ressaisir en se donnant du jour avec les écarteurs, mais elle saigne très abondamment, il faut agir vite et de sang-froid. Plus haut, l'écoulement est moins vif et laisse un peu plus de répit; surtout, il faut savoir que la partie élevée du ligament ne se dédouble pas comme sa base, et qu'elle reste à l'état de lambeau flottant dans l'abdomen. On a le temps de courir après elle, de la saisir entre l'index et le médius, de glisser une pince, puis une autre qui prennent ce qu'elles peuvent et de proche en proche arrivent au bord supérieur et le font descendre.

J'ai décrit tout d'abord la bascule en arrière, parce qu'elle est assez dans mes habitudes ; mais elle est quelquefois difficile à cause du volume de l'organe. On peut alors extirper tout droit en faisant le pincement par étages. L'énucléation partielle étant finie et le péritoine ouvert, il faut saisir la base de chaque ligament, le mordre au plus de 3 centimètres à cause de l'uretère, et couper dans la hauteur de cette première pince ; puis, l'utérus attiré davantage, en placer une autre sur les parties élevées, en y comprenant le bord supérieur qu'on accroche avec le doigt. Si enfin l'utérus est assez volumineux pour que ce bord échappe à la seconde pince, on peut faire le morcellement comme je le décrirai tout à l'heure; vu la mobilité de l'utérus, il est très facile.

Mais, dès qu'il s'agit de fragmenter l'utérus mobile, deux procédés interviennent qui ont chacun leur valeur. C'est d'abord la *section médiane* de Müller, préconisée récemment par Quénu. Il est certain qu'après le dégagement du segment inférieur et l'ouverture du péritoine, au moins en arrière, on peut saisir le col à droite et à gauche, et fendre verticalement l'utérus dans toute son épaisseur avec des ciseaux droits, qui sont guidés, précédés par l'index, et arrivent jusqu'au fond sans risquer de blessure intestinale. Des deux moitiés égales, chacune est attirée à part et pédiculisée. Ce procédé, qui ne valait pas mieux qu'un autre à l'époque où l'hémostase était faite avec des ligatures, est assez expéditif et me paraît exempt de reproches.

L'*hémisection médiane* de Doyen a droit aux mêmes éloges. Après l'ouverture du cul-de-sac de Douglas et le décollement vésical, les ciseaux coupent de bas en haut la paroi antérieure de l'organe, rencontrent le péritoine et l'ouvrent sans coup férir. Alors, prenant avec deux pinces les bords de la plaie utérine, on les abaisse, on prolonge l'incision médiane, on fait deux nouvelles prises au voisinage du fond, qui bascule et vient au dehors. L'utérus est plié en deux; le ligament large est saisi de haut en bas. Nous n'avions pas de bon procédé autrefois pour faire cette bascule en avant; l'hémisection, qui permet de bien saisir et d'attirer fortement la paroi antérieure, est certainement très ingénieuse.

Bascule en arrière, section médiane, hémisection, morcellement proprement dit, ont une valeur à peu près égale. Notre choix est déterminé par les altérations du museau de tanche, qui peuvent encombrer le vagin, les dimensions du corps, qui peuvent rendre la bascule malaisée, enfin notre goût et nos préférences individuelles.

De toutes façons, l'opération que je viens de décrire est très courte. La seule extirpation de l'utérus peut durer de cinq à dix minutes. C'est la fin de l'opération, l'hémostase complémentaire, le placement soigné des tampons qui prolongent quelquefois jusqu'à vingt ou vingt-cinq minutes.

Tout n'est pas dit, en effet, quand la matrice est enlevée. La valve postérieure est remise en place; les deux pinces ou les deux groupes de pinces, maniés comme des écarteurs latéraux, font bâiller la plaie vaginale; une éponge est portée jusque dans le péritoine, repousse l'épiploon, l'intestin qui se présentent, et ramène quelques petits caillots. En même temps, l'opérateur voit saigner le tissu cellulaire pré-rectal, entre la section du péritoine et celle du vagin. Faut-il négliger cette petite hémorrhagie? Certainement non. Quelques-uns disposent une éponge iodoformée de moyenne grosseur et comprimant les points qui saignent; quand on la retire au bout de quelques jours, elle arrache la plaie et cause une douleur extrême. Je préfère de beaucoup parachever l'hémostase, en plaçant deux ou trois pinces ordinaires ou des longuettes de seize. Quand je puis sans difficulté saisir le péritoine et le ramener en avant de manière à fermer le tissu cellulaire, je l'unis à la tranche vaginale par quelques pinces faisant une véritable bordure. Enfin, quand tout est bien sec, je place à l'entrée du péritoine un premier tampon d'ouate iodoformée, suivi de quelques autres. Ces tampons, qui sont très lâches, me paraissent plus commodes que tout autre agent pour remplir mollement la cavité vaginale, s'introduire entre les pinces et les soutenir, sans comprimer le rectum, la vessie ou l'uretère.

La malade est remise dans son lit, le faisceau des pinces doucement soutenu par un gros tampon d'ouate placé au-dessous d'elle, les jambes légèrement fléchies. Pendant quarante-huit heures on la sonde régulièrement ; je n'aime pas beaucoup la sonde à demeure, à cause de l'irritation vésicale dont la malade peut souffrir assez longtemps. Les vomissements dus au chloroforme, la douleur et la gêne causées par la présence des pinces sont combattus par quelques piqûres de morphine. La vessie de glace sur le ventre n'a aucune raison d'être.

Le matin du troisième jour, c'est-à-dire au bout de quarante-huit heures, les pinces sont enlevées. Trente-six heures suffiraient le plus souvent, mais je n'ose pas m'y fier comme je l'ai fait à mes débuts; les laisser, au contraire, plus longtemps serait augmenter à plaisir les douleurs et les chances d'eschares étendues, de perforations secondaires, de suppuration prolongée. Le délai de quarante-huit heures donne la plus grande somme de sécurité ; cependant, comme tout arrive, on peut se trouver aux prises avec une hémorrhagie, alors que le péritoine est encore ouvert. Inutile de tamponner le vagin, l'abdomen se remplit de sang. Il faut au plus vite coucher la malade en travers, enlever les tampons, placer les écarteurs et reprendre les tissus. Les longuettes de divers modèles sont de merveilleux instruments de traction ; elles retrouvent la section vaginale, la base presque effacée du ligament large ; peu à peu chaque partie de la plaie se montre de face, les jets artériels apparaissent et quelques nouvelles pinces sont laissées à demeure. L'épiploon peut gêner la manœuvre ; il faut, quand l'hémostase est assurée, enlever les caillots qui remplissent la cavité pelvienne. Si les mains et les instruments sont aseptiques, si l'hémorrhagie n'a pas duré trop longtemps, si le pouls se relève à la suite d'une injection intra-veineuse de sérum artificiel, tout péril est conjuré.

Je parle de l'hémorrhagie parce qu'il faut tout prévoir ; mais elle est infiniment rare après une opération bien faite. On voit d'ailleurs que, si la malade est surveillée, l'accident n'est pas sans remède. Il va sans dire que, survenant plus tard, quand le péritoine est fermé par les adhérences, il est beaucoup moins grave, puisqu'il suffit d'un simple tamponnement pour en avoir raison.

L'ablation des pinces doit être faite avec beaucoup de douceur ; chacune est déclanchée avec précaution, bien ouverte pour que les mors se décollent, puis tirée au dehors sans déranger les tampons. Ceux-ci, à part le plus extérieur qu'on renouvelle, doivent rester sept ou huit jours, au moins cinq ou six ; veut-on les retirer de bonne heure, les plus profonds tiennent solidement, et surtout la première injection peut causer une douleur vive qui retentit par tout l'abdomen, une anxiété, un état nerveux qui sont pour le moins inutiles. Après l'ablation des pinces, la malade est immédiatement soulagée ; toutes les fonctions se rétablissent aisément ; lorsque les tampons n'y sont plus, les irrigations de sublimé entraînent quelques débris, de petites eschares peuvent se détacher avec une certaine lenteur ; néanmoins la rétraction de la plaie s'effectue rapidement. Mes malades quittent le lit entre le quinzième jour et le vingt et unième ; je ne vois guère d'avantage, pour la durée de la convalescence, à les faire lever plus tôt, et cette hâte peut faire qu'elles souffrent du ventre un peu plus longtemps. Bien vite elles sont sur pied, vont et viennent, mais il faut deux mois environ pour que la plaie vaginale soit entièrement cicatrisée.

UTÉRUS ADHÉRENTS

Il y a des utérus fixés très haut dans la cavité pelvienne et qui ne descendent pas ou à peine sous les tractions ; d'autres sont mieux à notre portée, mais déviés, rétrofléchis, et leur col se dérobe. Quelques-uns, malgré l'étendue des lésions, se mobilisent d'abord, mais à moitié chemin s'arrêtent, et il faut opérer dans la profondeur.

Le dégagement du segment inférieur se fait toujours de la même façon ; mais il est plus long, plus difficile et l'écarteur antérieur a tout un rôle à jouer. L'aide qui le manie est placé à ma droite. La valve est appuyée obliquement sur la face antérieure de l'utérus. Si elle est trop horizontale, son extrémité menace la vessie et son talon offusque l'opérateur ; si elle est trop verticale, elle s'accroche et refuse de cheminer au-devant des ciseaux. Il faut donc la tenir obliquement, prendre avec elle le bourrelet des tissus à mesure que les ciseaux fonctionnent, et raser l'utérus de bas en haut.

Si, dans cette manœuvre, le cul-de-sac péritonéal est rencontré de bonne heure et ouvert sans difficulté, la valve y est placée ou pénètre d'elle-même à toute profondeur, et l'aide, soulagé d'un gros souci, n'a plus de grande fatigue pour soutenir la vessie. Mais ordinairement le péritoine se dérobe et ne sera ouvert que plus tard, au cours du morcellement : il faut s'arrêter dans ce décollement de la vessie quand le doigt, plongé dans le tissu cellulaire, y chemine facilement et sent bien qu'il va pouvoir dédoubler les feuillets du ligament large pour aller traiter l'utérine.

En arrière, la valve courte et large, tenue par l'aide qui est à ma gauche, reste immobile et déprime la commissure. J'ai rarement besoin, pendant quelques minutes, d'un écarteur à valve longue qui abaisse le fond du vagin et rase l'utérus ; mon doigt suffit presque toujours pour décoller de ce côté et préparer le chemin vers l'utérine.

Car c'est vers l'utérine que tendent mes premiers efforts, toujours, dans toutes les opérations par morcellement; c'est la première étape à franchir. Mon doigt glisse de l'utérus vers la base du ligament large, y pénètre, décolle et soulève le feuillet péritonéal antérieur et avec lui l'uretère qui n'est pas loin ; puis il passe en arrière, repousse le feuillet postérieur, et dégage ainsi le faisceau vasculaire qu'on peut saisir entre deux doigts. L'index, placé en avant de l'artère, sent les battements et sert de conducteur à la pince longuette, qui mord la base du ligament large à un centimètre environ du col. Une prise de 3 centimètres en hauteur assure l'hémostase et met hors de cause l'uretère. Un coup de ciseaux à droite et à gauche, dans la hauteur de la pince, achève de dégager le segment inférieur.

C'est ici que l'opération change d'allure, suivant qu'on a des annexes massives, parenchymateuses, ou des poches purulentes. Voyons d'abord le premier cas.

Il s'agit d'extraire un utérus gros et congestionné d'une loge formée à droite et à gauche par les annexes, en arrière par des adhérences péritonéales, car le cul-de-sac de Douglas est très souvent oblitéré. En avant, la loge est ouverte, car les trompes sont rarement assez volumineuses pour venir au-devant de l'utérus et compléter la ceinture d'adhérences qui le retiennent ; sa face antérieure est donc libre dans le péritoine, au-dessus de la vessie, et l'extirpation totale ne peut aller sans l'ouverture de la grande séreuse.

Pour désenclaver l'utérus, il faut le morceler de bas en haut et peu à peu le réduire à ses deux cornes, puis attirer celles-ci vers la ligne médiane, les pédiculiser avec une pince longuette et d'un coup de ciseaux les séparer des annexes. On enlèvera ces dernières à leur tour quand l'utérus disparu et la cavité pelvienne largement évidée au centre auront donné libre accès pour les aborder et les détacher de leurs adhérences propres.

Voici les règles du morcellement. Avec les ciseaux longs, divisez le col utérin transversalement en deux valves, l'une antérieure et l'autre postérieure; faites-les assez profondes, puis abattez avec les ciseaux ou le bistouri à long manche la valve postérieure susdite, et coupez obliquement de bas en haut pour enlever du premier coup une assez grande longueur de tissus. Alors, si vous tirez sur la lèvre antérieure, le globe utérin commence à rouler vers vous par sa face vésicale, grâce au vide que vous avez fait en arrière. En même temps que vous attirez cette face, les ciseaux la dénudent et l'écarteur antérieur continue de la raser au plus près; vous gagnez déjà du terrain. Abattez maintenant la valve qui reste, par une section transversale au-dessous de l'écarteur; mais, avant de la détacher complètement, ayez soin d'accrocher avec une pince-érigne ou une pince à traction la partie qui est au dessus, car elle pourrait vous échapper et remonter bien haut; vous auriez quelque peine à la ressaisir.

Vous tenez le moignon par son bord antérieur, au voisinage du corps. Vos tractions tendent sans cesse à le faire basculer en avant, et la pression de l'écarteur, ramassant la vessie, ne laisse à l'action de vos ciseaux qu'une mince lamelle celluleuse qui vous conduit vers le péritoine. Si l'utérus est un peu complaisant, vous pouvez faire encore une ou deux coupes transversales, en accrochant et abaissant le moignon par le même procédé ; et bientôt apparaît la séreuse, où vous pénétrez à fond. Mais, si l'utérus descend mal, défiez-vous des coupes transversales ; le moignon vous donnerait une mauvaise prise, en tirant pour le mieux saisir il échapperait à la pince et glisserait sous le bec de l'écarteur. Pour éviter cet ennui, placez deux pinces à droite et à gauche ; opérez sur la ligne médiane, et creusez l'utérus par des sections verticales ou obliques; portez les pinces un peu plus haut, sur les bords de la partie creusée, et continuez de bas en haut cet évidement central. Chemin faisant, vous rencontrez le péritoine et vous y placez l'écarteur; à ce moment tout embarras cesse, car la vessie est définitivement protégée, et le fond de l'organe, dépassé et maintenu, ne peut plus vous échapper. L'évidement central marche vite, les cornes s'inclinent vers la ligne médiane, le fond descend en forme de V, ce qui vous permet de l'accrocher avec le doigt, d'abaisser les deux angles au maximum et de les pédiculiser l'un après l'autre, après avoir coupé en deux, si vous le jugez utile, ce qui reste de l'utérus.

J'ai dit qu'il y avait avantage à faire « des sections sur la ligne médiane ». D'autres disent qu'il faut faire « la section médiane », comme dans le procédé de Müller applicable aux utérus mobiles ; on a même opposé cette manière de faire à « l'évidement conoïde », et chacune des prétendues méthodes a ses détracteurs et ses partisans. Je ne comprends guère cette rivalité. Il est évident que sur les utérus faiblement enclavés on peut faire la section médiane typique ou l'hémisection, et atteindre le fond sans trop de peine ; c'est affaire de goût et d'habitude, car l'autre morcellement est alors bien facile. Avec des utérus plus récalcitrants, je ne nie pas qu'on y arrive, mais alors il faut peiner sur l'incision verticale pour l'achever de parti pris sans aider la manœuvre en abattant les morceaux qui gênent, et je ne vois pas bien l'avantage qu'on y trouve. S'agit-il enfin d'un cas vraiment grave, chacun fait comme il peut, taille avec mille précautions et profite des moindres prises. C'est alors que, par des sections diverses, mais en opérant de préférence sur la ligne médiane, on arrive à triompher des plus grosses difficultés. C'est un point du manuel opératoire, ce n'est plus une méthode particulière, ni un sujet de mémoires, ni un motif de querelle entre auteurs.

L'utérus est enlevé et les cornes saisies; nous avons placé quatre pinces longuettes qui sont les agents nécessaires de l'hémostase, puisqu'il y a quatre artères principales. Hors des quatre pinces, pas de salut. J'ai peine à comprendre que certains chirurgiens aient osé terminer l'opération avec trois pinces, deux et même une seule, parce que le magma des adhérences périphériques, après l'arrachement ou la section des derniers fragments, cachait les vaisseaux et retenait l'écoulement sanguin. Et je ne m'étonne plus que certains chirurgiens — peut-être les mêmes — en soient encore à redouter l'hémorrhagie.

Mais les quatre pinces ne sont pas ordinairement suffisantes. Souvent, à mesure qu'on avance, une ou deux artérioles se rencontrent, qui ont échappé à la pince de l'utérine. Tout à l'heure, il en faudra pour les annexes et pour le tissu cellulaire pré-rectal.

Abordons maintenant les deux massifs latéraux formés par les ovaires et les trompes. Les deux valves, toujours les mêmes, suffisent pour ouvrir la plaie, la bien voir, l'essuyer, tandis que les pinces attachées aux cornes utérines attirent doucement les annexes et font pressentir leur volume et leur degré d'adhérence. La pince est un instrument de traction, dont les mors courts et bien faits ne peuvent ni glisser ni déchirer les tissus, à moins d'y mettre une force aveugle. On peut s'en servir en toute sécurité; alors, un gros ovaire scléro-kystique et une trompe à parois épaisses, entourés d'adhérences molles, descendent et apparaissent dans la plaie; le doigt va les chercher, les contourne, les décolle, les attire au milieu du vagin, une longuette les pédiculise au-dessous de la corne; ou bien, saisissant corne et annexes avec les doigts, vous portez au-dessus d'elles une nouvelle pince et vous coupez tout ce qui la dépasse. Tels sont les cas les plus simples.

D'autres fois, la masse tubo-ovarienne est haut située, fortement adhérente; le doigt l'atteint à peine, la traction n'amène rien; comment faire? N'introduisez pas toute la main, comme je l'ai entendu dire. Avec de la patience, tout vient à point sans manœuvre brutale. On attire fortement la corne, on glisse l'index et le médius, on explore; il faut avoir au bout du doigt la sensation que donne la paroi tubaire, celle que donnent l'épiploon, l'intestin. Le doigt, quand il a bien cherché, « trouve le joint, » décolle un peu, et déjà il semble que la traction de la pince est plus efficace et que les parties descendent légèrement. Une bosselure de la trompe apparaît, on la déplace, on l'accroche, et le reste vient tout seul. Les choses se passent, en résumé, comme dans une laparotomie difficile, où d'abord les organes paraissent enfouis, inaccessibles, perdus dans une masse confuse, et où cependant sollicités, isolés à petits coups, ils finissent par venir à la surface.

Il y a des cas où les doigts ne peuvent suffire, où il faut s'aider des instruments, saisir la partie qui se présente, l'attirer et la reprendre un peu plus haut. Je me sers de longuettes ordinaires ou d'une pince fenêtrée qui mord solidement; mais il n'y a pas de bons instruments pour cette besogne, parce que le tissu est friable, et la question n'est pas seulement de le bien saisir. On doit s'attacher à le prendre sans l'écraser, à l'attirer sans violence, à soutenir la traction sans vouloir aller trop vite, et bientôt on sent que les adhérences vont céder, la trompe se déroule, la surface blanchâtre et mamelonnée de l'ovaire apparaît à son tour, enfin les doigts peuvent remplacer les instruments.

Ces cas-là sont difficiles; mais il y en a qui seraient plus durs encore, si on allait jusqu'au bout : je veux parler des « processus fibreux » qui envahissent la cavité pelvienne, englobent des ovaires et des trompes qui eux-mêmes sont scléreux et fortement soudés derrière le ligament large. Un opérateur expérimenté a bientôt reconnu cette disposition et pris le parti qu'elle lui impose. C'est ainsi qu'après avoir enlevé d'un côté la trompe épaisse et mollement adhérente, il sent la dureté ligneuse de l'autre masse, souvent d'un médiocre volume, et juge qu'il vaut mieux en rester là; d'autres fois, il renonce à l'ablation des annexes et laisse tout en place, ayant fait une pure « castration utérine ». Et dans les deux cas, la suppression de l'utérus, de ses poussées congestives, de ses réflexes, amène l'atrophie des organes qui restent et suffit à la guérison.

Je n'ai rien dit des hydrosalpinx ; ils ne réclament aucun procédé spécial, sauf qu'il peut être avantageux de les vider par une incision pour les attirer plus facilement au dehors. S'ils crèvent inopinément sous la pression des doigts ou des pinces, la sérosité qui s'écoule n'est pas dangereuse. Mais à la vue de certaines parois épaisses, non transparentes, il peut arriver qu'on hésite sur la nature du contenu. Il suffit alors, pour éviter les surprises fâcheuses, de manœuvrer doucement dès que la poche est en vue, puis, avant la rupture ou l'incision, d'introduire une éponge et de protéger le péritoine comme je le dirai tout à l'heure à propos des pyosalpinx.

L'opération finie et l'hémostase complémentaire assurée, je passe avec soin des éponges montées pour assécher le péritoine pelvien, mais je ne fais d'ordinaire aucun lavage.

Parlons enfin des cas où la présence du pus collecté dans les trompes ou enkysté dans le péritoine crée des difficultés et des périls nouveaux.

Quelquefois l'ablation de l'utérus marche absolument comme je la décrivais tout à l'heure ; il est morcelé, extirpé sans autre incident, puis les trompes apparaissent, rouges, congestionnées, pareilles à de gros serpents ; elles sont fluctuantes et gorgées de liquide. Ou bien, ce sont des poches fibreuses arrondies, presque mobiles, qui viennent à la plaie et qu'on saisirait sans trop de peine, si on ne craignait de verser leur contenu dans le péritoine ; ou encore, c'est un gros kyste purulent de l'ovaire qui se présente, à côté d'une salpingite épaisse. Dans tous ces cas, pour qu'elle passe facilement, la collection doit être évacuée d'abord, mais avec méthode, afin de ne pas souiller le péritoine. Je place à côté d'elle, assez profondément, une ou deux éponges montées, qui la fixent et la font saillir du côté du vagin en même temps qu'elles ferment la séreuse ; puis un coup de bistouri la dégonfle et inonde le vagin, tandis qu'une longuette ou une pince-érigne la saisit et l'empêche de remonter. Avant d'aller plus loin, je fais un lavage au sublimé, ne voulant pas continuer la manœuvre au milieu d'une région souillée de pus. Les éponges sont retirées et la poche flétrie est extraite avec les doigts et la pince fenêtrée, en y mettant la patience nécessaire pour ne pas la déchirer plus haut. Et toujours l'écarteur antérieur, plongé à fond dans le péritoine et abritant la vessie, est maintenu avec zèle, tantôt soulevé dans un plan horizontal pour bien ouvrir la plaie, tantôt relevé du talon et légèrement oblique pour servir de miroir et éclairer l'opérateur. Il faut s'attendre à repousser de temps à autre, avec des éponges montées, une anse d'intestin grêle ou une frange d'épiploon qui se présentent et seraient souillées si l'on n'y prenait garde.

Souvent l'opération est autre, et de nouveaux

événements surgissent avant que l'utérus ait disparu. Tandis qu'on est aux prises avec le segment inférieur, tout à coup jaillit un flot de pus ; la pointe des ciseaux ou la pince longuette a pénétré dans une poche purulente. Que faut-il faire? Attendre que l'écoulement soit fini ; laver au sublimé le champ opératoire ; chercher du doigt l'orifice qui donnait passage au pus, l'agrandir, provoquer un nouvel écoulement, y introduire la canule de l'injecteur pour achever l'évacuation et désinfecter largement ; puis revenir à l'utérus et poursuivre le morcellement. Quand il est achevé, on retrouve plus ou moins facilement la perforation de la trompe, en général au-dessous de la corne utérine, et, si la poche est énucléable, on achève l'opération comme nous l'avons dit.

Mais toutes les poches ne sont pas énucléables. Il arrive qu'après avoir eu, chemin faisant, une ou deux coulées purulentes, on trouve un cul-de-sac de Douglas entièrement oblitéré, une cavité pelvienne divisée en deux grandes loges adossées l'une à l'autre et si bien installées qu'on a parfaitement conscience de ne pouvoir les extraire. Elles sont toutes les deux ouvertes et en partie vidées de leur contenu, ou bien l'une des deux encore pleine se rompt, tandis qu'on manie les dernières pinces longuettes, ou encore sa paroi bombée attire l'attention et demande un coup de bistouri. On a le plus souvent deux grands sacs tubaires à vider, rien de plus, car il s'agit de pyosalpinx, et tout le pus est contenu dans les trompes. Quelquefois, cependant, on ouvre des lacunes intra-péritonéales limitées par des adhérences, et dans plus d'un cas j'ai eu la conviction d'avoir pénétré dans un foyer dont la paroi n'était pas fibreuse ou charnue comme celle de la trompe. La cavité pelvienne est alors, en quelque façon, multiloculaire ; les foyers la remplissent à peu près, mais il reste au-dessus de la vessie, dans la région correspondant à la face antérieure de l'utérus, une brèche qui donne accès dans le ventre. On a trop dit, en effet, que le morcellement s'achève sans ouvrir le péritoine ; le plus souvent, la loge centrale abandonnée par l'utérus n'est pas complète et laisse voir l'épiploon par la brèche péritonéale.

Les loges complètes, sans accès dans le péritoine, se voient quand un « dôme d'adhérences » limite partout l'excavation. L'énucléation de l'utérus, en pareil cas, n'est pas toujours d'une extrême difficulté ; quelquefois, l'opération n'est pas aussi longue et aussi difficile qu'on aurait pu le craindre, mais il ne faut pas s'y fier; surtout, il ne faut pas croire, comme on l'a prétendu, que la tendance à l'hémorrhagie soit en raison inverse de la multiplicité des adhérences. Ce rapport est loin d'être constant, et, fût-il vrai par hasard, la moindre négligence dans l'application méthodique des pinces n'en serait pas moins la plus grave des erreurs.

Au demeurant, c'est avec ces adhérences multiples et ces lésions pelviennes étendues que l'opération est vraiment laborieuse et demande une patience éprouvée. On trouve du pus dans tous les coins, peut-être même dans le tissu cellulaire, bien que le fait soit rare et difficile à démontrer; on en trouve en avant de l'utérus, ce qui n'arrive pas dans les cas ordinaires et dénote la présence de lacunes péritonéales ou le volume inusité des trompes. Mais ce que je veux surtout mettre ici en lumière, c'est la difficulté du morcellement lui-même. L'utérus est immobile et ne descend pas d'une ligne; la première incision faite, le bout du doigt commence à repousser la tranche vaginale et la manœuvre est déjà malaisée. Le tissu cellulaire, grâce à la périmétrite, est plus dense et le décollement plus minutieux; on piétine sur place avant d'atteindre les utérines. Les premiers fragments abattus, l'utérus tient toujours et fait mine de vous échapper; la tranche vaginale retombe au-devant du moignon, et c'est toute une affaire de la soulever, pour replacer l'écarteur sur la face glissante où il chemine avec peine. La section médiane ne peut être poussée à l'aveugle, au risque d'ouvrir la vessie avant le péritoine; il faut donc aller très doucement, évider l'utérus à petits coups avec le bistouri à long manche, qu'on enfonce à plat sous la couche musculaire superficielle, comme pour en faire une coque mince; à la longue, la face antérieure s'abaisse de quelques millimètres et permet aux pinces de mordre un peu plus haut; à la fin, l'utérus obéit. Mais quand aux obstacles susdits s'ajoute la friabilité du tissu, l'extirpation totale peut devenir impossible; non seulement l'utérus ne descend pas, mais il semble attiré sans cesse par une force invisible, si bien qu'après avoir enlevé le segment inférieur et une partie du corps, le fond se dérobe et il faut l'abandonner. C'est un ennui que tous les opérateurs ont connu, mais qui n'est, entre les mains expérimentées, qu'une bien rare exception.

La présence du fond de l'utérus dans le petit bassin ne modifie pas les suites de l'opération et n'empêche pas la guérison parfaite; mais c'est à la condition qu'il n'obstrue aucune des poches purulentes et leur laisse une large voie d'écoulement.

Dans tous ces cas où l'extirpation des foyers septiques est hors de cause, l'unique souci de l'opérateur est de les bien ouvrir tous. A la rigueur, celui qu'on aurait négligé s'ouvrirait les jours suivants; mais, comme on n'en est pas sûr, il vaut beaucoup mieux apporter aux dernières manœuvres une attention minutieuse et ne pas laisser la besogne inachevée.

Quand tout est fini dans de bonnes conditions, quand l'hémostase complémentaire a été faite jusqu'à la dernière goutte de sang, tout se passe avec une extrême simplicité. Les opérateurs à qui l'hystérectomie vaginale n'a pas bien réussi, l'ont accusée d'une foule de méfaits: accidents septiques, soins prolongés et difficiles, etc. La vérité, c'est qu'il faut un pus bien fétide et une malade en bien mauvais état pour que la température se maintienne quelques jours autour de 38 degrés. Notez que le péritoine n'a pas été souillé par une goutte de pus, et que, pendant l'opération la plus longue et la plus mouvementée, tout s'est passé dans le vagin, hors de la séreuse; le bout des doigts, l'écarteur antérieur, quelques éponges l'ont touchée sans violence. Aucune manipulation de l'intestin, aucun traumatisme abdominal proprement dit. C'est ce que des auteurs plus heureux que les précédents ont appelé à tort, selon moi, « la tolérance du péritoine pelvien ».

Quant au traitement consécutif, c'est à peine s'il existe. Les cavités purulentes, bien lavées, sont remplies mollement par des lanières de gaze iodoformée, et les tampons vaginaux sont placés comme à l'ordinaire. La gaze est enlevée en même temps que les tampons ou quelques jours plus tard, et tout est fini ; tout se ferme, se rétracte, et la femme se lève aussi vite qu'après l'ablation des utérus mobiles.

Je n'ai rien dit du *débridement vulvaire* et du *drainage abdomino-vaginal*, parce que je n'y ai pas eu recours et que je ne puis m'empêcher de les considérer comme des violences inutiles (p. 228).

UTÉRUS FIBROMATEUX

L'extirpation des utérus fibromateux obéit aux règles qui sont exposées dans les pages précédentes, et, si je voulais maintenant la décrire en détail, j'aurais à faire de nombreuses répétitions. L'étude que j'ai présentée des utérus adhérents me permet d'abréger beaucoup ce dernier chapitre et d'y consigner seulement quelques points nouveaux.

Entre les fibromes justiciables de l'hystérectomie vaginale et ceux que nous devons attaquer par l'ouverture de l'abdomen, la limite n'est pas facile à tracer. Tel chirurgien attribue à la première toutes les tumeurs qui ne dépassent pas l'ombilic; mais l'indication ne ressort pas uniquement du volume, elle dépend aussi du siège de la tumeur et de son degré de mobilité. A dimensions égales, les unes bourrent le segment inférieur et s'enclavent dans le petit bassin, ou font basculer la matrice en arrière et saillir le cul-de-sac de Douglas, les autres se développent tout entières au-dessus du détroit supérieur et semblent soulever l'utérus. Aux premières la voie vaginale, aux secondes la laparotomie. Mais je ne veux pas revenir sur un point déjà traité (p. 304).

L'opération commence ainsi que je l'ai décrite. Alors même que le col est effacé par l'hypertrophie d'une de ses lèvres, ou caché derrière la symphyse, on peut toujours le saisir, l'amener doucement, le mettre assez en vue pour décrire l'incision circulaire, décoller peu à peu la paroi vaginale, dédoubler la base des ligaments larges et pincer les deux utérines; une seule fois (n° 253), j'ai dû attaquer d'emblée, par le cul-de-sac de Douglas, le corps utérin et le morceler pendant trois quarts d'heure, avant de pouvoir saisir et abaisser le col. L'utérine, quels que soient le volume et la place du fibrome, a toujours les mêmes rapports avec le segment inférieur, toujours la même manœuvre y conduit, et toujours il est bon de commencer par elle, car l'hémostase est ainsi faite pour la durée de l'opération.

Il faut cependant savoir qu'autour des utérus fibromateux rampent quelquefois de gros vaisseaux flexueux et dilatés, branches de l'utérine presque aussi importantes que le tronc lui-même, et qui obligent à placer quelques nouvelles pinces avant que l'attaque du fibrome soit engagée à fond.

L'uretère a aussi conservé ses rapports et n'est pas plus menacé que dans les autres cas, même s'il est dévié par un fibrome occupant le segment inférieur, puisqu'on entame ce fibrome du centre à la périphérie. Le pincement de l'utérine, fait avec les précautions ordinaires, ne l'atteint pas davantage, et c'est à tort qu'on a parlé de lui pour discréditer le morcellement des grosses tumeurs.

Le champ opératoire étant bien à sec, il s'agit d'aller jusqu'aux loges qui contiennent les fibromes, en ouvrant largement le col par la discision bilatérale et en abattant les fragments de tissu utérin qui font obstacle. De là, quelques modifications dans la manœuvre déjà exposée.

L'écarteur antérieur a souvent un rôle difficile, parce que le péritoine se réfléchit plus haut qu'à l'ordinaire et s'ouvre plus tard ; et puis, la saillie du fibrome en avant peut arrêter sa marche de bas en haut, et même l'empêcher de pénétrer à fond quand la séreuse est ouverte.

Chemin faisant, des tumeurs de petit ou de moyen volume se rencontrent, qui s'énucléent doucement, se fragmentent avec le bistouri ou s'arrachent tout simplement avec une forte pince. Quelques utérus sont littéralement bourrés de ces petits fibromes.

Quand on a pu ainsi déblayer le terrain, la masse utérine est déjà dégrossie, et généralement on peut la saisir à droite et à gauche, en deux ou trois points, avec des pinces à traction qui attirent les parois musculaires, pendant que l'opérateur ouvre la loge de la tumeur principale et en commence l'évidement. Bistouri à long manche, ciseaux courbes et pinces variées travaillent à l'envi pour creuser peu à peu et détruire ce tissu fibreux, jusqu'au moment où, les derniers fragments arrachés, l'utérus est transformé en une poche flasque et vide, qui va s'énucléer d'elle-même à travers la plaie vaginale et vous présenter ses cornes, ou qu'on fera sortir après un dernier morcellement très facile. Presque toute la besogne, longue et fatigante si la tumeur est grosse, se fait en dehors du péritoine qu'on ouvre à la fin, ou après la seule introduction de la valve antérieure dans le cul-de-sac utéro-vésical ; à aucun moment, l'intestin n'est vu ni touché.

Souvent les choses ne marchent pas si couramment, et les embarras sont tels qu'il faut, pour en triompher, une conviction profonde et un imperturbable sang-froid. La surface blanchâtre et arrondie du fibrome est apparue dans le fond de la plaie; on tire sur les parois utérines pour la rendre un peu plus accessible, mais la face antérieure de l'organe est arrêtée par le bec de l'écarteur, et cependant il faut bien soulever la paroi vaginale pour l'empêcher de retomber sur les pinces. Entre les pinces qui tirent et l'écarteur qui soulève et repousse, une lutte s'établit, et, comme les bords de la plaie utérine sont minces et friables, on sent que tout échappe et va disparaître; bien vite on accroche un dernier lambeau en insinuant une pince-érigne, instrument sans force auquel vient en aide une autre pince-érigne qui saisit la tumeur par quelques-unes de ses fibres. On a ainsi deux mauvaises prises, mais rien n'est perdu. Quelquefois la paroi musculaire disparaît quoi qu'on fasse, il faut se résigner à la perdre de vue, pendant que la seconde pince-érigne prend la tumeur comme elle peut. Veut-on l'attirer un peu plus? Elle fait comme un gros verrou qui bute contre l'enceinte pelvienne; au moindre effort, les dents fines de la pince vont lâcher prise ; on n'a plus qu'à se tenir côi. Si les aides font un mouvement pour mieux écarter, s'ils « changent de doigts », s'ils ne savent pas rester immobiles aux moments critiques, le fibrome s'échappe à son tour et la situation est encore plus mauvaise. Il s'agit maintenant de le ramener par des pressions sur l'abdomen, d'introduire une pince-érigne guidée par le doigt, de louvoyer s'il le faut entre les anses intestinales, de ressaisir la tumeur tout près du doigt qui la touche et en ouvrant à peine les mors pour ne pas accrocher l'intestin, puis de l'attirer encore vers la plaie où l'on se retrouve au même point qu'avant, n'osant plus ni avancer ni reculer.

La difficulté vient de ce que la surface du fibrome, n'étant pas encore entamée, ne peut être saisie largement par des mors solides. Il faut la tenir avec légèreté, mettre une seconde érigne, puis imprimer quelques mouvements à la masse, la soulever doucement; tâcher d'apercevoir un point, une saillie qui donne une meilleure prise; au besoin, comme cela m'est arrivé, tracer avec la pointe du bistouri un petit sillon pour y insinuer la pince-érigne. La tenez-vous un peu ferme ? Attaquez prudemment la surface, à petits coups ; dès que vous aurez fait un trou assez large, placez les fortes pinces, vous êtes maître de la situation et l'évidement va marcher sans difficultés nouvelles. Quelle que soit sa durée. vous en viendrez toujours à bout; à un moment donné, la dernière masse fibreuse sortira d'un bloc, en entraînant avec elle le fond de l'utérus. Alors, de deux choses l'une : tout vient au dehors et vous n'avez plus qu'à pincer les cornes, ou bien l'utérus, encore volumineux et contenant un second fibrome, se montre seulement et vous pouvez le saisir pour le morceler à son tour. On a de ces surprises; à une tumeur énorme et qu'on croyait seule, succède une autre tumeur, quelquefois une troisième, et l'opération dure une heure et demie ou deux heures ; mes plus longues jusqu'ici atteignent deux heures un quart.

J'ai à peine besoin d'ajouter qu'on traite les annexes comme elles le méritent. Si elles viennent facilement avec les cornes utérines, on peut les enlever, ou les négliger si elles ne se montrent pas. Sont-elles malades, volumineuses, hydropiques, il y a quelque intérêt à les extraire, et l'opération peut en être allongée. Enfin, certains fibromes sont accompagnés de lésions suppurées des annexes, et les collections péri-utérines peuvent s'ouvrir pendant les manœuvres ou à la fin du morcellement, et nous sommes conduits à les extraire ou seulement à les évacuer. Ce sont là de nouvelles difficultés à vaincre et de nouveaux périls à conjurer ; mais les choses marchent toujours à peu près comme nous l'avons dit à propos des suppurations pelviennes, et sur ce cas particulier nous n'avons pas de nouvelle description à faire ni d'autres règles à poser.

Les pages qui précèdent contiennent implicitement la division adoptée par Segond, au Congrès gynécologique de Bruxelles (septembre 1892), lorsqu'il a présenté le morcellement de l'utérus comme *préliminaire* à l'ablation des fibromes, *complémentaire* ou *simultané*. Ma description diffère de la sienne en ce que je vais toujours droit aux utérines, et que je n'ai pas fait jusqu'ici l'évidement conoïde « sans hémostase latérale préalable ». Mais nous sommes en parfaite communauté de sentiment et d'expérience sur tous les points essentiels, et notamment celui-ci :

au cours d'une hystérectomie vaginale, pas un fragment de tissu n'est saisi, pas un coup de ciseaux ou de bistouri n'est donné sans que l'opérateur voie exactement la région sur laquelle va porter l'instrument.

Un autre point qui m'a frappé comme lui, c'est l'extraordinaire bénignité de ces opérations qui habituellement sont laborieuses et quelquefois paraissent effrayantes, mais qui offensent très peu la séreuse abdominale, ne donnent pour ainsi dire aucun prétexte à l'infection, et au lendemain desquelles, n'ayant ni douleur vive ni élévation de température, la malade est calme, reposée, et ne ressemble guère à une opérée de la veille.

OBSERVATIONS

1. — PROLAPSUS UTÉRIN. — 25 mars 1889. — Guérison.

Mme B..., 45 ans. Prolapsus depuis 22 ans. Colporrhaphie en 1888. Récidive du prolapsus, compliqué de petits fibromes hémorrhagiques et douloureux. Hystérectomie vaginale. Huit mois après, nouvelle chûte des parois. Deuxième colporrhaphie en janvier 1890; guérison définitive.

2. — CANCER DU COL. — 2 janvier 1890. — Guérison.

Mme M..., 23 ans. Gros bourgeon de la lèvre antérieure, utérus mobile. Sur la pièce, le tissu cancéreux est infiltré jusqu'à l'orifice interne et empiète sur la cavité utérine. Le 12 février, cicatrisation parfaite. Malade perdue de vue.

3. — CANCER DU COL. — 31 janvier 1890. — Guérison.

Mme A..., 41 ans. Cancer intra-cervical, lèvre postérieure excavée et raccourcie. Utérus mobile. Sur la pièce, le tissu cancéreux dépasse légèrement l'orifice interne du col. Pas de récidive depuis 4 ans et 1 mois.

4. — CANCER DU COL. — 13 février 1890. — Guérison.

Mme D..., 41 ans. Cancer affleurant les culs-de-sac, lèvres très amincies, mobilité de l'utérus. Récidive après un an, morte le 19 juin 1891.

5. — CANCER DU COL. — 6 mai 1890. — Guérison.

Mme G..., 51 ans. Énorme chou-fleur dépendant de la lèvre antérieure et remplissant le vagin. Teint jaune paille, grande faiblesse. Après l'opération, amélioration inespérée, cicatrisation, souplesse parfaite. Récidive en décembre, morte au mois de mai 1891.

6. — CANCER DU COL. — 22 mai 1890. — Guérison.

Mme G..., 29 ans. Gros champignon affleurant le cul-de-sac postérieur, lèvre postérieure presque détruite. A droite, la pince est appliquée sur un noyau de tissu cancéreux qui occupe le ligament large. Continuation du mal, mort le 20 octobre 1890.

7. — CANCER DU COL (?). — 17 juin 1890. — Guérison.

Mme P..., 50 ans. Petite tumeur paraissant être un épithéliome. Examens histologiques contradictoires; la nature du mal reste douteuse.

8. — CANCER DU COL. — 17 août 1890. — Guérison.

Mme C..., 36 ans. Cancer occupant la moitié inférieure des deux lèvres. Utérus mobile. Pas de récidive depuis trois ans et 6 mois.

9. — CANCER DU COL. — 9 octobre 1890. — Guérison.

Jeanne B..., 37 ans. Cancer occupant la face interne des deux lèvres dans leur moitié inférieure. Récidive après 2 ans et 3 mois.

10. — CANCER DU COL. — 11 octobre 1890. — Guérison.

Mme M..., 38 ans. Cancer occupant surtout la lèvre postérieure. Cul-de-sac postérieur légèrement envahi. Perdue de vue, en bonne santé, à partir de juillet 1891.

11. — CANCER DU COL. — 14 octobre 1890. — Guérison.

Madeleine S..., 46 ans. Tumeur volumineuse, végétante, surtout aux dépens de la lèvre postérieure. Santé parfaite pendant un ans et demi, récidive constatée en juin 1892.

12. — CANCER DU COL. — 19 octobre 1890. — Guérison.

Mme C..., 33 ans. Envahissement du cul-de-sac postérieur et induration de la base du ligament large gauche. Continuation des douleurs, mort en février 1891.

13. — CANCER DU COL. — 21 octobre 1890. — Guérison.

Mme B..., 40 ans. Bourgeon intra-cervical, infiltration totale et friabilité des deux lèvres. Récidive-continuation constatée en janvier 1891. Injections interstitielles de violet de méthyle. Mort au bout de 8 mois.

14. — CANCER DU COL. — 6 novembre 1890. — Guérison.

Mme D..., 32 ans. Lèvres entièrement détruites ; le tissu morbide affleure les culs-de-sac. Mobilité parfaite de l'utérus ; ligaments larges intacts. Incision circulaire et dégagement difficiles, à cause de la friabilité. Propagation cancéreuse sous le bas-fond vésical ; dissection de la vessie longue et laborieuse. Huit jours après l'opération, fistule vésicale, guérie spontanément au bout de 3 mois. Pas de récidive depuis 3 ans et 4 mois.

15. — CANCER DU COL. — 13 novembre 1890. — Guérison.

Mme C..., 31 ans. Lèvre postérieure presque détruite, ulcération touchant le cul-de-sac postérieur, segment inférieur infiltré en totalité. Perforation de la vessie avec le doigt; la restauration immédiate ayant échoué, suture de la fistule le 6 décembre, puis en janvier 1891. Après la dernière tentative, symptôme de péritonisme et mort au bout de 36 heures.

16. — CANCER DU COL (?). — 20 novembre 1890. — Guérison.

Jos. V..., 41 ans. Examen histologique affirmatif, en faveur d'un cancer au début; réserves cliniques sur le diagnostic. Fistule vésicale au bout de 8 jours. Restauration le 17 janvier 1891 ; guérison de la fistule vésicale, mais formation d'une fistule intestinale donnant des matières liquides, sans communication avec le rectum. Le 29 août 1891 : incision transversale au niveau de la fistule; extraction d'un crin de Florence implanté dans la muqueuse de l'intestin grêle; décollement et suture de cette muqueuse au catgut; deuxième suture au catgut prenant l'intestin et la muqueuse vaginale; troisième suture au crin de Florence adossant les parois vaginales au-dessous de la fistule. Guérison définitive.

17. — MÉTRITE HÉMORRHAGIQUE. — 29 nov. 1890. — Guérison.

Jeanne D..., 39 ans. Métrite fongueuse prise pour un cancer.

18. — CANCER DU COL. — 31 janvier 1891. — Guérison.

Mme M..., 36 ans. Cancer occupant la moitié de la lèvre postérieure. Utérus mobile. Pas de récidive depuis 3 ans et 1 mois.

19. — OVAIRES POLYKYSTIQUES ET MÉTRITE CERVICALE. — 21 mars 1891. — Guérison.

Mme Z..., 36 ans. Douleurs vives et ménorrhagies depuis 2 ans. Col énorme, déchiré; culs-de-sac douloureux, annexes volumineuses, utérus mobile. Hystérectomie sans morcellement; gros ovaires polykystiques apparus dans la plaie et laissés en place. Guérison définitive.

20. — SUPPURATION PELVIENNE. — 29 mars 1891. — Guérison.

Mme G..., 24 ans. Accouchement le 18 janvier 1891; métrorrhagie abondante. Au bout de 6 semaines, douleurs vives et tumeur à gauche de l'utérus. Aujourd'hui, collection fluctuante, plastron abdominal, 39° le soir. Morcellement laborieux, tissus friables, fond de l'utérus laissé dans la plaie. Évacuation de la cavité purulente, cicatrisation rapide, bonne santé constatée au bout de plusieurs mois. — Obs. *in extenso*, p. 55.

21. — HYSTÉRECTOMIE VAGINALE SECONDAIRE. — 9 avril 1891. — Guérison.

Mme G..., 46 ans. Pertes de sang continuelles depuis 3 ans. Castration ovarienne le 4 mai 1890. Continuation des pertes; curage en novembre 1890. Cessation, puis reprise des hémorrhagies. Hystérectomie vaginale : gros utérus mobile, dont les angles forment deux loges remplies de fongosités. Guérison complète.

22. — SALPINGO-OVARITE. — 11 avril 1891. — Guérison.

Mme C..., 38 ans. Depuis 15 ans, poussées inflammatoires successives, processus fibreux, douleurs et impotence. Morcellement difficile, loge d'adhérences complète, pas d'ouverture du péritoine, fond de l'utérus laissé dans la plaie avec les annexes. Suppression rapide des douleurs et guérison constatée au bout de 6 mois. — Obs. *in extenso*, p. 58.

23. — HÉMATOSALPINX SUPPURÉ. — 16 av. 1891. — Guérison.

Noémie B..., 25 ans. — Fausse couche il y a 5 mois, hémorrhagie abondante. Violentes crises de douleurs; grosse tumeur rénitente à droite de l'utérus. Morcellement régulier; aucune ablation d'annexes; évacuation de pus fétide et de caillots. A la fin de l'opération, blessure du rectum avec les ciseaux, suture immédiate au catgut. Fistule établie au bout de quelques jours, promptement rétrécie, donnant seulement issue à quelques gaz, rarement à un peu de matière liquide. Santé entièrement rétablie. Guérison spontanée de la fistule au bout de 8 mois.

24. — CANCER DU COL. — 21 avril 1891. — Mort.

Mme S..., 52 ans. Lèvres à peu près détruites. Opération laborieuse au début, mais sans accident. Vomissements, mutisme, subdelirium; température 37°,5, aucun symptôme abdominal. Mort le 25 avril; autopsie absolument négative. Intoxication iodoformée (?).

25. — SUPPURATION PELVIENNE. — 23 avril 1891. — Guérison.

Mélanie M..., 21 ans. Utérus enclavé entre deux masses douloureuses; « vagin de carton, » surtout à gauche. Morcellement régulier, évacuation de pus fétide à gauche pendant l'opération; aucune ablation d'annexes. Guérison constatée en juillet et à la fin de l'année.

26. — RÉTROVERSION COMPLIQUÉE. — 25 avril 1891. — Guérison.

Mme B..., 42 ans. Malade depuis 20 ans, et surtout depuis une troisième couche il y a 12 ans. Leucorrhée, métrorrhagies, crises de douleur; elle a gardé le lit pendant une année entière. Depuis août 1890, métrorrhagies fréquentes et « douleurs atroces », affaiblissement, insomnie. Gros utérus très sensible au toucher, rétrofléchi, enclavé. Morcellement régulier; ablation bilatérale des annexes parenchymateuses et adhérentes.

27. — SUPPURATION PELVIENNE. — 30 avril 1891. — Mort.

Mme B..., 34 ans. Énorme pyosalpinx remontant au-dessus de l'ombilic. Morcellement, ablation des annexes gauches non suppurées. Laparotomie immédiate, extirpation du pyosalpinx. Mort. — Obs. *in extenso*, p. 65.

28. — SUPPURATION PELVIENNE. — 2 mai 1891. — Guérison.

Mme P..., 25 ans. Utérus volumineux, enclavé, induration à gauche et en arrière, corps incliné vers la droite. Douleurs vives et température le soir. Morcellement régulier; ouverture d'un foyer purulent, au cours de l'opération, sous la corne gauche; les annexes, durés et fixées, ne sont pas enlevées. Revue en bonne santé au mois d'octobre 1891.

29. — CANCER DU COL. — 2 mai 1891. — Guérison.

Mme C..., 48 ans. Chou-fleur exubérant, culs-de-sac libres, utérus mobile. Très petit bourrelet induré (récidive) constaté autour de la cicatrice le 9 mai 1892.

30. — RÉTROVERSION COMPLIQUÉE. — 9 mai 1891. — Guérison.

Marie B..., 35 ans. Trois enfants. Douleurs depuis 4 ans, « douleurs atroces » depuis 3 mois, ne peut supporter aucune fatigue ni rester debout. Hystérectomie et ablation bilatérale des annexes parenchymateuses et adhérentes. Suppression des douleurs et bonne santé constatée au mois d'août 1891.

31. — SALPINGO-OVARITE. — 9 mai 1891. — Guérison.

Mme F..., 39 ans. Double salpingite parenchymateuse, gros hydrosalpinx à droite. Deux enfants. Malade depuis 8 ans. Morcellement régulier ; évacuation au bistouri d'une trompe droite épaisse, adhérente, contenant de la sérosité. Aucune ablation d'annexes. Revue en octobre 1891 ; souplesse et indolence parfaites.

32. — SUPPURATION PELVIENNE. — 14 mai 1891. — Guérison.

Mme H..., 40 ans. Pas d'enfants; malade depuis son mariage. Utérus enclavé entre deux masses empâtées et douloureuses; pas de fièvre. Morcellement régulier; évacuation, au cours de l'opération, d'une grande cavité purulente sous la corne droite. Aucune ablation d'annexes. Envoi d'excellentes nouvelles le 14 mai 1892 et le 14 mai 1893.

33. — MALADIE KYSTIQUE DES OVAIRES. — 14 mai 1891. — Guérison.

Mme L..., 35 ans. Pas d'enfants; douleurs vives depuis 2 ans; leucorrhée abondante. Insuccès du curage. Hystérectomie et ablation bilatérale des ovaires polykystiques énormes, et des trompes un peu grosses et congestionnées, non adhérentes.

34. — NÉVRALGIE PELVIENNE. — 19 mai 1891. — Guérison.

Mme D..., 33 ans. — Obs. *in extenso*, p. 158.

35. — SUPPURATION PELVIENNE. — 19 mai 1891. — Guérison.

Mathilde W..., 19 ans. Salpingite parenchymateuse. Accouchement à 17 ans, malade depuis lors; grosses masses douloureuses autour de l'utérus; règles pénibles, irrégulières; incapacité de travail. Morcellement régulier; ablation bilatérale des trompes adhérentes et des ovaires dégénérés. Gros foyer purulent dans le pavillon de la trompe gauche. Ovaire droit légèrement adhérent à une anse d'intestin grêle. Revue au bout de quelques mois, très bien portante et sans aucune « bouffée de chaleur ».

36. — HYSTÉRECTOMIE VAGINALE SECONDAIRE. — 22 mai 1891. — Guérison.

Mme L..., 32 ans. Castration ovarienne pour petites lésions le 16 mars 1889. Reprise des douleurs au bout de 5 mois; souffrances continuelles, incapacité de travail. Utérus petit, atrophié. Guerison parfaite après l'hystérectomie.

37. — RÉTROVERSION COMPLIQUÉE. — 23 mai 1891. — Guérison.

Marie M..., 24 ans. Un enfant il y a 4 ans. Règles ménorrhagiques et douloureuses, pertes blanches abondantes. Adhérences totales du cul-de-sac de Douglas; trompes parenchymateuses, oblitérées, adhérentes; ovaires dégénérés; ablation bilatérale.

38. — SUPPURATION PELVIENNE. — 28 mai 1891. — Guérison.

Salomé H..., 26 ans. — Obs. *in extenso*, p. 84.

39. — SALPINGO-OVARITE. — 30 mai 1891. — Guérison.

Mme L..., 42 ans. Salpingite parenchymateuse, hydrosalpinx. Pas d'enfants. Douleurs depuis 3 ans, règles durant 15 jours, pertes blanches et rouges dans l'intervalle. Morcellement régulier ; grosse trompe à droite, ovaire dégénéré, friable ; à gauche, poche tubaire grosse comme le poing, liquide séro-hématique. Ablation bilatérale. Santé parfaite constatée le 17 août 1891.

40. — RÉTROVERSION COMPLIQUÉE. — 2 juin 1891. — Guérison.

Mme L..., 38 ans. Un enfant à 22 ans ; métrorrhagie. Depuis cette époque, métrite hémorrhagique ; règles prolongées, douleurs progressives ; vésicatoires, sangsues, ceintures, pessaires. Dysurie, constipation, migraines. Utérus enclavé, immobile, annexes dures et empâtées. Opération très laborieuse ; morcellement, ablation bilatérale des annexes très volumineuses et adhérentes ; ovaires déchiquetés, pavillon de la trompe gauche laissé dans la plaie. Au bout de huit jours, fistulette vésicale par le détachement d'une eschare, guérie spontanément au mois d'août. Guérison parfaite ; nouvelles récentes en janvier 1894.

41. — RÉTROVERSION COMPLIQUÉE. — 6 juin 1891. — Guérison.

Mme S..., 29 ans. Deux enfants à 17 et à 27 ans. Douleurs et ménorrhagies. Rétroflexion irréductible ; tuméfaction diffuse et sensibilité des annexes. Hystérectomie; adhérences celluleuses de la face antérieure et du fond de l'utérus, oblitération du cul-de-sac de Douglas; ovaires dégénérés, grosses trompes parenchymateuses. Ablation bilatérale. Revue bien portante en août 1891.

42. — SUPPURATION PELVIENNE. — 9 juin 1891. — Guérison.

Maria M..., 20 ans. Malade depuis un mois, pertes blanches, douleurs, température de 38° à 40°. Utérus enclavé, masses pâteuses, surtout à gauche. Morcellement, poche purulente ouverte en avant et à gauche. Après ablation de l'utérus, adhérences continues et loge complète; orifice de la collection tubaire admettant l'extrémité du doigt. Aucune ablation d'annexes. Cicatrisée et sans douleurs à la fin de juillet.

43. — MÉTRITE FONGUEUSE. — 11 juin 1891. — Guérison.

Mme C..., 32 ans. Trois enfants. Douleurs, règles irrégulières et abondantes, leucorrhée, perte d'appétit, constipation, amaigrissement, incapacité de travail. Utérus volumineux et friable, qui se déchire au moment de la bascule en arrière et laisse échapper d'abondantes fongosités. Revue en décembre 1891, état général complètement rétabli.

44. — CANCER DU COL. — 11 juin 1891. — Guérison.

Mme C..., 32 ans. Gros champignon intra-cervical dépendant de la lèvre antérieure. Le cul-de-sac latéral droit est touché par le tissu morbide. Récidive après un an; mort à la fin de 1892.

45. — HYSTÉRECTOMIE VAGINALE SECONDAIRE. — 13 juin 1891. — Guérison.

Clotilde O..., 35 ans. Curage et anaplastie cervicale, février 1888; castration ovarienne, petites lésions, janvier 1889; deuxième curage, novembre 1889; persistance des douleurs. Utérus petit, atrophié, purement névralgique; après l'hystérectomie, guérison complète et durable. Revue souvent, jusqu'en février 1894.

46. — RÉTROVERSION COMPLIQUÉE. — 16 juin 1891. — Guérison.

Mme H..., 45 ans. Trois enfants. Leucorrhée, douleurs et ménorrhagies depuis 15 ans. Utérus volumineux, irréductible surtout par les adhérences des annexes parenchymateuses. Hystérectomie; ablation bilatérale.

47. — HÉMATOSALPINX. — 16 juin 1891. — Guérison.

Mme G..., 37 ans. Trois enfants. Malade depuis 10 ans. Douleurs devenues continuelles, siégeant à droite; pertes sanguines depuis le mois d'avril, masquant absolument les périodes menstruelles. Utérus rétrofléchi, annexes volumineuses. Morcellement régulier; ablation bilatérale. A gauche, trompe parenchymateuse; à droite, hématosalpinx gros comme une mandarine.

48. — HÉMATOSALPINX. — 23 juin 1891. — Guérison.

Mme G..., 31 ans. Quatre enfants. En mars 1891, tumeur dans la fosse iliaque droite, vomissements, douleurs lancinantes, arrêt des règles, constipation. En avril, métrorrhagie abondante, qui n'a pas encore cessé. En mai, poussée aiguë de pelvi-péritonite, utérus enclavé, fièvre, douleur excessive. Aujourd'hui, gros utérus en rétroversion, annexes pâteuses à gauche, masse rénitente et volumineuse à droite. Morcellement régulier; grande poche tubaire à droite, déchirée en attirant le fond de l'utérus; large évacuation de caillots noirs. Aucune ablation d'annexes. Après l'opération, légère phlébite de la jambe droite. Guérison constatée en octobre 1891 et en février 1894.

49. — SUPPURATION PELVIENNE. — 25 juin 1891. — Guérison.

Mathilde D..., 22 ans. Malade depuis 8 mois; utérus fixé, douleur bilatérale, grosse masse à droite. Morcellement régulier; après l'hystérectomie, poche fibreuse à l'orifice vaginal, en continuité avec la corne droite; incision et évacuation de 3 ou 400 grammes de pus fétide. Rien de fluctuant à gauche; aucune ablation d'annexes.

50. — RÉTROVERSION COMPLIQUÉE. — 25 juin 1891. — Guérison.

Mme G..., 39 ans. Quatre enfants. Douleurs depuis la troisième couche, il y a 13 ans. Règles irrégulières, abondantes; constipation, état de souffrance très pénible, faiblesse et découragement. Morcellement régulier, gros utérus, annexes épaisses et adhérentes, ablation bilatérale. Quitte l'hôpital en bon état. Revue au mois d'avril 1892, bien portante, active et travaillant beaucoup sans fatigue.

51. — SUPPURATION PELVIENNE. — 27 juin 1891. — Guérison.

Mme C..., 29 ans. Un enfant à 21 ans; douleurs depuis lors, vives et continuelles depuis janvier 1891; amaigrissement, nervosisme. Gros utérus rétrofléchi, adhérent. Morcellement; la vessie dilatée, adhérente à la face antérieure de l'utérus et entraînée avec lui, est déchirée avec le doigt. Ablation des annexes droites; la trompe dilatée contient du pus. Annexes gauches parenchymateuses, laissées en place. Suture au catgut de la plaie vésicale; guérison sans fistule, constatée immédiatement et l'année suivante, le 7 juin 1892.

52. — MÉTRITE CHRONIQUE. — 1er juillet 1891. — Guérison.

Mme B..., 25 ans. Deux enfants à 20 et 21 ans. Métrite douloureuse depuis cette époque; alitée à diverses reprises depuis septembre 1890, faiblesse et incapacité de travail. Leucorrhée purulente, règles douloureuses, annexes prolabées dans le cul-de-sac postérieur. Morcellement régulier ; ablation bilatérale des annexes. Guérison parfaite.

53. — HYSTÉRECTOMIE VAGINALE SECONDAIRE. — 2 juillet 1891. — Guérison.

Mme L..., 26 ans. Deux enfants. Douleurs et pertes rouges depuis la deuxième couche. Rétroversion mobile. Curage au mois de novembre 1890; castration ovarienne en janvier 1891. Continuation des douleurs et de la leucorrhée : sensibilité extrême des organes pelviens. Ablation d'un petit utérus en rétroversion, mobile, sans altérations apparentes. Suppression des douleurs et des troubles nerveux.

54. — SUPPURATION PELVIENNE. — 4 juillet 1891. — Mort.

Mme A..., 40 ans. État infectieux des plus graves. Enclavement ; morcellement très laborieux, fond de l'utérus laissé dans la plaie. Évacuation d'une poche purulente à gauche. Mort le quatorzième jour. Autopsie : collection purulente intra-péritonéale, non ouverte au-dessus du fond de l'utérus. — Obs. *in extenso*, p. 69.

55. — RÉTROVERSION COMPLIQUÉE. — 16 juillet 1891. — Guérison.

Mme B..., 43 ans. Une fausse couche il y a deux ans et demi. Gros utérus à peine mobile, masse douloureuse à droite ; douleurs vives et anciennes. Morcellement laborieux d'un utérus adhérent, énorme et comme fibreux. Ablation unilatérale des annexes droites parenchymateuses ; à gauche, adhérences serrées, pas de tumeur, tout est laissé en place.

56. — CANCER DU COL. — 19 juillet 1891. — Guérison.

Mme H..., 35 ans. Col envahi, surtout la lèvre postérieure ; culs-de-sac profonds et souples. Hystérectomie et ablation de deux hydrosalpinx volumineux. Le cancer n'occupe que la moitié inférieure du col. Guérison persistante depuis 2 ans et 7 mois.

57. — SALPINGO-OVARITE. — 21 juillet 1891. — Guérison.

Mme R..., 33 ans. Pas d'enfants. Maladie ancienne; insuccès du curage; double salpingite parenchymateuse, altération profonde de la santé. Morcellement régulier, laborieux; ablation bilatérale des annexes. Prompt rétablissement et santé parfaite depuis cette époque. — Obs. *in extenso*, p. 120.

58. — RÉTROVERSION MOBILE. — 21 juillet 1891. — Guérison.

Mme R..., 51 ans. Trois enfants: Arrêt des règles au mois de septembre 1890; depuis cette époque, quatre hémorrhagies graves. Amaigrissement, douleurs excessives, impotence. Rétroflexion prononcée. Hystérectomie facile, ablation des annexes mollement adhérentes et peu malades. Suppression complète des douleurs.

59. — SALPINGO-OVARITE. — 24 juillet 1891. — Guérison.

Jeanne G..., 27 ans. Pas d'enfants. « Péritonite » il y a 7 ans. Douleurs depuis cette époque, règles prolongées; métrorrhagies graves cette année. Utérus semi-mobile, masses annexielles. Morcellement régulier, ablation bilatérale des annexes, gros ovaires dégénérés, trompes épaisses, sinueuses, pavillons oblitérés; lésions parenchymateuses prédominantes à droite.

60. — SUPPURATION PELVIENNE. — 24 juillet 1891. — Mort.

Mme C..., 34 ans. Fistule suppurante, consécutive à

une laparotomie faite il y a deux ans. Femme totalement épuisée, amaigrissement, muguet, etc. Hystérectomie sans ablation d'annexes, drainage abdomino-vaginal. Mort le treizième jour.— Obs. *in extenso*, p. 72.

61. — SUPPURATION PELVIENNE. — 23 juil. 1891. — Guérison.

Mme D..., 24 ans. Deux enfants; malade depuis un an. Utérus enclavé entre deux masses. Morcellement régulier d'un utérus énorme; ablation intégrale des annexes gauches parenchymateuses et mollement adhérentes. Évacuation d'une première collection purulente, probablement en plein péritoine, dans le cul-de-sac de Douglas; après l'hystérectomie, apparition d'un pyosalpinx à droite, qui est largement ouvert, puis drainé sur place avec la gaze iodoformée. Guérison rapide.

62. — HYSTÉRECTOMIE VAGINALE SECONDAIRE. — 25 juillet 1891. — Guérison.

Mme L...., 36 ans. Traitée par Dumontpallier, pour une métrite, avec le bâton de chlorure de zinc; atrésie utérine, augmentation des douleurs, double hydrosalpinx. Castration ovarienne le 24 janvier 1891; hystéralgie persistante. Ablation de l'utérus; se plaint encore, en novembre 1891, de quelques points névralgiques. Guérison constatée au bout d'un an.

63. — FIBROMES UTÉRINS. — 28 juillet 1891. — Guérison.

Mme B..., 49 ans. Six enfants, deux fausses couches. Ménorrhagies abondantes; grand utérus, cavité 10 centimètres. Morcellement régulier; utérus bourré de petits fibromes de dimensions variées. Revue bien portante en octobre 1891.

64. — KYSTE PAROVARIEN. — 29 juillet 1891. — Guérison.

Mme I..., 42 ans. Deux enfants à 24 et à 28 ans. Douleurs vives, hypogastriques et lombaires, surtout au moment des règles. Gros utérus semi-mobile, masse annexielle très sensible à droite. Diagnostic: hydrosalpinx. Morcellement facile, ablation bilatérale des annexes à peu près saines. Celles de droite entraînent avec elles un kyste parovarien gros comme un œuf de dinde. Revue bien portante en juillet 1893.

65. — RÉTROVERSION COMPLIQUÉE. — 31 juillet 1891. — Guérison.

Mme S..., 42 ans. Trois enfants. Douleurs pelviennes depuis plusieurs années; métrorrhagies abondantes depuis six semaines. Gros utérus peu mobile. Ablation bilatérale des annexes parenchymateuses et mollement adhérentes. Revue bien portante en février et juin 1892.

66. — SALPINGO-OVARITE. — 19 août 1891. — Guérison.

Mme M..., 36 ans. Trois accouchements prématurés à 17, 18 et 22 ans. Accidents abdominaux graves soignés à diverses reprises, poussées pelviennes, etc. Morcellement régulier; ablation bilatérale d'annexes énormes, parenchymateuses, fortement adhérentes; hydrosalpinx à droite. Santé parfaite constatée à diverses reprises, jusqu'en février 1894.

67. — MÉTRITE CHRONIQUE. — 26 août 1891. — Guérison.

Mme H..., 20 ans. Deux enfants de 5 et 7 ans. Malade depuis longtemps, surtout depuis 3 ans à la suite d'une fausse couche. Douleurs, pertes sanguines fréquentes, impotence ; traitements variés et abusifs. Morcellement régulier ; fongosités utérines, annexes peu malades. Rétablissement de la santé, sauf quelques troubles dyspeptiques ; dernières nouvelles en 1894.

68. — SUPPURATION PELVIENNE. — 28 août 1891. — Guérison.

Mme M..., 37 ans. Poussées pelviennes depuis 12 ou 15 ans. Etat grave. Fièvre et douleurs excessives, plastron abdominal. Morcellement ; évacuation de deux énormes poches purulentes ; guérison rapide. — Obs. *in extenso*, p. 80.

69. — ANTÉVERSION ET INCONTINENCE D'URINE. — 3 septembre 1891. — Guérison.

Mme G..., 43 ans. Trois jours après l'ablation des pinces, en enlevant les tampons, hémorrhagie secondaire arrêtée par le tamponnement. — Obs. *in extenso*, p. 147.

70. — CANCER DU COL. — 10 septembre 1891. — Guérison.

Mme D..., 30 ans. Cancer bien circonscrit, occupant exclusivement la lèvre antérieure. Le corps de l'utérus contient plusieurs fibromes qui rendent le morcellement nécessaire. Guérison persistante depuis deux ans et cinq mois.

71. — CANCER DU CORPS. — 10 octobre 1891. — Guérison.

Mme B..., 47 ans. Hystérectomie facile. Gros fongus cancéreux, arrondi, sessile sur la paroi postérieure et vers le fond de la cavité utérine, empiétant sur le tissu musculaire. Diagnostic confirmé par l'examen histologique. Malade perdue de vue.

72. — SUPPURATION PELVIENNE. — 13 oct. 1891. — Guérison.

Louise L..., 33 ans. Un enfant à 21 ans. Violentes douleurs depuis un mois ; utérus enclavé, masses latérales, plastron hypogastrique bilatéral, température 39° et 40°. Morcellement très laborieux ; pendant l'opération, évacuation d'une poche purulente à gauche, puis d'une collection très abondante en arrière de l'utérus. Ouverture du péritoine en avant ; le fond de l'utérus, friable et retenu par des adhérences, est laissé dans la plaie. Guérison rapide. Revue bien portante le 27 janvier 1892.

73. — NÉVRALGIE PELVIENNE. — 15 oct. 1891. — Guérison.

Mme D..., 26 ans. — Obs. *in extenso*, p. 159.

74. — FIBROMES UTÉRINS. — 17 octobre 1891. — Guérison.

Mme B..., 44 ans. Huit enfants, dont quatre morts en bas âge. Masse fibreuse grosse comme trois poings d'adulte, enclavée dans le petit bassin. Pas de métrorrhagies, mais douleurs violentes et menaces de compression. Morcellement régulier, 55 minutes; poids 550 grammes.

75. — SUPPURATION PELVIENNE. — 19 oct. 1891. — Guérison.

Mme J..., 37 ans. Adhérences complexes, laparotomie exploratrice et incision vaginale immédiate le 21 octobre 1890. Guérison pendant quelques mois; retour de la suppuration, douleurs et fièvre. Morcellement assez laborieux; évacuation de pus fétide en arrière et à droite de l'utérus : à gauche, flot de sérosité louche au-devant de la corne. Loge d'adhérences complète, pas d'ouverture du péritoine, aucune ablation d'annexes. Chute immédiate de la température et guérison rapide.

76. — HÉMATOCÈLE RÉTRO-UTÉRINE. — 19 octobre 1891. — Guérison.

Barbe P..., 27 ans. Quatre enfants. Douleurs violentes depuis 6 mois. Utérus enclavé, repoussé en avant par une énorme tumeur rénitente occupant le cul-de-sac postérieur et saillante à l'hypogastre. Température 38°. Évacuation de caillots noirs au cours du morcellement ; après l'hystérectomie, ablation intégrale de la trompe droite énorme, déchirée, rompue dans le ventre et contenant un hématome. Annexes gauches petites, laissées en place. Évacuation des caillots répandus dans le ventre, avec des éponges montées. Suites nulles.

77. — SUPPURATION PELVIENNE. — 22 oct. 1891. — Guérison.

Mme H..., 30 ans. Accouchement il y a 4 mois. Douleurs, fièvre, masses latérales, utérus enclavé. Morcellement laborieux à cause de la friabilité de l'utérus. Extirpation des annexes droites, trompe épaisse et ovaire rempli de pus. A gauche, magma inextricable; la partie supérieure du rectum, prise pour la trompe, est blessée d'un coup de ciseaux; suture immédiate au catgut. Au bout de quelques jours, fistule intestinale, qui se rétrécit promptement, laisse à peine échapper quelques gouttes de matières liquides et est facilement tolérée par la malade et son mari. Oblitération constatée à la fin de la deuxième année.

78. — FIBROMES UTÉRINS. — 24 octobre 1891. — Guérison.

Mme L..., 38 ans. Pas d'enfants. Faible, pâle, anémiée, malgré l'absence d'hémorrhagies; pas d'albumine. Tumeur lobulée, immobile dans le petit bassin, saillante au-dessus du pubis. Morcellement très laborieux; énucléation d'un fibrome gros comme une mandarine, destruction lente d'une tumeur volumineuse occupant le fond de l'utérus. Durée, deux heures. Suites très simples, et santé parfaite constatée en février 1892.

79. — ÉNORME HYDROSALPINX. — 27 oct. 1891. — Guérison.

Joséphine L..., 29 ans. Pas d'enfants. « Pelvi-péritonite » à 24 ans; douleurs depuis cette époque. Nouvelle poussée aiguë il y a deux mois; métrorrhagies. Utérus poussé en avant par une tumeur rénitente qui occupe le cul-de-sac postérieur et monte à moitié chemin de l'ombilic. Diagnostic : hématocèle rétro-utérine. Opération très laborieuse; au cours du morcellement, évacuation d'une grande quantité de liquide séreux du côté droit. Section et pincement difficile des cornes utérines. Annexes laissées en place. Guérison rapide.

80. — FIBROMES UTÉRINS. — 29 octobre 1891. — Guérison.

Mme D..., 39 ans. Pas d'enfants. Malade depuis plusieurs années. Ménorrhagies et douleurs excessives aux époques, nervosisme, incapacité de travail. Morcellement régulier; plusieurs fibromes de toutes dimensions, poids 300 grammes. Guérison complète constatée à maintes reprises depuis deux ans et demi.

81. — RÉTROVERSION MOBILE. — 3 nov. 1891. — Guérison.

Mme P..., 34 ans. Trois enfants. Une fausse couche le 21 septembre dernier; depuis cette époque, métrorrhagies continuelles. Malade pâle, exsangue, épuisée. Hystérectomie avec ablation bilatérale des annexes. Relèvement des forces, prompt rétablissement.

82. — RÉTROVERSION COMPLIQUÉE. — 5 novembre 1891. — Guérison.

Mme C..., 35 ans. Un enfant à 25 ans. Nervosisme, douleurs, métrorrhagies abondantes. Gros utérus très peu mobile, irréductible. Morcellement régulier; ablation de grosses annexes parenchymateuses à droite.

83. — HYDROSALPINX ET TUMEUR MALIGNE. — 10 novembre 1891. — Guérison.

Mme N..., 45 ans. Deux enfants. Malade depuis trois

ans; recrudescence depuis 2 mois et métrorrhagie récente. Utérus enclavé, masse latérale droite, tumeur saillante au-dessus du pubis, paroi abdominale grasse. Morcellement très laborieux; ablation d'une grande poche tubaire à droite contenant de la sérosité; évacuation assez abondante de liquide ascitique. En mai 1892, constatation d'un cancer occupant la région ovarienne droite, paroi vaginale ulcérée. Affaiblissement et cachexie rapides.

84. — SUPPURATION PELVIENNE. — 12 nov. 1891. — Guérison.

Mme V..., 32 ans. Un enfant. Douleurs violentes depuis un mois seulement; grosse masse rénitente à gauche de l'utérus. Morcellement assez difficile; grande poche tubaire pleine de pus ouverte à gauche et en avant de l'utérus; aucune ablation d'annexes. Guérison facile.

85. — NÉVRALGIE PELVIENNE. — 17 nov. 1891. — Guérison.

Mme B..., 41 ans. — Obs. *in extenso*, p. 160.

86. — FIBROME UTÉRIN. — 19 novembre 1891. — Guérison.

Gilberte G..., 39 ans. Un enfant à 25 ans. Règles fréquentes, pas de métrorrhagies; douleurs depuis un an surtout, irradiations dans la cuisse droite. Masse fibreuse montant à moitié chemin de l'ombilic et développée vers la droite. Morcellement régulier d'un très gros utérus et d'une tumeur du volume d'une orange occupant le fond de l'organe.

87. — NÉVRALGIE PELVIENNE. — 21 nov. 1891. — **Guérison.**

Mme S..., 28 ans. — Obs. *in extenso*, p. 161.

88. — CANCER DU COL. — 21 novembre 1891. — **Guérison.**

Mme W..., 42 ans. Cancer intra-cervical n'atteignant pas la limite supérieure de l'isthme, utérus mobile, lèvre postérieure amincie, presque effacée. Revue très bien portante en février 1892. En novembre 1892, petite induration suspecte de la cicatrice avec quelques douleurs irradiées; en mars 1893, ulcération vaginale et cachexie progressive.

89. — FIBROME UTÉRIN. — 24 novembre 1891. — **Guérison.**

Mme L..., 42 ans. Trois enfants. Douleurs hypogastriques violentes depuis 4 mois, irradiées aux cuisses. Tumeur grosse comme les deux poings. Morcellement assez laborieux de l'utérus et d'un fibrome unique interstitiel.

90. — NÉVRALGIE PELVIENNE. — 26 nov. 1891. — **Guérison.**

Mme B..., 39 ans. — Obs. *in extenso*, p. 164.

91. — FIBROMES UTÉRINS. — 26 novembre 1891. — **Guérison.**

Mme V..., 32 ans. Deux enfants et une fausse couche. Douleurs et règles abondantes depuis 3 ou 4 ans; l'époque dure environ 12 jours, la malade en sort très affaiblie et incapable de vaquer à ses occupations. Morcellement régulier d'un gros utérus fixé par les annexes gauches; plusieurs fibromes gros comme des noix et des mandarines; ablation, à gauche, d'une trompe parenchymateuse et d'un ovaire dégénéré.

92. — SUPPURATION PELVIENNE. — 28 nov. 1891. — Guérison.

Mme P..., 41 ans. Un enfant en 1869. Violentes douleurs depuis trois ans. Traitée à l'Hôtel-Dieu, cette année, par le bâton de chlorure de zinc. Elle a souffert « horriblement » et se trouve beaucoup plus malade depuis cette époque. Gros utérus enclavé, col entr'-ouvert, empâtement des culs-de-sac. Ablation à droite d'un kyste séreux ovarique gros comme une orange et d'une trompe gorgée de pus; ablation à gauche d'une trompe également suppurée et d'un petit ovaire dégénéré. Au bout de 8 à 10 jours, fistulette vésicale probablement consécutive à la chûte d'une eschare; à peine visible et coulant très peu en juin 1892, fermée spontanément le 1er novembre.

93. — SUPPURATION PELVIENNE. — 1er déc. 1891. — Guérison.

Mme T..., 30 ans. Douleurs violentes depuis 2 mois, empêchant tout travail. Grande sensibilité au toucher, utérus enclavé. Morcellement facile, ablation intégrale des annexes parenchymateuses à gauche, et d'un pyosalpinx volumineux à droite.

94. — SUPPURATION PELVIENNE. — 3 déc. 1891. — Guérison.

Louise J..., 32 ans. Un enfant il y a 12 ans. Douleurs

vives depuis un mois et demi. Utérus enclavé entre 2 masses pâteuses. Morcellement rapide, flot de pus à droite, puis à gauche ; ablation intégrale des deux trompes suppurées et des deux ovaires.

95. — HYSTÉRECTOMIE VAGINALE SECONDAIRE. — 5 décembre 1891. — Guérison.

Mme R..., 35 ans. Castration unilatérale le 24 juillet 1890 pour une névralgie ovarienne. Guérison pendant 6 mois. Reprise des douleurs et des pertes. Ablation facile de l'utérus congestionné et des annexes droites. Guérison parfaite.

96. — HYSTÉRECTOMIE VAGINALE SECONDAIRE. — 8 décembre 1891. — Guérison.

Mme G..., 26 ans. Opération de Schrœder à la Charité le 5 avril 1886. Laparotomie et castration double à l'hôpital Tenon le 22 janvier 1891, pour rétroversion adhérente et gros ovaires polykystiques, avec pertes blanches et métrorrhagies. Continuation des douleurs et des pertes ; curage inutile le 4 septembre 1891 ; hystérectomie vaginale, guérison parfaite.

97. — CANCER DU COL. — 8 décembre 1891. — Guérison.

Mme M..., 31 ans. Énorme fongus remplissant le vagin ; état parcheminé du cul-de-sac latéral droit, et petit noyau arrondi occupant la base du ligament large. Extirpation régulière ; la zone d'envahissement est dépassée autant que possible. Le 27 janvier 1892, conslatation d'un bourrelet induré et sensible autour de la cicatrice (récidive-continuation).

98. — SUPPURATION PELVIENNE. — 9 déc. 1891. — Guérison.

Mme B..., 27 ans. Utérus enclavé; empâtement diffus et douloureux à gauche. Morcellement régulier; après l'ablation de l'utérus, les annexes droites, épaisses et adhérentes, sont laissées en place. A gauche, énorme trompe attirée dans la plaie, incisée, dissociée avec le doigt, pas de liquide (salp. parenchymateuse). Au-dessous de la corne apparaît une surface bleuâtre, arrondie, fluctuante; coup de bistouri, flot de pus fétide (gros kyste purulent de l'ovaire ou du pavillon). Guérison. En août 1893, douleurs, empâtement sus-vaginal; incision, évacuation d'un très petit abcès, puis d'une collection séreuse derrière la cicatrice. Guérison.

99. — SUPPURATION PELVIENNE. — 10 déc. 1891. — Guérison.

Mme V..., 30 ans. Un enfant à 17 ans. Violentes douleurs et pertes sanguines depuis cinq semaines. Enclavement complet et masses latérales. Morcellement très laborieux de l'utérus immobile; ouverture, à droite, d'une grande poche tubaire et flot de pus fétide; énucléation de la corne utérine enveloppée d'anses intestinales adhérentes. A gauche, annexes dures et ratatinées; la corne utérine est laissée dans la plaie. Aucune ablation d'annexes; loge d'adhérences presque complète, ouverture insignifiante du péritoine vers la gauche. Prompte guérison.

100. — FIBROME UTÉRIN. — 12 décembre 1891. — Guérison.

Mme B..., 33 ans. Pas d'enfants. Douleurs depuis son mariage en 1884. Curage en mars 1890. Utérus grossi par une masse interstitielle. Morcellement de l'utérus et d'un fibrome gros comme une orange qui en occupe le fond.

101. — FIBROME UTÉRIN. — 15 décembre 1891. — Guérison.

Mme P..., 46 ans. Arthritique nerveuse. Douleurs incessantes et incapacité de travail. Curage en septembre 1891, inefficace. Congestions utérines, règles abondantes; utérus mobile. Hystérectomie vaginale par Pescher, interne du service ; fibrome gros comme une mandarine occupant la paroi antérieure. En avril 1892, la malade est revue bien portante, mais se plaignant encore de quelques douleurs abdominales, purement névralgiques.

102. — FIBROME UTÉRIN. — 15 décembre 1891. — Guérison.

Mme G..., 37 ans. Deux enfants. Ménorrhagies depuis un an. Morcellement facile; fibrome gros comme une orange occupant le fond de l'utérus. Bonne santé constatée à maintes reprises depuis lors.

103. — SALPINGO-OVARITE. — 19 décembre 1891. — Guérison.

Mme G..., 36 ans. Une fausse couche de 3 mois en 1884. Violentes douleurs depuis deux ans. Laparotomie le

6 avril 1891 : adhérences totales, processus fibreux de la cavité pelvienne, l'opération reste exploratrice. Guérison provisoire des douleurs, qui reviennent au bout de quelques mois. Hystérectomie vaginale de moyenne difficulté : ablation intégrale des annexes parenchymateuses et adhérentes, sauf l'ovaire droit. Guérison définitive, constatée jusqu'en 1893.

104. — RÉTROVERSION COMPLIQUÉE. — 19 décembre 1891. — Guérison.

Mme H..., 34 ans. Un enfant en 1880; depuis cette époque, douleurs vives, surtout au moment des règles, impotence et nervosisme. Ablation facile d'un gros utérus en rétroversion complète ; ablation intégrale des annexes parenchymateuses et mollement adhérentes; ovaires très volumineux, polykystiques.

105. — FIBROMES UTÉRINS. — 24 décembre 1891. — Guérison.

Mme P..., 43 ans. Deux enfants. Douleurs depuis 4 ans, hémorrhagies depuis 2 ans. Morcellement laborieux ; 4 fibromes gros comme des mandarines, plusieurs petits sous-péritonéaux ; ablation intégrale des annexes parenchymateuses. Poids de l'utérus, 280 grammes. Revue bien portante en juin 1893.

106. — SALPINGO-OVARITE. — 26 décembre 1891. — Guérison.

Mme B..., 35 ans. Un enfant en 1878, une fausse couche en 1879 ; malade depuis cette époque. Tripier (de Lyon) a cru à des fibromes et a refusé de l'opérer.

Morcellement assez laborieux, flot de sérosité à droite. Ablation intégrale, difficile, de deux hydrosalpinx volumineux avec des ovaires dégénérés. Revue en bonne santé le 18 mai 1892.

107. — SALPINGO-OVARITE. — 12 janvier 1892. — Guérison.

Mme L..., 40 ans. Un enfant à 25 ans ; malade depuis lors et souvent soignée. Poussées de pelvi-péritonite depuis 4 ans. En octobre 1890, pyosalpinx traité à Lyon par la méthode de Laroyenne ; en mars 1891, récidive de la suppuration et nouvelle incision vaginale. Continuation des douleurs; tuméfaction des annexes et cystocèle. Morcellement facile ; adhérences totales de l'utérus au cul-de-sac de Douglas ; évacuation de deux hydrosalpinx adhérents; aucune ablation d'annexes. Guérison rapide; la malade reprend son métier d'infirmière.

108. — FIBROMES UTÉRINS. — 14 janvier 1892. — Guérison.

Mme A..., 49 ans. Trois enfants, une fausse couche. Colporrhaphie à l'hôpital Tenon en 1890. Douleurs vives du côté gauche, surtout au moment des règles, qui sont abondantes et prolongées. Extirpation par Moreslin, interne du service, d'un gros utérus bourré d'un grand nombre de petits fibromes.

109. — HYSTÉRECTOMIE VAGINALE SECONDAIRE. — 16 janvier 1892. — Guérison.

Mme G..., 31 ans. Laparotomie et castration unilatérale

pour pyosalpinx le 17 novembre 1891; continuation des douleurs. Hystérectomie vaginale; gros utérus non atrophié, périmétrite, adhérences au cul-de-sac de Douglas. Rétablissement complet.

110. — SUPPURATION PELVIENNE. — 16 janvier 1892. — Guérison.

Mme M..., 34 ans. Pas d'enfants. Malade depuis 3 mois 1/2; douleurs à droite et grosse saillie rétro-utérine. Morcellement régulier; flot de pus en arrière, grande poche tubaire dépendant des annexes droites, laissée dans la plaie; les annexes gauches, ratatinées et adhérentes, sont également laissées. Santé parfaite constatée en mai 1892.

111. — FIBROMES UTÉRINS. — 19 janvier 1892. — Guérison.

Mme D..., 52 ans. Huit enfants. Métrorrhagies presque continuelles depuis le mois de novembre 1890; amaigrissement, teint cireux. Hystérectomie vaginale par Malapert, interne du service; plusieurs fibromes, petits et moyens, disséminés dans les parois; fongosités utérines.

112. — HÉMATOCÈLE RÉTRO-UTÉRINE. — 21 janvier 1892. — Guérison.

Mme P..., 33 ans. Six enfants, le dernier il y a 3 ans; malade depuis cette époque. Règles prolongées et abondantes, anémie, crises de douleur avec fièvre; gros utérus adhérent. Morcellement régulier; évacuation d'une vieille collection sanguine occupant le cul-de-sac de Douglas ; les annexes, adhérentes et collées à l'enceinte pelvienne, sont laissées en place. Tout à coup, après 3 semaines, péritonite grave ; évacuation d'un grand foyer purulent sous-hépatique ; guérison. — Obs. *in extenso*, p. 113.

113. — SUPPURATION PELVIENNE. — 23 janvier 1892. — Guérison.

Amélie E..., 25 ans. Trois enfants, le dernier à six mois et demi, le 15 juin 1891. Violentes douleurs depuis le 26 décembre 1891, température 38° et 39°. Utérus enclavé. Morcellement régulier, îlot de pus en arrière; ablation des annexes droites parenchymateuses. Le pus venait du pavillon de ce côté ou du cul-de-sac de Douglas. Revue bien portante en décembre 1893, avec quelques symptômes nerveux (hydrothérapie).

114. — SUPPURATION PELVIENNE. — 26 janvier 1892. — Guérison.

Maria W..., 25 ans. Un enfant le 15 janvier 1891; malade depuis lors. Douleurs, température 38° et 39°, utérus repoussé vers le pubis par une grosse masse rénitente occupant le cul-de-sac de Douglas et se continuant du côté droit. Morcellement difficile ; évacuation d'une grande poche tubaire sous la corne droite; aucune ablation d'annexes. Malade perdue de vue.

115. — FIBROME UTÉRIN. — 9 février 1892. — Guérison.

Marie M..., 38 ans. Règles toujours abondantes;

métrorrhagies graves depuis le 23 décembre 1891. Morcellement régulier; gros fibrome du fond et de la paroi antérieure; poids 480 grammes. A la fin de la troisième semaine, fistulette vésicale, fermée spontanément au bout de quelques jours.

116. — SUPPURATION PELVIENNE. — 11 fév. 1892. — Guérison.

Alphonsine B..., 42 ans. Un enfant. Il y a quatre mois, douleur subite dans le petit bassin, généralisée à tout l'abdomen, avec vomissements et constipation. Il y a deux mois, apaisement des douleurs et selles purulentes. Morcellement régulier; utérus enclavé; issue bilatérale de sérosité louche. Ablation intégrale des annexes droites parenchymateuses. A gauche, grande poche tubaire contenant du pus séreux et fétide; ablation intégrale, sauf quelques lambeaux de la poche adhérents au rectum et voilant la communication avec l'intestin. Guérison sans fistule; revue en avril 1892.

117. — CANCER DU COL. — 11 février 1892. — Guérison.

Mme J..., 40 ans. Col très rongé par l'ulcération, affleurant presque les culs-de-sac; utérus mobile. Guérison persistante depuis deux ans.

118. — SALPINGO-OVARITE. — 13 février 1892. — Mort.

Mme T..., 35 ans. Trois enfants et une fausse couche. Douleurs et impotence complète depuis deux mois. Utérus enclavé. Morcellement régulier; trompe épaisse et hydrosalpinx des deux côtés, adhérences solides. A droite, ablation intégrale ; à gauche, la trompe se déchire, sa moitié externe fuit avec le bord supérieur du ligament large qui saigne, et est reprise avec une certaine difficulté. Mort de péritonite. — Obs. *in extenso*, p. 114.

119. — HÉMATOCÈLE RÉTRO-UTÉRINE. — 18 février 1892. — Mort.

Mme V..., 34 ans. Un enfant il y a 4 ans; malade depuis cette époque. Souffle cardiaque intense; séjour au lit depuis trois mois; pâleur, amaigrissement, grande faiblesse. Utérus adhérent, saillie confuse dans le cul-de-sac de Douglas. Morcellement assez simple; évacuation d'un foyer d'hématocèle pelvienne; les annexes adhérentes sont laissées en place. Réveil difficile, syncopes, dépression du pouls, mort le cinquième jour. — Obs. *in extenso*, p. 112.

120. — SALPINGO-OVARITE. — 20 février 1892. — Mort.

Eugénie B..., 44 ans. Quatre enfants. Double salpingite parenchymateuse avec métrorrhagies. Opération régulière; ablation bilatérale des annexes; mort de septicémie, foyer putride limité par l'épiploon et les moignons des ligaments larges. — Obs. *in extenso*, p. 115.

121. — SUPPURATION PELVIENNE. — 29 février 1892. — Guérison temporaire.

Mme R..., 22 ans. Utérus immobile, sensibilité extrême, état grave. Ablation de l'utérus et ouverture d'une poche purulente, sans ablation d'annexes. Bon résultat immédiat. Au bout de 3 semaines, ouverture spontanée de l'intestin grêle dans la cavité purulente. Mort au bout de 3 mois. — Obs. *in extenso*, p. 78.

122. — SUPPURATION PELVIENNE. — 10 mars 1892. — Guérison.

Mme S..., 39 ans. Pas d'enfants. Deux ans après son mariage, accidents abdominaux pendant 8 mois; guérison. En décembre 1891, douleurs violentes, pyosalpinx reconnu à l'hôpital Andral. Utérus enclavé, morcellement laborieux, ouverture de deux grandes poches tubaires, laissées en place. Après la guérison, la trompe gauche reste fistuleuse; injections de teinture d'iode, à diverses reprises, dans le foyer qui se rétrécit peu à peu; guérison complète à la fin de l'année.

123. — SUPPURATION PELVIENNE. — 10 mars 1892. — Guérison.

Mme G..., 28 ans. Trois enfants; malade depuis la dernière couche. Double tuméfaction des annexes. Morcellement de l'utérus, ablation intégrale de deux grosses poches tubaires remplies de pus.

124. — HYSTÉRECTOMIE VAGINALE SECONDAIRE. — 12 mars 1892. — Guérison.

Louise B..., 20 ans. Laparotomie et castration double, en février 1891, pour un kyste parovarien et une névralgie pelvienne rebelle. Reprise des règles et des douleurs au bout de 3 mois, incapacité du travail ; aucune lésion pelvienne. Hystérectomie ; utérus petit et sain ; disparition des douleurs, constatée de nouveau à la fin de l'année.

125. — SALPINGO-OVARITE. — 12 mars 1892. — Guérison.

Marie G..., 37 ans. Pas d'enfants. Il y a 4 ans, métrorrhagies douloureuses pendant 2 mois. Reprise et continuation des pertes sanguines depuis 3 mois. Utérus peu mobile, col énorme, tuméfaction des annexes. Morcellement régulier ; ablation intégrale des annexes droites, hydrosalpinx volumineux ; ablation de la trompe gauche parenchymateuse et hydropique, sans l'ovaire.

126. — FIBROMES UTÉRINS. — 17 mars 1892. — Guérison.

Marthe S..., 39 ans. Pas d'enfants. Depuis 4 ans, et surtout depuis 10 mois, règles fréquentes et durant 10 à 12 jours. Pertes continuelles en juin et juillet 1891, en février 1892. Gros utérus mobile, remplissant le cul-de-sac de Douglas. Morcellement de 20 minutes ; quatre fibromes de moyen volume et plusieurs petits.

127. — SALPINGO-OVARITE. — 17 mars 1892. — Guérison.

Mme P..., 33 ans. Rhumatisme à l'âge de 6 ans ; palpitations depuis l'âge de 20 ans. Aujourd'hui, affection mitrale, souffle systolique et présystolique intense, dyspnée et palpitations fréquentes, petitesse et irrégularité du pouls. Douleurs pelviennes revenant par crises ; utérus peu mobile, annexes tuméfiées. Anesthésie mixte par le bromure d'éthyle et le chloroforme; morcellement régulier; ablation des annexes droites parenchymateuses; annexes gauches très adhérentes, laissées en place. Fistule urinaire reconnue au bout de quelques jours (blessure de l'uretère); néphrectomie à la fin de l'année, par Périer et Picqué, à l'hôpital Lariboisière (néphrite suppurée); guérison de la fistule et des douleurs.

128. — FIBROMES UTÉRINS. — 19 mars 1892. — Guérison.

Madeleine M..., 46 ans. Deux enfants. En décembre 1891, métrorrhagie abondante avec douleurs. Léger prolapsus des parois vaginales; utérus volumineux et bosselé. Morcellement; deux fibromes calcifiés gros comme des mandarines, et plusieurs petits.

129. — HYSTÉRECTOMIE VAGINALE SECONDAIRE. — 19 mars 1892. — Guérison.

Mme D..., 40 ans. Castration double en février 1891, pour de petites lésions ovariennes. Continuation des douleurs très vives, pertes roussâtres, leucorrhée. Utérus volumineux, col très sensible au toucher. Hystérectomie par morcellement, à cause du volume de l'organe. Guérison parfaite des douleurs et des troubles nerveux, constatée jusqu'en 1894.

130. — SUPPURATION PELVIENNE. — 22 mars 1892. — Guérison.

Mina L..., 24 ans. Poussées inflammatoires et crises douloureuses depuis cinq ans. Tumeur rétro-utérine simulant une rétroflexion; masses latérales. Après morcellement, ablation intégrale des annexes; les trompes forment deux grosses poches purulentes qui s'ouvrent pendant l'opération; celle de gauche descend dans le cul-de-sac de Douglas.

131. — CANCER DU COL. — 24 mars 1892. — Guérison.

Mme P..., 57 ans. Col très infiltré, douleurs pelviennes à gauche, irradiées à la région crurale. Opération assez laborieuse, par morcellement; traînée cancéreuse vers les annexes gauches. Amélioration, puis reprise des douleurs. Mort en septembre 1892.

132. — CANCER DU COL. — 26 mars 1892. — Guérison.

Mme L..., 35 ans. Col presque détruit, tissus friables, mobilité de l'utérus. Premières incisions difficiles, morcellement du segment inférieur. Malgré les conditions défavorables, suites très bénignes et santé parfaite pendant un an et demi. Légère induration de la cicatrice et petites douleurs constatées en octobre 1893; mort en janvier 1894.

133. — SUPPURATION PELVIENNE. — 29 mars 1892. — Guérison.

Mme R..., 22 ans. Un enfant. Ménorrhagies durant 15 jours, douleurs depuis trois ou quatre mois. Utérus enclavé entre deux masses contenant certainement du pus; temp. 39° et 40°. Après morcellement, les deux trompes apparaissent gorgées de pus, se rejoignant sur la ligne médiane ; l'écarteur antérieur ne pénètre pas dans le péritoine, les adhérences formant une loge complète. Ouverture et évacuation des deux poches purulentes. Suites très simples, apyrexie parfaite.

134. — SALPINGITE TUBERCULEUSE. — 7 avril 1892. — Guérison.

Mme L..., 30 ans. Cinq enfants, une fausse couche. Douleurs depuis un an, métrorrhagies, repos forcé, accès fébriles. Empâtement bilatéral des annexes. Morcellement régulier, ablation intégrale des annexes, trompes énormes et mollement adhérentes. Dans les deux trompes, gros foyer de pus caséeux; foyers caséeux multiples, d'apparence absolument tuberculeuse, disséminés dans les parois tubaires très épaisses. Revue en août 1893; le ventre est souple, guéri, mais la malade tousse, a eu des hémoptysies, et présente des altérations tuberculeuses des poumons.

135. — RÉTROVERSION COMPLIQUÉE. — 9 avril 1892. — Guérison.

Mme J..., 29 ans. Deux enfants. Leucorrhée habituelle, métrorrhagies depuis un an, douleurs. Gros utérus en rétroversion complète, annexes tuméfiées et douloureuses. Morcellement facile ; ablation intégrale des deux trompes parenchymateuses et des deux ovaires polykystiques, énormes.

136. — FIBROMES UTÉRINS. — 9 avril 1892. — Guérison.

Anna S..., 41 ans. Règles toujours abondantes et prolongées; depuis quelques mois, métrorrhagies continuelles. Gros utérus bosselé. Morcellement facile, tumeurs multiples, grosses comme des noix et des noisettes, une seule grosse comme un œuf.

137. — NÉVRALGIE PELVIENNE. — 10 avril 1892. — Guérison.

Mme de M..., 37 ans. — Obs. *in extenso*, p. 164.

138. — FIBROMES UTÉRINS. — 11 avril 1892. — Mort.

Mme de M..., 62 ans. — Obs. *in extenso*, p. 203.

139. — SALPINGO-OVARITE. — 12 avril 1892. — Guérison.

Mme M..., 26 ans. Pas d'enfants. Malade depuis 6 ans, exaspération des douleurs depuis 18 mois, règles durant de 15 à 18 jours. Utérus enclavé, semi-mobile. Morcellement régulier, ablation intégrale des trompes parenchymateuses et des ovaires dégénérés. Revue très bien portante en septembre 1893.

140. — SUPPURATION PELVIENNE. — 16 avril 1892. — Guérison.

Amélina D..., 23 ans. Pas d'enfants. Règles irrégulières, douloureuses, métrorrhagies; malade pâle, affaiblie, impotente. Morcellement régulier; ablation facile des annexes gauches, la trompe contient un peu de pus; ablation très laborieuse des annexes droites, rupture d'une grande poche tubaire contenant du pus fétide. Ablation des tampons le huitième jour; le soir même, à 9 heures, sans cause apparente, hémorrhagie secondaire grave, arrêtée par le tamponnement; soins assidus pendant quelques jours, relèvement des forces, guérison.

141. — FIBROMES UTÉRINS. — 19 avril 1892. — Guérison.

Mme L..., 43 ans. Deux enfants et une fausse couche. En juillet 1891, métrorrhagies qui durent six semaines. Gros utérus remplissant l'excavation, légèrement mobile. Morcellement laborieux d'une heure, hémostase difficile, suites très simples.

142. — FIBROMES UTÉRINS. — 21 avril 1892. — Guérison.

Mme P..., 46 ans. Six enfants. Règles abondantes, métrorrhagies graves depuis 18 mois; malade pâle, jaune, exsangue et d'une grande faiblesse. Morcellement facile, un fibrome interstitiel gros comme une mandarine. Revient consulter en juillet 1892 pour quelques troubles neurasthéniques; bon teint et forces revenues.

143. — CANCER DU COL. — 23 avril 1892. — Guérison.

Marthe G..., 39 ans. Énorme segment inférieur infiltré, friable, dégagement difficile, la pince de droite est placée sur du tissu morbide. Bonne santé apparente jusqu'au mois de septembre; mort en février 1893.

144. — SUPPURATION PELVIENNE. — 3 mai 1892. — Mort.

Mme S..., 39 ans. Kyste purulent de l'ovaire gauche, ablation bilatérale des annexes. — Obs. *in extenso*, p. 75.

145. — MÉTRITE HÉMORRHAGIQUE. — 5 mai 1892. — Guérison.

Mme K..., 32 ans. Quatre enfants, une fausse couche. Métrorrhagies répétées, traitements divers, soupçon de fibromes. —Obs. *in extenso*, p. 139.

146. — FIBROMES UTÉRINS. — 6 mai 1892. — Guérison.

Mme L..., 33 ans. Un enfant, une fausse couche. Leucorrhée abondante et continuelle, rhumatismes articulaires, douleurs pelviennes soignées à diverses reprises, aucune métrorrhagie. Morcellement régulier, utérus bourré de fibromes de grosseurs diverses, ablation bilatérale des annexes épaisses et adhérentes.

147. — MÉTRITE DOULOUREUSE CHRONIQUE. — 7 mai 1892. — Guérison.

Blanche R..., 27 ans. Un enfant, une fausse couche. Règles régulières, leucorrhée continuelle, douleurs ovariennes, grande sensibilité à l'examen, nervosisme, incapacité de travail. Opération facile; utérus volumineux, annexes peu altérées. Malade perdue de vue.

148. — HYSTÉRECTOMIE VAGINALE SECONDAIRE. — 12 mai 1892. — Guérison.

Adèle D..., 24 ans. Castration ovarienne le 11 décembre 1890, pour petites lésions et névralgie pelvienne. Utérus petit, atrophié, douleurs continuelles. Hystérectomie facile. Dix jours après, hémorrhagie secondaire, arrêtée sans difficulté par le tamponnement.

149. — FIBROMES UTÉRINS. — 14 mai 1892. — Guérison.

Mme S..., 35 ans. — Obs. *in extenso*, p. 202.

150. — SALPINGO-OVARITE. — 21 mai 1892. — Guérison.

Mme G..., 35 ans. Quatre enfants. Leucorrhée, règles irrégulières, abondantes et douloureuses. Déjà soignée pour une métrite, puis à l'hôpital Cochin pour une « pelvi-péritonite », puis à l'hôpital Broussais, où elle refuse l'opération. Douleurs croissantes, utérus enclavé entre deux masses annexielles. Morcellement et ablation intégrale des annexes parenchymateuses et adhérentes. Revue très bien portante le 14 décembre 1892.

151. — SUPPURATION PELVIENNE. — 24 mai 1892. — Guérison.

Mme P..., 22 ans. Un enfant. Accidents puerpéraux graves, douleurs progressives depuis cette époque. Utérus enclavé, en rétroversion. Morcellement ; à gauche, pyosalpinx et gros kyste purulent de l'ovaire ; à droite, pyosalpinx et ovaire dégénéré ; ablation intégrale.

152. — NÉVRALGIE PELVIENNE. — 24 mai 1892. — Guérison.

Mme O..., 31 ans. — Obs. *in extenso*, p. 167.

153. — FIBROME UTÉRIN. — 25 mai 1892. — Guérison.

Mme G..., 34 ans. Pas d'enfants. Règles abondantes, pesanteur hypogastrique, fatigue progressive depuis une dizaine d'années, surtout depuis un an. Utérus alourdi, penché en arrière, fibrome de la paroi postérieure enclavé dans le petit bassin et montant à deux ou trois travers de doigt au-dessus du pubis. Morcellement régulier d'une heure un quart. Santé parfaite depuis l'opération.

154. — SUPPURATION PELVIENNE. — 29 mai 1892. — Guérison.

Mme W..., 36 ans. Opération très laborieuse, sans ouverture du péritoine ni évacuation de pus. — Obs. *in extenso*, p. 107.

155. — HYSTÉRECTOMIE VAGINALE SECONDAIRE. — 2 juin 1892. — Guérison.

Marthe F..., 28 ans. A l'âge de 20 ans, rhumatisme articulaire aigu ayant duré trois mois. Névralgie intercostale en janvier 1891. Soignée à l'hôpital Necker pour une bronchite, puis à l'hôpital Tenon pour une « salpingite grave ». Morphinomane. Laparotomie pour névralgie pelvienne en octobre 1891. Petit utérus atrophié. — Obs. *in extenso*, p. 198.

156. — SUPPURATION PELVIENNE. — 7 juin 1892. — Guérison.

Marie C..., 25 ans. Un enfant. Malade depuis sa couche, souffrante, affaiblie et dans un état misérable. Utérus enclavé, masse énorme à gauche. Évacuation, au cours du morcellement, d'une grande poche tubaire remplie de pus fétide; extirpation laborieuse de cette poche, dont le contenu souille l'entrée du péritoine. Ablation, à droite, des annexes parenchymateuses et adhérentes, sans suppuration. Lavages à l'eau salée. Guérison complète.

157. — SUPPURATION PELVIENNE. — 13 juin 1892. — Guérison.

Irma D..., 19 ans. Malade à la suite d'une fausse couche de deux mois et demi. Double tumeur très douloureuse, utérus immobile. Morcellement laborieux, surtout au début; ablation intégrale des deux pyosalpinx et des ovaires.

158. — SUPPURATION PELVIENNE. — 14 juin 1892. — Guérison.

Léontine T..., 22 ans. Ni enfants ni fausses couches. Douleurs depuis quelques mois. Utérus immobile, masse plus grosse à droite. Morcellement laborieux, annexes parenchymateuses, très élevées et très adhérentes; ablation intégrale à gauche; à droite, gros kyste purulent de l'ovaire qui s'ouvre pendant les manœuvres, extraction de l'ovaire sans la trompe.

159. — HYSTÉRECTOMIE VAGINALE SECONDAIRE. — 14 juin 1892. — Guérison.

Clémence B..., 21 ans. Castration pour ovaires polykystiques, métrorrhagies et douleurs, le 26 mars 1891. Reprise des douleurs; utérus petit et sain; guérison complète et définitive après l'hystérectomie. — Obs. *in extenso*, p. 196.

160. — RÉTROVERSION MOBILE. — 20 juin 1892. — Guérison.

Mme R..., 43 ans. Trois enfants et une fausse couche il y a douze ans; malade depuis cette époque. Métrorrhagies; aggravation par le traitement électrique (Apostoli). Hystérectomie facile. Revue très bien portante en mars 1893.

161. — SALPINGO-OVARITE. — 30 juin 1892. — Guérison.

Mme M..., 39 ans. Deux enfants, une fausse couche. Malade depuis dix ans; douleurs, métrorrhagies fréquentes; traitements variés pour « métrite » et pour « prolapsus ». Utérus demi-mobile entre deux masses douloureuses. Morcellement rapide, ablation intégrale des trompes parenchymateuses, pavillons oblitérés, ovaires scléro-kystiques. Revue à la fin de novembre en bonne santé, accusant quelques troubles dyspeptiques.

162. — ÉNORME HYDROSALPINX. — 2 juillet 1892. — Guérison.

Mme L..., 37 ans. Cinq enfants. Souffrante, amaigrie; utérus absolument immobile, culs-de-sac durs, grosse tumeur à droite (pyo ou hématosalpinx ?). Morcellement très laborieux; évacuation abondante de liquide séreux. Énorme hydrosalpinx à droite, coiffant l'utérus et tapissant le petit bassin; rien à gauche; petite brèche péritonéale. Aucune ablation d'annexes; la cavité de l'hydrosalpinx est bourrée mollement avec cinq lanières de gaze iodoformée. Cicatrisation rapide.

163. — HYSTÉRECTOMIE VAGINALE SECONDAIRE. — 5 juillet 1892. — Guérison.

Mme B..., 26 ans. Laparotomie pour pyosalpinx le 27 juin 1891. Continuation des douleurs; nouvelles hémorrhagies à partir du 15 avril 1892. Utérus petit et sain d'aspect. Après l'hystérectomie, suppression définitive des douleurs, constatée en janvier 1893.

164. — SALPINGO-OVARITE. — 3 juillet 1892. — Guérison.

Lucie D..., 24 ans. Un enfant il y a 3 ans. Douleurs et métrorrhagies; culs-de-sac remplis et très sensibles, utérus enclavé, soupçon de pyosalpinx. Après morcellement, ablation intégrale assez laborieuse des deux trompes adhérentes, énormes, à parois très épaisses, et des ovaires dégénérés.

165. — HYSTÉRECTOMIE VAGINALE SECONDAIRE. — 11 juillet 1892. — Guérison.

Mme R..., 33 ans. Castration double le 5 juillet 1890 pour petites lésions ovariennes, dysménorrhée, métrorrhagies. Reprise des pertes sanguines au bout de trois mois; règles fréquentes, tous les quinze jours, douleurs très vives. Utérus gros et congestionné. Après l'hystérectomie, guérison persistante constatée à maintes reprises jusqu'en 1894.

166. — SALPINGO-OVARITE. — 15 juillet 1892. — Guérison.

Jeanne D..., 20 ans. Pas d'enfants. Douleurs progressives depuis son mariage, à 17 ans. Soignée successivement à la Charité, à Necker; devenue tout à fait impotente. Utérus enclavé, annexes très douloureuses, soupçon de pyosalpinx. Morcellement; évacuation et extraction de plusieurs grands kystes transparents péri-tubaires; ablation intégrale des annexes parenchymateuses et très adhérentes.

167. — NÉVRALGIE PELVIENNE. — 16 juil. 1892. — Guérison.

Mme L..., 36 ans. — Obs. *in extenso*, p. 168.

168. — OVAIRES POLYKYSTIQUES. — 16 juil. 1892. — Guérison.

Anne D..., 38 ans. Un enfant. Leucorrhée continuelle, douleurs empêchant tout travail, ménorrhagies. Ablation facile de l'utérus et des ovaires transformés en une multitude de petits kystes. Guérison durable.

169. — HYSTÉRECTOMIE VAGINALE SECONDAIRE. — 19 juillet 1892. — Guérison.

Mme D..., 33 ans. Laparotomie et castration tubaire pour double pyosalpinx, le 3 septembre 1889; les deux ovaires sont laissés. Continuation des douleurs, règles abondantes, rétroflexion prononcée. Repos forcé et douleurs croissantes pendant un séjour à Berlin, en 1892. Morcellement régulier d'un gros utérus rétrofléchi, adhérent; les deux ovaires, atrophiés et gros comme de petites cerises, sont reconnus et enlevés. Santé parfaite depuis lors.

170. — NÉVRALGIE PELVIENNE. — 24 juillet 1892. — Mort.

Mlle M..., 35 ans. — Obs. *in extenso*, p. 186.

171. — SALPINGO-OVARITE. — 4 août 1892. — Guérison.

Mme J..., 26 ans. Trois enfants ; malade depuis le dernier, qui a huit mois. Plusieurs poussées de pelvi-péritonite assez graves. Plastron dur, développé vers la fosse iliaque droite ; utérus enclavé. Morcellement ; annexes très adhérentes ; ablation intégrale de la trompe droite parenchymateuse et de l'ovaire droit énorme ; ablation de l'ovaire gauche, également dégénéré ; la trompe gauche, plus petite et fixée, est laissée en place. Le fond du foyer est constitué par un magma d'adhérences étendues (processus fibreux) ; l'écarteur antérieur a pénétré dans le péritoine par une brèche étroite. Guérison rapide ; la malade quitte Paris sans douleurs. A Bourges, en décembre 1892, poussée nouvelle avec fièvre, abcès pelvien secondaire au milieu des vieilles adhérences ; évacuation spontanée par la cicatrice vaginale ; guérison définitive.

172. — FIBROMES UTÉRINS. — 10 septembre 1892. — Guérison.

Mme B..., 38 ans. Douleurs et constipation, pas de métrorrhagies. Gros utérus encore mobile, mais remplissant l'excavation. Morcellement régulier ; deux fibromes interstitiels gros comme des oranges, quatre plus petits ; poids total, 700 grammes. Santé parfaite depuis l'opération.

173. — CANCER DU COL. — 18 septembre 1892. — Guérison.

Mme G..., 36 ans. Cancer intra-cervical peu développé. utérus mobile. Opération facile. Bien portante depuis un an et cinq mois.

174. — HYSTÉRECTOMIE VAGINALE SECONDAIRE. — 20 octobre 1892. — Guérison.

Mme D..., 35 ans. Laparotomie le 2 mai 1889, pour hématosalpinx et adhérences étendues ; nervosisme. Reprise des douleurs et impotence grave. Morcellement assez difficile, à cause des vieilles adhérences Cessation des douleurs et bonne santé depuis lors.

175. — FIBROMES UTÉRINS. — 29 octobre 1892. — Guérison.

Mme K..., 40 ans. Règles ménorrhagiques et douleurs violentes. Très gros utérus bourré de fibromes, faisant une forte saillie en arrière et montant à moitié chemin de l'ombilic. Morcellement laborieux d'une heure et demie.

176. — SUPPURATION PELVIENNE. — 8 novembre 1892. — Guérison.

Victorine C..., 53 ans. Trois enfants et deux fausses couches. Utérus très volumineux, allongement hypertrophique, le col paraît à la vulve. Morcellement laborieux, adhérences du cul-de-sac de Douglas. Ouverture d'un gros kyste séreux sur la ligne médiane, dépendant des annexes droites. Hydrosalpinx de moyen volume évacué à gauche, trompe adhérente laissée en place.

En attirant la corne droite, rupture d'un foyer qui donne un demi-verre de pus. Aucune ablation d'annexes.

177. — PROLAPSUS. — 10 novembre 1892. — Guérison.

Zélie D..., 33 ans. Deux enfants. Colporrhaphie le 13 juillet 1892, dans un autre service. Récidive et douleurs à droite. Morcellement; ablation d'un gros hydrosalpinx adhérent du côté droit; annexes gauches adhérentes laissées en place. Guérison solide jusqu'ici.

178. — SALPINGO-OVARITE. — 10 novembre 1892. — Guérison.

Mme G..., 29 ans. Un enfant. Douleurs et tuméfaction à droite de l'utérus; douleurs et empâtement moins marqué à gauche. Morcellement; ablation intégrale, à droite, d'un hydrosalpinx volumineux et très adhérent; évacuation, à gauche, d'un hydrosalpinx plus petit, annexes petites et adhérentes laissées en place.

179. — SALPINGO-OVARITE. — 15 novembre 1892. — Guérison.

Marie W..., 36 ans. Trois enfants. Depuis cinq ans, douleurs et règles de huit ou dix jours; une grande hémorrhagie il y a trois mois, petites pertes irrégulières depuis lors. Utérus enclavé, semi-mobile. Morcellement facile; adhérences du cul-de-sac de Douglas; ablation totale de grosses annexes parenchymateuses.

180. — SALPINGO-OVARITE. — 22 nov. 1892. — Guérison.

Alphonsine P..., 27 ans. Un enfant à 18 ans; depuis

cette époque, douleurs, leucorrhée, règles de douze à quinze jours. Péritonite (?) il y a six ans ; douleurs plus violentes, métrorrhagies. Utérus semi-mobile ; morcellement facile, énucléation laborieuse et ablation intégrale des trompes parenchymateuses et des ovaires dégénérés. Revue bien portante en février 1893.

181. — SALPINGO-OVARITE. — 30 nov. 1892. — Guérison.

Mme L..., 29 ans. Quatre enfants. Malade depuis sept ans (deuxième couche). Règles de huit à dix jours. Utérus semi-mobile entre deux masses annexielles très douloureuses au toucher. Morcellement ; ablation intégrale des annexes parenchymateuses. Santé parfaite constatée en avril 1893.

182. — NÉVRALGIE PELVIENNE. — 1er déc. 1892. — Guérison.

Mme D..., 35 ans. — Obs. *in extenso*, p. 69.

183. — SALPINGO-OVARITE. — 8 décembre 1892. — Guérison.

Eugénie M..., 23 ans. Un enfant, une fausse couche ; depuis celle-ci, douleurs, leucorrhée, règles irrégulières. Utérus enclavé entre deux masses épaisses. Morcellement laborieux, ablation intégrale des annexes parenchymateuses. Revue bien portante en décembre 1893.

184. — NÉVRALGIE PELVIENNE. — 10 déc. 1892. — Guérison.

Mme N..., 29 ans. — Obs. *in extenso*, p. 174.

185. — NÉVRALGIE PELVIENNE. — 22 déc. 1892. — Guérison.

Mme D..., 35 ans. — Obs. *in extenso*, p. 175.

186. — SALPINGO-OVARITE. — 23 décembre 1892. — Guérison.

Marie M..., 23 ans. Il y a quatre ans, accouchement gémellaire, forceps ; pelvi-péritonite ; trois curages successifs de l'utérus (!). Douleurs progressives ; crises répétées et poussées fébriles. Insuffisance mitrale. Hystérectomie par Perruchet, interne ; ablation intégrale de deux masses annexielles sans suppuration.

187. — MÉTRITE DOULOUREUSE CHRONIQUE. — 17 janvier 1893. — Guérison.

Mme T..., 40 ans. — Obs. *in extenso*, p. 145.

188. — FIBROMES UTÉRINS. — 21 janvier 1893. — Guérison.

Mme T..., 38 ans. Trois enfants. Depuis trois ans, douleurs et métrorrhagies abondantes, anémie profonde. Morcellement assez laborieux, quatre fibromes, poids 460 grammes.

189. — FIBROMES UTÉRINS. — 24 janvier 1893. — Guérison.

Mme D..., 45 ans. Depuis deux ans et demi, règles ménorrhagiques ; une hémorrhagie d'un mois et douleurs récentes Utérus volumineux et mobile. Morcellement facile ; fibromes multiples de toutes les dimensions.

190. — PROLAPSUS. — 4 février 1893. — Guérison.

Mme B..., 32 ans. Six enfants dont cinq vivent. Prolapsus incomplet ; énorme hypertrophie sus-vaginale, col déchiré; crises douloureuses, violentes, plusieurs fois par jour. Hystérectomie facile. La malade n'a pas encore été revue.

191. — CANCER DU COL. — 4 février 1893. — Guérison.

Mme P..., 33 ans. Lèvre postérieure détruite, légère induration du cul-de-sac latéral droit; métrorrhagies, aucune douleur. La pince de droite est placée, autant que possible, en dehors de la propagation ; bon résultat immédiat. Au bout de huit jours, l'urine se perd. Le 4 juillet 1893, la fistule vésicale est guérie spontanément depuis quinze jours; cicatrisation parfaite et bonne santé apparente; quelques petites douleurs et plaque indurée à droite de la cicatrice (récidive-continuation).

192. — FIBROMES UTÉRINS. — 5 février 1893. — Guérison.

Mme D..., 42 ans. Trois enfants. Douleurs et métrorrhagies depuis huit ans. Gros utérus mobile, morcellement assez simple, plusieurs fibromes de diverses grosseurs, poids 700 grammes.

193. — RÉTROVERSION MOBILE. — 8 février 1893. — Guérison.

Marie M..., 47 ans. Pas d'enfants. Douleurs depuis 1883; pas de métrorrhagies; nervosisme et incapacité de travail. Rétroversion complète, utérus mobile. Hystérectomie facile, ablation bilatérale des annexes à peu près saines. Revue à diverses reprises, ne souffrant plus du ventre, mais se plaignant de névralgies diverses. En octobre 1893, elle souffre d'un rein droit mobile, facilement reconnaissable, déjà signalé par Rigal avant l'opération.

194. — FIBROMES UTÉRINS. — 9 février 1893. — Guérison.

Mme F..., 49 ans. Douleurs récentes. Métrorrhagies depuis sept ou huit ans; perte continue depuis le 25 décembre 1892. Gros utérus enclavé, masses fibreuses multiples, morcellement laborieux d'une heure et demie, poids 610 grammes.

195. — FIBROMES UTÉRINS. — 9 février 1893. — Guérison.

Mlle C..., 52 ans. Début il y a 7 ou 8 ans. Hémorrhagies continuelles, surtout depuis trois ans; douleurs, constipation opiniâtre, compression de la vessie et rétentions douloureuses obligeant au cathétérisme. Utérus énorme, grosses bosselures abdominales montant presqu'à l'ombilic; enclavement de la partie inférieure dans le petit bassin; hypertrophie sus-vaginale du col, saillant hors de la vulve. Morcellement très laborieux d'une heure trois quarts; artères énormes, flexueuses, dix-sept pinces. Apyrexie parfaite et suites très simples.

196. — SUPPURATION PELVIENNE. — 11 fév. 1893. — Guérison.

Mme B..., 26 ans. Hystérie, caractère bizarre. Couche

difficile il y a huit ans. Utérus immobile entre deux masses confuses, tumeur fluctuante et douloureuse dans le cul-de-sac de Douglas, mauvais état général, température 39° et au delà tous les soirs. Morcellement très laborieux ; flots de pus fétide autour de l'utérus et des annexes ; ablation intégrale des trompes suppurées et des ovaires ; adhérences étendues, brèche péritonéale étroite. Suites ordinaires ; mais, au bout de quinze jours, *folie post-opératoire*, délire, idées religieuses. La malade est transportée à Sainte-Anne ; à la fin de l'année, on signale une certaine amélioration dans son état mental.

197. — KYSTE DERMOIDE DE L'OVAIRE. — 18 février 1892. — Guérison.

Mme D..., 33 ans. — Obs. *in extenso*, p. 89.

198. — SALPINGO-OVARITE. — 23 février 1893. — Guérison.

Mme L..., 30 ans. Obs. *in extenso*, p. 122.

199. — SUPPURATION PELVIENNE. — 25 fév. 1893. — Guérison.

Mme V..., 35 ans. Accouchement laborieux le 24 janvier 1887 ; du 9 septembre au 15 novembre, métrorrhagie et pelvi-péritonite avec fièvre. Du 13 mai au 5 août 1891, « rhumatisme articulaire aigu ». Reprise des douleurs utérines ; les médecins conseillent le curage. Entrée à l'hôpital Saint-Joseph le 9 janvier 1892 ; curage avec anesthésie par le Dr Lebec ; quinze jours après, écoulement de pus verdâtre, « il s'est formé des abcès ». Nouvelle anesthésie : le Dr Lebec « ouvre plusieurs abcès ». Troisième anesthésie : incision iliaque droite; on croit reconnaître « un fibrome solidement implanté, compliqué de suppuration des trompes ». Sortie de l'hôpital Saint-Joseph le 23 mars 1892. Continuation des « douleurs intolérables », avec frissons et sueurs, écoulement de pus par le vagin, digestions difficiles, manque d'appétit. Le 15 mai, évacuation spontanée d'un abcès par l'incision iliaque et formation d'une fistule; le Dr Lebec conseille l'électricité, qui est appliquée malgré la fistule et les accès fébriles et ne donne pas de résultat. Constipation, vives douleurs hypogastriques et lombaires, grande faiblesse. Depuis le mois de septembre 1892, « cautérisations » et reprise du traitement électrique; on trouve que « le fibrome diminue de volume »; la fistule se ferme et l'écoulement vaginal continue. Le 26 décembre, coliques très douloureuses, vomissements, évacuation de pus verdâtre par le rectum, qui dure trois semaines et s'arrête. Le 10, le 15, le 17 et le 19 février 1893, violentes crises de douleur dans le côté droit, température 38° et au delà.

Entrée à l'hôpital Saint-Louis; hystérectomie vaginale le 25 février. L'utérus est de volume ordinaire, absolument enclavé, immobile; masses annexielles confuses, adhérences étendues à toute la cavité pelvienne (processus fibreux). Morcellement très laborieux, poussé très loin avec patience, mais laissant en haut et en avant une mince couche de tissu utérin; le péritoine est ouvert. L'utérus est détruit en arrière et sur les côtés, le cul-de-sac de Douglas a donné un flot de pus fétide, venant de la trompe droite ou d'une lacune péritonéale. Foyer anfractueux bourré mollement avec la gaze iodoformée, qui se rétrécit promptement, mais continue à donner un peu de pus jusqu'à la fin de juillet 1893. Oblitération spontanée et guérison parfaite.

200. — FIBROMES UTÉRINS. — 2 mars 1893. — Guérison.

Mme H..., 38 ans. Fausse couche de trois mois le 8 décembre 1892; métrorrhagies. Gros utérus saillant au-dessus du pubis et remplissant le cul-de-sac de Douglas. Morcellement régulier; trois petits fibromes énucléés chemin faisant, un fibrome gros comme le poing, évidé et extrait peu à peu.

201. — SUPPURATION PELVIENNE. — 4 mars 1893. — Guérison.

Mme M..., 27 ans. Pas d'enfants. Début il y a sept ans, blennorrhagie probable; douleurs vives surtout depuis deux ans; métrorrhagie d'un mois, de temps à autre. Utérus enclavé, absolument immobile et fixé très haut. Morcellement extrêmement laborieux, à petits coups; ablation intégrale de deux énormes trompes, la droite remplie de pus, la gauche de sérosité. Au bout de huit jours, la malade perd ses urines; une injection d'acide borique dans la vessie, ressortant par le vagin, prouve qu'il s'agit d'une fistule vésicale. Après quelques mois la fistule est fort rétrécie. Avivement et suture le 15 novembre 1893; échec de la réparation, qui sera refaite ultérieurement.

202. — SUPPURATION PELVIENNE. — 4 mars 1893. — Guérison.

Mme C..., 39 ans. Six enfants. Malade depuis cinq ans, aggravation récente, métrorrhagies. Utérus semi-mobile, grosse masse douloureuse à droite et en arrière. Morcellement régulier; les annexes gauches, peu altérées, sont enlevées avec l'utérus. A droite, évacuation et extirpation d'une grande poche tubaire remplie de pus. L'opération a été faite au début des règles; écoulement sanguin assez vif pendant le dégagement du col; suites très simples.

203. — FIBROMES UTÉRINS. — 9 mars 1893. — Guérison.

Mme M..., 38 ans. Fausse couche il y a huit ans. Douleurs, météorisme, pas d'hémorrhagies graves. Morcellement facile d'un gros utérus bourré d'une dizaine de fibromes de petit et de moyen volume.

204. — SALPINGO-OVARITE. — 11 mars 1893. — Guérison.

Mme K..., 35 ans. Quatre enfants. Maigre, pâle, très souffrante, affirme qu'elle n'est malade que depuis un mois. Perte sanguine continuelle et douleurs vives. Gros utérus semi-mobile, annexes douloureuses. Morcellement régulier; ablation difficile des annexes parenchymateuses et adhérentes; la trompe gauche contenant de la sérosité est enlevée par lambeaux.

205. — CANCER DU COL. — 18 mars 1893. — Guérison.

Julia D..., 38 ans. Chou-fleur volumineux, col évasé, souplesse des culs-de-sac et mobilité de l'utérus. Bourrelet dur (récidive) autour de la cicatrice vaginale, constaté en juillet 1893.

206. — FIBROMES UTÉRINS. — 23 mars 1893. — Guérison.

Mme B..., 41 ans. Un enfant. Très souffrante depuis

dix-huit mois, pas de métrorrhagies. Utérus gros, douloureux à l'examen. Morcellement facile, quatre fibromes petits et moyens, le plus gros a le volume d'une mandarine.

207. — CANCER DU COL. — 23 mars 1893. — Guérison.

Mme L..., 56 ans. Col normal; cavité rugueuse et saignante au cathétérisme; petites hémorrhagies utérines malgré l'âge. Hystérectomie facile ; cancer étendu à toute la muqueuse utérine, bourgeons durs et ulcérés, pénétrant dans le tissu musculaire. Le néoplasme est entouré partout d'une couche musculaire saine. Guérison, sans récidive, depuis onze mois.

208. — FIBROMES UTÉRINS. — 25 mars 1893. — Guérison.

Zéarine G..., 48 ans. Gros utérus bosselé, montant à moitié chemin de l'ombilic. Morcellement difficile, plusieurs fibromes, tissu utérin lardacé. Après l'extirpation, il reste à gauche une induration de nature indéterminée, qui paraît incluse dans le ligament large. Suites naturelles ; la malade quitte l'hôpital bien portante. Perdue de vue.

209. — CANCER DU COL. — 30 mars 1893. — Guérison.

Julia B..., 38 ans. Vierge ; se croit malade depuis le mois de janvier seulement. Derrière l'hymen, énorme chou-fleur qui remplit le vagin et qu'on ne peut contourner. Hystérectomie par morcellement, à cause de l'étroitesse de la vulve et du volume de la tumeur. La base des ligaments larges est suspecte. Continuation du mal constatée au bout de quelques semaines ; morte à la fin de l'année.

210. — CANCER DU COL. — 6 avril 1893. — Guérison.

Mme R..., 45 ans. Gros col ayant conservé sa forme, mais infiltré, friable, et donnant de mauvaises prises. Morcellement difficile. Guérison apparente et cicatrisation parfaite, avec une induration profonde (récidive-continuation) constatée le 15 juillet 1893.

211. — OVAIRES POLYKYSTIQUES. — 8 av. 1893. — Guérison.

Blanche P..., 29 ans. Trois enfants. Malade depuis trois ans. Il y a 7 mois, retard de deux mois, suivi de pertes rouges et fétides qui durent encore. Douleurs violentes et incapacité de travail depuis cinq mois. Utérus et culs-de-sac très sensibles au toucher ; annexes un peu grosses à droite, boule volumineuse et mobile à gauche. Morcellement facile ; on trouve dans la cavité une tumeur végétante, friable, tenant à la paroi, du volume d'une grosse noix et ressemblant à un cancer. Après examen, il s'agit d'un produit fœtal putréfié. Ablation intégrale des annexes, pas d'adhérences ; l'ovaire gauche a les dimensions d'une mandarine, le droit est un peu plus petit. Tous deux sont transformés en une multitude de kystes. Bonne santé constatée en octobre 1893.

212. — CANCER DU COL. — 15 avril 1893. — Guérison.

Mme C..., 38 ans. Cancer cavitaire du col très excavé, cul-de-sac postérieur envahi. L'utérus descend mal ; hémisection médiane et bascule en avant, sans hémostase préalable. La partie postérieure du col, adhérente au tissu cellulaire prérectal, est enlevée après coup, et les branches de l'utérine pincées à la fin de l'opération. Guérison persistante depuis dix mois et demi.

213. — SUPPURATION PELVIENNE. — 22 avril 1893. — Mort.

Mme P..., 33 ans. Utérus adhérent ; curage en mars 1893 par Finet, interne du service. Quelque temps après, poussées violentes de pelvi-péritonite, températures élevées, plastrons, état général très grave. Amélioration légère, hystérectomie, continuation des températures élevées, mort le cinquième jour. — Obs. *in extenso*, p. 76.

214. — RÉTROVERSION COMPLIQUÉE. — 26 avril 1893. — Guérison.

Augustine P..., 35 ans. Pas d'enfants. Malade depuis deux ans ; douleurs continuelles, pas d'hémorrhagies, nervosisme prononcé. Utérus en rétroversion, semi-mobile. Morcellement facile ; ablation intégrale des trompes parenchymateuses et des ovaires scléro-kystiques. Les douleurs disparaissent totalement ; guérison parfaite constatée en juillet 1893.

215. — CANCER DU CORPS. — 27 avril 1893. — Guérison.

Mme B..., 51 ans. Ménopause depuis dix-huit mois. Il y a sept mois, pertes rosées et fétides. Gros utérus mobile. Morcellement, à cause du volume ; bouillie épithéliale remplissant la cavité utérine, et à laquelle le tissu musculaire forme une coque épaisse ; pas d'adhérences, ablation des annexes. Guérison persistante depuis dix mois.

216. — MÉTRITE HYPERTROPHIQUE. — 28 avril 1893. — Guérison.

Mme C..., 44 ans. — Obs. *in extenso*, p. 141.

217. — SALPINGO-OVARITE. — 29 avril 1893. — Guérison.

Mme P..., 37 ans. Malade depuis sept ans; double lésion annexielle. Adhérences totales du cul-de-sac de Douglas; extirpation intégrale des annexes parenchymateuses et adhérentes.

218. — FIBROME UTÉRIN. — 11 mai 1893. — Guérison.

Antoinette S..., 49 ans. Un enfant. Pertes de sang modérées. Gros utérus; l'hystéromètre est repoussé vers la corne droite par une saillie intra-cavitaire. Morcellement très difficile, à cause de la friabilité de l'utérus. Le fibrome lui-même, gros comme une mandarine, est mou et donne de mauvaises prises. La corne gauche se déchire et se perd dans l'abdomen; elle est reprise après une assez forte hémorrhagie. Suites très simples.

219. — MÉTRITE CHRONIQUE DOULOUREUSE. — 11 mai 1893. — Guérison.

Mme P..., 35 ans. Malade depuis sept ans; métrorrhagies, nervosisme, incapacité de travail depuis six mois. Gros utérus mobile; grande sensibilité à l'examen. Opération facile; cavité utérine remplie de fongosités, trompes à peu près normales, ovaires scléro-kystiques, adhérences celluleuses ; ablation intégrale. — Obs. *in extenso*, p. 146.

220. — FIBROMES UTÉRINS. — 18 mai 1893. — Guérison.

Mme H..., 26 ans. Trois enfants. Accidents variables (cystite? pelvi-péritonite?) pendant ses couches. Règles ménorrhagiques, douleurs, rétentions d'urine. Gros utérus globuleux. Morcellement régulier; quatre fibromes, gros comme des noix et des mandarines, dans le fond et la paroi postérieure.

221. — CANCER DU COL. — 18 mai 1893. — Guérison.

Mme H..., 24 ans. Lèvres du col excavées, la postérieure à peu près détruite. Morcellement ; adhérences totales du cul-de-sac de Douglas; blessure étroite du rectum, aperçue à la fin de l'opération,. Suture de l'intestin au catgut, en prenant le tissu cellulaire et la paroi vaginale. La malade va bien à la selle ; ablation des tampons le 25 mai; les gaz et quelques matières liquides passent pendant trois jours, puis la fistule s'oblitère spontanément. Guérison temporaire; constatation de la récidive et grattage d'un gros bourgeon de la cicatrice le 14 octobre 1893.

222. — SUPPURATION PELVIENNE. — 20 mai 1893. — Guérison.

Mme M..., 43 ans. Deux grossesses; en 1883, un retard de quinze jours suivi d'une perte sérieuse. Douleurs continuelles pendant dix ans: aggravation depuis quelques mois, accès fébriles en mars dernier. Utérus enclavé, masse dure à droite, écoulement purulent et fétide par le col. Morcellement très laborieux; une vaste poche purulente, dépendant des annexes droites, est ouverte en avant de l'utérus et lavée au sublimé. Tissu utérin friable; la corne gauche est pincée sans ouverture du péritoine; la corne droite n'est pas saisie; la loge formée par les adhérences est complète; une mince couche de tissu utérin est laissée en haut et en arrière; la poche tubaire communique par une large ouverture avec le foyer opératoire. Suites très simples.

223. — FIBROMES UTÉRINS. — 22 mai 1893. — Guérison.

Mme M..., 25 ans. Pas d'enfants. Utérus globuleux, mobile, remontant plus qu'à moitié chemin de l'ombilic. L'accroissement de la tumeur a été rapide, sans métrorrhagies sérieuses. Morcellement régulier d'une heure et demie; plusieurs grosses tumeurs dans la cavité et dans les parois.

224. — NÉVRALGIE PELVIENNE. — 25 mai 1893. — Guérison.

Mme V..., 37 ans. — Obs. *in extenso*, p. 176.

225. — KYSTE DERMOIDE DE L'OVAIRE. — 25 mai 1893. — Guérison.

Mme D..., 43 ans. Pas d'enfants. Malade depuis 1889; douleurs hypogastriques et lombaires, douleurs pendant les règles. Utérus en rétroversion; grosse tumeur médiane, paraissant dépendre de sa paroi antérieure, et simulant un fibrome. Hystérectomie facile; l'utérus est petit, sans tumeur; après son ablation, le kyste ovarique, trop volumineux pour sortir par le vagin, est enlevé par la laparotomie. Issue de matière dermoïde dans le péritoine. Suites simples.

226. — CANCER DU COL. — 27 mai 1893. — Guérison.

Louise D..., 35 ans. Cancer de la lèvre postérieure, envahissant le cul-de-sac et la paroi postérieure du vagin. Ablation de l'utérus par hémisection médiane et bascule en avant; dissection ultérieure de la lèvre cancéreuse et de la propagation au vagin et au tissu cellulaire prérectal. Récidive constatée à la fin de l'année; mort en janvier 1894.

227. — CANCER DU COL. — 28 mai 1893. — Guérison.

Mme M..., 52 ans. Col très infiltré, détruit en arrière; lésions banales et adhérences des annexes, utérus semi-mobile. Un peu d'albuminurie. Morcellement assez difficile; ablation d'une grosse trompe adhérente à droite. Guérison depuis neuf mois.

228. — HYSTÉRECTOMIE VAGINALE SECONDAIRE. — 3 juin 1893. — Guérison.

Amélie P..., 25 ans. Castration ovarienne le 27 octobre 1891 pour ovaires polykystiques. Continuation des douleurs. Santé parfaite depuis l'hystérectomie.

229. — SUPPURATION PELVIENNE. — 10 juin 1893. — Guérison.

Mme F..., 35 ans. Pas d'enfants. Malade depuis sept

ans; métrorrhagies. Morcellement laborieux; ablation intégrale des annexes gauches parenchymateuses; évacuation, à droite, d'une poche tubaire remplie de pus, laissée en place. Guérison constatée en octobre 1893.

230. — SUPPURATION PELVIENNE. — 15 juin 1893. — Guérison.

Clémence A..., 21 ans. Un enfant il y a cinq ans. Malade depuis deux ans, douleurs violentes et poussées fébriles depuis deux mois. Utérus enclavé, masses épaisses. Morcellement régulier, suivi de l'ablation intégrale de deux énormes pyosalpinx. A gauche, incision préalable de la trompe et flot de pus; ovaire transformé en coque purulente. A droite, grande poche tubaire pleine de pus et tapissant le cul-de-sac de Douglas, extraite avec peine. Nervosisme exagéré; agitation et cris le second jour; on est obligé d'attacher la malade; suites simples.

231. — FIBROMES UTÉRINS. — 16 juin 1893. — Guérison.

Mme B..., 31 ans. Ménorrhagies depuis deux ans. Utérus montant presque à l'ombilic. Morcellement régulier, mais très laborieux, d'une heure un quart. Multitude de fibromes de toutes dimensions, poids total 1,780 grammes.

232. — SUPPURATION PELVIENNE. — 30 juin 1893. — Guérison.

Mme R..., 23 ans. Un enfant il y a trois ans, douleurs depuis cette époque. Grosses lésions bilatérales des annexes. Morcellement régulier et ablation totale; à droite, grosse trompe parenchymateuse, adhérente, sans pus, ovaire dégénéré; à gauche, pyosalpinx gros comme le poing.

233. — FIBROMES UTÉRINS. — 1er juillet 1893. — **Guérison.**

Mme C..., 39 ans. Pas d'enfants. Métrorrhagies depuis plusieurs années, sans douleurs; pertes abondantes depuis onze mois, obligeant la malade à garder le lit. Gros utérus bosselé, mobile. Morcellement facile; plusieurs fibromes interstitiels gros comme des noix; kyste ovarique gros comme une orange. Ablation bilatérale intégrale. Nouvelles excellentes le 1er janvier 1894.

234. — SALPINGO-OVARITE. — 1er juillet 1893. — **Guérison.**

Céline A..., 25 ans. — Obs. *in extenso*, p. 123.

235. — SALPINGO-OVARITE. — 6 juillet 1893. — **Guérison.**

Mme G..., 36 ans. — Obs. *in extenso*, p. 125.

236. — NÉVRALGIE PELVIENNE. — 7 juillet 1893. — **Guérison.**

Mme B..., 34 ans. — Obs. *in extenso*, p. 178.

237. — SUPPURATION PELVIENNE. — 8 juillet 1893. — **Guérison.**

Mme B..., 31 ans. Douleurs violentes depuis trois mois, après une hémorrhagie qui a duré quinze jours. Utérus repoussé en avant; masse fluctuante et volumineuse dans le cul-de-sac de Douglas, dépendant des annexes droites; lésions moins prononcées à gauche. Morcellement régulier, flot de pus et ablation d'une énorme poche tubaire à droite; à gauche, ablation des annexes parenchymateuses et mollement adhérentes.

238. — SALPINGO-OVARITE. — 12 juillet 1893. — Guérison.

Mme B..., 28 ans. Trois enfants et quatre fausses couches. Malade depuis deux ans; repos au lit pendant six mois depuis décembre 1892; curage en mai 1893 par Pozzi (de Reims); douleurs continuelles, sensibilité vive au toucher de l'utérus et des culs-de-sac. Morcellement facile; ablation intégrale des annexes parenchymateuses et adhérentes. Le 16 septembre, la malade, nerveuse, inquiète et disant souffrir beaucoup, subit en ville une opération (incision de la cicatrice vaginale et issue de sérosité ?). En janvier 1894, elle revient à Saint-Louis, se plaignant toujours; laparotomie exploratrice le 14 janvier, rupture de quelques adhérences épiploïques, aucune lésion abdominale. Elle retourne à Soissons bien portante, et enfin persuadée qu'elle est guérie.

239. — CANCER DU COL. — 13 juillet 1893. — Guérison.

Mme S..., 45 ans. Col très infiltré, utérus mobile. Bonne santé et souplesse parfaite de la cicatrice vaginale, depuis six mois et demi.

240. — SALPINGO-OVARITE. — 20 juillet 1893. — Guérison.

Mme B..., 31 ans. — Obs. *in extenso*, p. 127.

241. — SUPPURATION PELVIENNE. — 22 juillet 1893. — Guérison.

Marie S..., 29 ans. Trois enfants; malade depuis le dernier. Douleurs et quelques pertes sanguines. Utérus enclavé, immobile. Morcellement difficile; à gauche, annexes très volumineuses, flot de pus par la rupture de la trompe, ablation intégrale; à droite, annexes dures et fixées, écoulement de sérosité par l'incision de la trompe, qui est laissée en place avec l'ovaire. Suites simples.

242. — RÉTROVERSION COMPLIQUÉE. — 27 juillet 1893. — Guérison.

Mme D..., 30 ans. Trois enfants. Malade depuis huit ans; douleurs progressives depuis trois ans. Morcellement régulier; gros utérus en rétroversion, adhérences totales du cul-de-sac de Douglas; ablation intégrale des annexes adhérentes et parenchymateuses. Revue bien portante en janvier 1894.

243. — SUPPURATION PELVIENNE. — 28 juillet 1893. — Guérison.

Mme O..., 42 ans. Deux enfants; malade depuis sa deuxième couche. Pertes abondantes et irrégulières. Annexes très volumineuses. Morcellement; ablation bilatérale de deux grands hydrosalpinx mollement adhérents. Pendant l'extirpation de la trompe droite, rupture d'un gros kyste purulent de l'ovaire et flot de pus à l'entrée du péritoine; lavage soigné. Suites normales.

244. — PROLAPSUS. — 29 juillet 1893. — Guérison.

Mme D..., 55 ans. Procidence totale avec relâchement extrême des parois vaginales. Hystérectomie facile. Récidive du prolapsus, et colporrhaphie secondaire le 21 février 1894.

245. — NÉVRALGIE PELVIENNE. — 30 juillet 1893. — Mort.

Mme S..., 35 ans. — Obs. *in extenso*, p. 189.

246. — SALPINGO-OVARITE. — 1er août 1893. — Guérison.

Mme G..., 36 ans. — Ob. *in extenso*, p. 129.

247. — NÉVRALGIE PELVIENNE. — 4 août 1893. — Guérison.

Mme D..., 51 ans. — Ob. *in extenso*, p. 178.

248. — CANCER DU COL. — 7 septembre 1893. — Guérison.

Anna B..., 41 ans. Gros col excavé et bourgeonnant; cancer bien circonscrit, utérus mobile. Opération facile. Guérison depuis cinq mois et demi.

249. — SUPPURATION PELVIENNE. — 15 septembre 1893. — Guérison.

Mme T..., 25 ans. Malade depuis son mariage, il y a un an. Aménorrhée depuis le début des douleurs (22 août 1892). Grosse tumeur nettement fluctuante à gauche de l'utérus. Opération par Ch. Perrin, interne. Morcellement régulier; annexes droites laissées en place ; ouverture large d'une grande poche tubaire à droite, flot de pus fétide. Pendant un effort de vomissement, flot de pus rendu par l'anus (l'ouverture du pyosalpinx dans le rectum avait été reconnue avant l'opération). Suites simples, sans fistule recto-vaginale. Bonne santé constatée à la fin de l'année.

250. — NÉVRALGIE PELVIENNE. — 23 sept. 1893. — Guérison.

Mme de H..., 38 ans. — Ob. *in extenso* p. 183.

251. — SUPPURATION PELVIENNE. — 28 septembre 1893. — Guérison.

Augustine V..., 38 ans. Mariée à 21 ans, fausse couche à 22 ans, trois enfants depuis cette époque. Malade depuis le mois de juillet 1889 ; douleurs et règles de dix et onze jours ; aggravation depuis mai 1893. Utérus semi-mobile, tumeur annexielle à gauche. Opération par Ch. Perrin, interne. Morcellement rapide ; annexes droites laissées en place ; énucléation, à gauche, de la poche tubaire grosse comme une mandarine, qui crève pendant l'extraction. Écoulement sanguin du côté gauche, vingt pinces à demeure. Suites bénignes.

252. — SUPPURATION PELVIENNE. — 30 septembre 1893. — Guérison.

Mélitine B..., 32 ans. Un enfant ; il y a douze ans, une fausse couche, suivie de douleurs et de pertes rouges. Il y a trois ans, cinquante jours de traitement à l'hôpital Beaujon ; continuation des douleurs et des hémorrhagies. Gros utérus en rétroversion ; tumeur arrondie dans le cul-de-sac latéral gauche. Opération par Ch. Perrin, interne. Morcellement, ablation intégrale des annexes droites, simplement épaisses et adhérentes, et des annexes gauches (pyosalpinx gros comme une petite pomme, et très gros ovaire polykystique). Suites bénignes.

253. — FIBROMES UTÉRINS. — 5 octobre 1893. — Guérison.

Mme R..., 40 ans. Un enfant. Tumeur aperçue il y a trois ans ; pas de douleurs ; ménorrhagies depuis un an. Toute l'excavation est remplie par la masse fibreuse, saillante de quatre travers de doigt au-dessus du pubis. Saillie arrondie dans le vagin ; le col est invisible ; on soupçonne qu'il doit être effacé et caché derrière le pubis. Le col ne pouvant être saisi, incision transversale sur la paroi vaginale, entrée dans le cul-de-sac de Douglas oblitéré par des adhérences molles, attaque de la face postérieure de l'utérus, évidement, énucléation laborieuse d'un gros fibrome pendant trois quarts d'heure. Alors seulement le col se laisse prendre et abaisser ; dégagement, pincement des utérines, morcellement régulier, mais long et difficile ; le fond de l'utérus, contenant une autre masse fibreuse, remplit toujours le petit bassin; l'opération, sans accroc, est terminée au bout d'une heure un quart. Suites bénignes.

254. — CANCER DU COL. — 12 octobre 1893. — Mort.

Mme M..., 58 ans. Onze enfants, quatre fausses couches. Retour d'âge à 48 ans. Plusieurs pertes depuis dix-sept mois. Obésité, emphysème pulmonaire. Col très rongé, cul-de-sac postérieur envahi ; hémisection et ablation de l'utérus, dissection ultérieure du tissu cellulaire prérectal. Suites immédiates ordinaires; le soir du sixième jour, fièvre, dyspnée, congestion pulmonaire double; mort en vingt-quatre heures.

255. — HYSTÉRECTOMIE VAGINALE SECONDAIRE. — 14 octobre 1893. — Guérison.

Marthe W..., 24 ans. Hystérie, attaques fréquentes et douleurs ovariennes depuis longtemps; castration double par le Dr Fraisse en décembre 1892 (lésions ovariennes insignifiantes). Cessation des attaques depuis l'opération, mais continuation des douleurs très vives, et, comme nouveau symptôme, métrorrhagies abondantes et prolongées presque tous les huit jours. Hystérectomie vaginale facile, utérus petit et mobile. Suppression complète des douleurs depuis l'opération.

256. — KYSTE DE L'OVAIRE. — 16 octobre 1893. — Guérison.

Mme G..., 42 ans. Douleurs depuis deux ou trois ans. Tumeur rénitente à droite, montant à mi-chemin de l'ombilic, paraissant faire corps avec l'utérus. Diagnostic : hydrosalpinx. Morcellement régulier de l'utérus; incision et ablation facile d'un grand kyste séreux uniloculaire, accolé à l'utérus et dépendant de l'ovaire droit. Les annexes gauches, saines, sont laissées en place.

257. — SUPPURATION PELVIENNE. — 26 octobre 1893. — Guérison.

Mme P..., 54 ans. Malade depuis plusieurs années; utérus enclavé entre deux masses annexielles. Morcellement ; ablation, à gauche, d'une trompe parenchymateuse ; l'ovaire, très adhérent, est laissé. A droite, énucléation difficile d'une très grosse trompe adhérente ; rupture et flot de pus non fétide, probablement stérile.

258. — RÉTROVERSION MOBILE — 27 oct. 1893. — Guérison.

Lucie C.., 28 ans. Arthritique nerveuse ; neurasthénie prononcée, dyspepsie rebelle. Reins mobiles, utérus en rétroflexion complète ; douleurs lombaires et pelviennes extrêmement pénibles, amaigrissement. Traitement médical prolongé, inefficace. Dans l'espace de deux ans : néphropexie à gauche, puis à droite ; hystérectomie vaginale. Suppression complète et durable des douleurs pelviennes. Grande amélioration des douleurs lombaires, qui reprennent à droite pour céder progressivement aux pointes de feu, à l'électricité, au régime. La malade est encore en traitement et va bien.

259. — RÉTROVERSION MOBILE. — 28 oct. 1893. — Guérison.

Antoinette K..., 36 ans. Un enfant il y a deux ans ; depuis cette époque, douleurs, curage à l'Hôtel-Dieu, pertes blanches, règles troublées ; traitements divers en France, en Allemagne ; toujours entravée, impotente, et douleurs extrêmement vives malgré la mobilité de l'utérus et l'intégrité des annexes. Nervosisme prononcé. Hystérectomie vaginale, ablation totale des annexes ; la malade quitte l'hôpital très bien portante et est perdue de vue.

260. — FIBROMES UTÉRINS. — 29 octobre 1893. — Guérison.

Mme G..., 43 ans. Douleurs continuelles, surtout depuis un an, et règles prolongées; marche difficile, repos forcé à chaque instant. Gros utérus montant plus qu'à moitié chemin de l'ombilic; mobilité relative. Morcellement régulier, difficulté moyenne, fibromes multiples de toutes les dimensions, arrachés ou évidés successivement. Gros vaisseaux autour de l'utérus, pinces nombreuses; durée, 1 heure; poids, 750 grammes.

261. — SUPPURATION PELVIENNE. — 2 novembre 1893. — Guérison.

Eugénie C..., 25 ans. Un enfant il y a trois ans; malade depuis cette époque, grandes douleurs surtout depuis une fausse couche, il y a quatre mois. Utérus fixé entre deux masses pâteuses. Morcellement régulier; ablation intégrale des annexes; à droite, gros ovaire kystique et trompe parenchymateuse; à gauche, la trompe très volumineuse, énucléée d'un seul bloc, contient deux foyers purulents distincts, l'un dans son corps, l'autre dans son pavillon transformé en ca.ité close.

262. — HYSTÉRECTOMIE VAGINALE SECONDAIRE. — 4 novembre 1893. — Guérison.

Mme B..., 40 ans. Castration double il y a trois ans par Potherat, pour des douleurs ovariennes sans lésions. Malade hystérique, ayant eu autrefois des crises fréquentes. Aujourd'hui, il n'y a pas d'attaques de nerfs, mais les douleurs et les plaintes sont continuelles. Hystérectomie facile, suites ordinaires.

263. — SALPINGO-OVARITE. — 8 novembre 1893. — Guérison.

Mme G..., 27 ans. Douleurs pelviennes et nervosisme extrême depuis trois ou quatre ans. Annexes volumineuses, surtout à gauche, utérus semi-mobile. Morcellement facile ; ablation intégrale, à droite, d'une grosse trompe épaissie et d'un ovaire scléro-kystique, à gauche, d'une trompe parenchymateuse et d'un kyste ovarique gros comme le poing, inclus dans le ligament large. Hémorrhagie grave immédiatement après l'ablation des pinces ; reprise des tissus et placement de quelques nouvelles pinces. transfusion de sérum artificiel ; soins assidus pendant les jours suivants, guérison complète. Suppression des douleurs, calme revenu, bon état général (février 1894).

264. — SALPINGO-OVARITE. — 16 novembre 1893. — Guerison.

Rosa B..., 23 ans. Un enfant il y a cinq ans. Douleurs depuis trois ans, inaptitude au travail ; traitement prolongé à l'hôpital Saint-Antoine. Annexes volumineuses à gauche ; empâtement très dur à droite, se continuant dans le cul-de-sac de Douglas ; utérus fixé. Morcellement assez difficile ; ablation intégrale des annexes gauches adhérentes, gros ovaire et trompe dure, inégale, oblitérée. A droite, la trompe épaissie, adhérente au cul-de-sac de Douglas, se déchire ; ablation de sa partie utérine, pavillon laissé en place au fond du foyer, avec un très gros ovaire inaccessible.

265. — MÉTRITE HÉMORRHAGIQUE. — 18 novembre 1893. — Guérison.

Mme M..., 42 ans. Treize enfants; une fausse couche il y a dix mois. Métrorrhagies persistantes. Curage le 20 février 1893, opération de Schrœder le 7 juin; continuation des pertes. Utérus gros et mobile, sans altérations visibles de la muqueuse; extirpation facile. Guérison complète constatée en février 1894.

266. — SALPINGO-OVARITE. — 18 novembre 1893. — Guérison.

Amélie M..., 25 ans. Douleurs violentes à la fin des règles, il y a un mois et demi. Utérus en antéversion, absolument enclavé, masses dures. Morcellement difficile; à droite, ablation d'un gros ovaire adhérent, trompe dure et serpentine laissée en place; à gauche, ovaire inaperçu, laissé en place, et ablation de la trompe épaisse et adhérente. Masse épiploïque dure au-dessus du foyer. Suites bénignes.

267. — SALPINGO-OVARITE. — 1er décembre 1893. — Guérison.

Mme R..., 32 ans. Un enfant. Douleurs progressives depuis six ou sept ans, intolérables depuis un mois; la malade est obligée de s'aliter. Utérus immobile, morcellement assez laborieux; écoulement de sérosité à l'ouverture du cul-de-sac de Douglas; ablation totale des annexes gauches parenchymateuses; celles de droite, plus petites et fixées, sont laissées en place.

268. — SUPPURATION PELVIENNE. — 2 déc. 1893. — **Guérison.**

Mme C..., 28 ans. Un enfant il y a treize ans. Malade depuis six mois ; métrorrhagie prolongée. Utérus absolument fixé, morcellement très difficile ; un peu de pus vient en avant de l'utérus ; ouverture et lavage d'une grande collection purulente à gauche ; grosse trompe parenchymateuse et adhérente à droite ; tout est laissé en place.

269. — CANCER DU COL. — 7 décembre 1893. — **Guérison.**

Mme A..., 44 ans. Gros bourgeon intra-cervical, cancer bien limité au col, utérus mobile. Guérison depuis deux mois et demi.

270. — FIBROMES UTÉRINS. — 9 décembre 1893. — **Guérison.**

Eugénie F..., 47 ans. Treize enfants. Règles ménorrhagiques autrefois ; aucune perte dans ces derniers temps ; douleurs tolérables depuis cinq ans. Utérus montant au voisinage de l'ombilic, peu mobile ; col porté en avant, derrière le pubis. Morcellement assez laborieux ; plusieurs masses fibreuses.

271. — CANCER DU CORPS. — 17 décembre 1893. — **Mort.**

Mme R..., 45 ans. — Obs. *in extenso*, p. 22.

272. — PROLAPSUS. — 20 décembre 1893. — **Guérison.**

Anaïs R..., 48 ans. Il y a neuf ans, large déchirure

périnéale. Énorme hypertrophie sus-vaginale du col, orifice largement béant, lèvres informes. Hystérectomie facile, suites bénignes.

273. — FIBROME UTÉRIN. — 21 décembre 1893. — Guérison.

Mme P..., 28 ans. Pertes abondantes et douloureuses en février, juillet et novembre 1893. Grosse tumeur saillante en arrière de l'utérus. Morcellement régulier, extirpation d'un fibrome gros comme une orange, occupant le fond et la face postérieure.

274. — RÉTROVERSION MOBILE. — 24 déc. 1893. — Guérison.

Mme V..., 48 ans. Pas d'enfants. Malade depuis un an, douleurs et nervosisme à la suite de fatigues et de chagrins. Traitements médicaux inefficaces. Utérus totalement rétrofléchi et mobile. Hystérectomie; guérison des douleurs pelviennes constatées à plusieurs reprises jusqu'en février 1894.

TOURS

IMPRIMERIE DESLIS FRÈRES

6, rue Gambetta, 6

TOURS, IMPRIMERIE DESLIS FRÈRES, RUE GAMBETTA, 6.